행복한 사람들의 건강한 습관

크리샨 초프라 Dr. KRISHAN CHOPRA

크리샨 초프라 박사는 푼Pune의 A.F. 의과대학 교수로서 심장의학 과장을 역임했으며, 지난 25년 간 뉴 델리의 유명한 Mool Chand Khairati Ram 병원의 심장학과 과장으로 활동했다. 지금도 널리 읽혀지고 있는 『Save Your Heart』를 저술했으며, H.S. Wasir 교수와 『Preventive Cardiology』를 공동 저술했고, 대학 연구 장학금 위원회에서 출간한 『Professional Competency in Higher Education』의 저술에도 참여했다. Indian Journal of Clinical Practice (I.J.C.P.), Medinews, 그리고 〈Indian Cardiothoracic Journal〉의 편집장이며, 국내외 학계 전문지에 300편 이상의 논문을 기고해왔다. 현재 델리대학 Higher Education의 Center for Professional Development의 교수로서 활발한 강의 활동을 하고 있다.

초프라 박사는 〈인도심장재단〉의 회장으로 재직하면서 심장 질환 예방에 대한 시민 교육을 실시하고, 심장학에 관한 국내와 국제 의료 회의를 개최하고 있다.

행복한 사람들의 건강한 습관

2002년 3월 5일 초판 1쇄 인쇄
2002년 3월 10일 초판 1쇄 발행

지은이 크리샨 초프라
옮긴이 이수옥
펴낸이 유명자
펴낸곳 도서출판 장락
표지 · 본문편집 임은경

출판등록 1991년 7월 25일(제21-251호)
주소 110-290 서울시 종로구 인사동 153-3 금좌빌딩 205호
전화(02)735-0307, 8 팩스(02)735-0309

값 8,500원
ⓒ장락, 2002, Printed in Seoul, Korea
ISBN 89-85262-60-2 03890

*잘못 만들어진 책은 바꾸어드립니다.

행복한 사람들의 건강한 습관

크리샨 초프라 지음
Dr. KRISHAN CHOPRA

서 문

내가 어렸을 때 아버지가 봄베이 항의 석양을 등지고 영국행 배를 타던 모습이 아직도 생각난다. 동생 산지브는 세 살, 나는 여섯 살이었다. 나와 산지브는 수평선 너머로 사라지는 배를 보면서 두 손으로 장난감을 꼭 쥐었다. 아버지는 심장 의학을 공부하기 위해 영국으로 가는 것이었다. 시험에 합격하면 아버지는 여덟 달 후, 더 많은 장난감을 가지고 돌아올 것이다. 이런 생각에 우리는 신이 났으며, 울고 있는 어머니를 이해할 수 없었다. 아버지는 영국에서 장학금을 받았지만, 그것은 여비밖에 되지 않았다. 어머니와 산지브, 그리고 나는 인도에 남아 아버지가 훌륭한 성적으로 합격해서 우리 가족이 함께 살도록 해달라고 매일 기도했다.

수개월이 지난 후 우리는 아버지로부터 전보를 받았다. 아버지는 시험에 합격했고, 에딘버러의 황실의과대학Royal College of Physicians의 학생이 되었다는 내용이었다. 전보를 받은 그날 저녁은 축제 분위기였다. 할아버지는 오래 간직해오던 낡은 군대 소총을 꺼내 하늘에 대고 몇 발을 발사했다. 우리는 케이크를 잘랐고, 할아버지와 함께 봄베이에서 개봉된 영화 〈알리바바와 사십인의 도적〉을 보러 갔다.

극장에서 늦은 시각에 돌아온 우리는 들뜬 기분으로 잠자리에 들었다. 새벽 2시쯤 동생과 나는 비명 소리에 놀라 잠이 깼다. 할아버지가 주무시던 중에 돌아가신 것이었다. 다음날 시신을 화장하고 재는 작은 항아리에 담아 집으로 돌아왔다. 영국의 사우스앰프턴을 출발한 아버지는 3주 후에 도착했다. (당시에는 영국에서 인도로 돌아오는 데 3주가 걸렸다)

아버지는 토요일 아침 집에 도착했다. 아버지가 집에 들어서자마자 할머니에게 다가가서 할머니를 안고 큰소리로 흐느끼던 모습이 지금도 생각난다. 얼마간 시간이 지난 후 아버지는 젖은 눈으로 우리를 보며, '다른 방으로 가자. 아주 멋진 장난감을 가져 왔단다.' 하고 말했다. 정말 근사한 장남감들이었다. 철로와 터널이 있는 전기 기차, 우스운 얼굴을 하는 플라스틱 광대, 크리켓 배트, 그리고 다른 것들도 많았다. 그러나 산지브와 나는 더 이상 장난감에 흥미를 느낄 수 없었다. 우리는 며칠 전만해도 우리를 영화관에 데리고 갔던 할아버지가 왜 사라졌는지 궁금했고, 할아버지가 어디에 있느냐고 물었을 때, 할머니가 왜, 곧 갠지스 강에 뿌려질 재가 들어 있는 조그만 항아리를 가리켰는지 알고 싶었다.

할아버지의 죽음은 삶과 죽음의 의미에 대한 나의 일생 동안의 탐구의 출발점이 되었고, 영혼과 육체의 관계에 대한 이해의 기초가 되었다. 나중에 나는 할아버지의 심장이 매우 좋지 않았고, 이미 의사들의 예상을 넘어 오래 사셨다는 것을 알았다. 할아버지는 아버지가 시험에 합격하기를 기다렸고, 전보를 받고 하늘을 향해 소총을 쏘고, 케이크를 자르고, 손자들을 데리고 〈알리바바와 사십인의 도적〉을 볼 때까지 기다렸던 것이다. 할아버지는 당신의 다음 카르마로의 여정을 시작하기에 앞서 이 모든 것들을 하고 싶었던 것이다.

　아버지는 언제나 우리에게 질문을 하라고 가르쳤지만, 확실한 대답을 해주는 법이 없었다. 대신에 우리에게 이야기를 들려주고 우리로 하여금 스스로 답을 찾도록 했다. 아버지는 대단한 이야기꾼이었다. 어린 시절부터 우리는 아버지가 만났던 사람들과 환자들에 대한 드라마틱하고 로맨틱한 이야기들을 많이 들을 수 있었다. 제2차 세계 대전 당시 영국 군으로 참전했을 때 미얀마에서 일본 군에게 포위되었던 이야기, 마운트버튼 경의 일화, 영국 여왕과 함께 만찬을 같이한 일, 기적적인 인생과 회복된 환자 이야기, 기쁨과 고통, 무지와 지혜에 관한 아버지의 이야기는 너무나 멋져서, 우리에게는 신비와 모험, 경탄과 매혹적인 요술 세계처럼 보였다.

　이 책은 아버지가 나와 동생의 성장기에 들려준 지혜와 아버지가 인생에서 직접 터득한 지혜를 담고 있다. 또한 보다 일반적인 측면도 담고 있다. 이 책에 담긴 지혜는 독자들의 인생을 변화시킬 것이다. 독자들이 이 책이 보여주는 삶에 대한 통찰을 터득한다면, 자신의 행동을 책임지는 능력을 개발하게 되고 인생이란 전적으로 자신의 손에 달려 있다는 말의 의미를 이해하게 될 것이다. 이 책은 여러 면에서 볼 때 아버지 인생의 정수이다. 이 책의 매 페이지, 구절, 문장들을 읽으면 내가 아버지와 함께했던, 그리고 지금도 함께하고 있는 카르마의 유대를 느끼게 해주는 추억들이 생각난다. 내가

'나' 라고 부르는 사람은 나의 아버지 크리샨 초프라가 정성들여 키워준 추억과 야망, 꿈과 소망이라는 것을 이제는 안다. 무엇보다도 산지브와 나를 넘치는 사랑으로 키우고, 오늘의 우리가 있게 길러준 아버지와 어머니께 깊은 감사와 사랑을 바친다.

디팩 초프라Dr. Deepak Chopra

디팩 초프라 Deepak Chopra | 디팩 초프라는 심신의학과 인간의 잠재력 분야에서 세계적으로 유명한 지도자이다. 그는 베스트셀러, 『일곱가지 영적 성공의 법칙』, 『양자 치유』, 『노화하지 않는 몸, 무한한 정신』의 저자일 뿐만 아니라, 건강과 복지를 장려하는 수많은 오디오 및 비디오 프로그램의 저자이다. 그의 책은 세계 30개국 이상의 언어로 번역되었으며, 그는 북미, 남미, 유럽, 인도, 일본, 호주 등 폭넓게 강연활동을 하고 있다. 현재 초프라 행복센터 대표이사이다.

머리말

> 수천 년간 축적된 신비한 경험에서 오는 지혜는 현대 과학 지식과 함께 나란히 손을 잡고 걷는다.
>
> —프레드 앨런 울프Fred Alan Wolf

현대는 살기 좋은 세상이다. 고대의 지혜와 현대의 과학적 발견이 결합해 인생과 건강에 대한 새롭고 긍정적인 비전을 제시한다. 이 새로운 지식은 누구든 원하는 사람에게는 건전하고 생산적인 장수의 비결을 제공한다.

진정으로 건강이 무엇인지 알고 있는 사람은 거의 없다. 대부분의 사람들은 몸을 학대하고 자신을 서서히 죽이고 있다. 그 주된 이유는 생활이 자연의 법칙과 조화를 이루지 못하기 때문이다. 암이나 심장 질환 등 심각한 현대 병의 대부분은 생활 습관에서 오는 것이며, 완전히 예방할 수 있는 질병이다.

지구상에서 1분에 6명이 흡연으로 사망한다. 많은 사람들이 알콜 남용으로 사망하거나 과식이나 좋지 않은 음식 때문에 사망한다. 운동이 건강과 활기 찬 생활에 필수적이라는 것이 의학적으로 명백하게 밝혀졌는데도 대부분의 사람들은 충분한 운동을 하지 않는다. 우리는 시기, 탐욕, 또는 분노 따위의 부정적인 생각으로 몸과 마음을 괴롭힌다.

부유한 상류층 사람들은 과식으로 고통을 받는다. 다양한 연구 결과 적게 먹을수록 오래 살고, 건강에 해로운 지방이 많은 음식을 과다 섭취하면 심장 질환과 암에 걸릴 가능성이 높다는 것이 확실해졌다.

내가 먹는 음식 한 조각, 마시는 주스 한 모금, 들이쉬는 담배 한 모금, 품고 있는 생각이나 느낌이 모두 내 몸 속에 있는 50조 개의 세포로 들어가 나를 형성한다. 그러므로 우리가 먹는 음식은 매우 중요하다. 그러나 더 중요한 것은 우리를 먹어 치우는 요인이다.

우리의 생각과 정신적 자세가 우리의 신체적 건강, 행복, 효율성, 창의성, 생산성에 관한 한 가장 중요한 결정 요소로 작용한다는 것은 이제 과학적으로도 입증되었다. 사랑과 두려움, 기쁨과 고통, 동정심과 증오, 분노나 질투에 대한 생각들은 일시적이고 추상적인 것이 아니라, 우리의 건강이나 질병, 행복이나 불행을 결정하는 생물—전기적인 의학 요소이다.

이 모든 사실들이 우리 앞에 명백하게 밝혀진 이상, 우리는 좋은 습관을 들여서 적극적으로 건강한 삶을 살든가, 아니면 잘못되고 불건전한 생활 습관으로 우리의 면역 체계와 신체를 약화시킬 것인가를 선택할 수 있다.

길지도 짧지도 않은 적당한 숙면, 적당량의 영양 있는 식사, 규칙적인 운동과 스포츠, 마음을 편하게 해주는 음악 듣기, 웃음, 어린이와 함께 놀고, 자신을 어린이처럼 만들 것, 중독되지 않기, 기본적인 인간의 가치관과 자연의 법칙 존중, 쓸모있고 즐거운 직업, 요가의 지혜 이용, 명상, 정신 개발을 위한 기도, 이러한 것들이 건강과 행복의 단서이다. 유익한 삶을 오랫동안 영위하고 싶다면 이같은 지식을 활용해볼 수 있을 것이다. 이 책은 이 모든 것을 다룬다.

  이 책을 읽는 동안 독자들이 파라마한사 요가난다Paramahansa Yogananda의 말 대로 '바르게 먹고, 바르게 행동하고, 무엇보다 바르게 생각하라.'는 이 책의 주제와 정신을 발견하기 바란다. 이 세 가지 원칙을 지킨다면 우리는 건강하고 행복하며 생산적인 삶을 누릴 수 있다.

  옛 경전은 사랑의 근원은 우주에 있다고 가르치면서 우리를 이 사랑의 길로 안내한다. 가슴속에 사랑이 있다면 우리는 인생이 주는 최고의 것을 가진 것이다. 우리는 열심히 일해서 자기 중심의 한계를 넘어설 수 있다. 그렇게 되면 우리의 일과 업적은 자신뿐만 아니라 사회와 세계에 도움이 될 것이다. 옛부터 내려오는 명상과 요가를 통해 스트레스와 시기, 분노, 그리고 적대감을 극복하고 내적 조화와 기쁨, 평화, 그리고 만족을 얻을 수 있다.

  수백만 년 전 인류가 동굴에 살 때부터 스트레스는 존재해왔다. 인류는 인간 지성의 발달과 분별력, 기본적인 가치관, 그리고 정신력으로 지금까지 스트레스를 극복하고 살아남았다.

  아이러닉하게도, 현대 문명의 발달에도 불구하고, 인류는 과거 그 어느 때보다 더 많은 스트레스에 시달리고 있다. 현대는 두려움,

의심, 갈등과 다툼으로 꽉차 있다. 생활 습관은 부패했다. 인간은 권력과 부의 확대, 이기심, 목적 없는 삶, 증오, 불만족, 그리고 마침내 자기 파괴를 향해 가고 있다. 이 모든 현상은 인간적 가치관을 존중하지 않기 때문에 발생한다. 사람들은 정신의 개발과 기본적인 선함보다 물질적인 부를 얻기 위한 경쟁과 일시적이고 세속적인 쾌락의 추구에 치우쳐 있다.

지금, 옛 지혜가 우리에게 도움이 될 수 있다. 이 지혜는 이미 존재한다. 명상, 프라나야마pranayama, 아사나스asanas, 다르마Dharma의 지혜, 자기 완성에 대한 귀중한 가르침과 같은 지혜는 수천 년간 존재해왔고, 과학적 연구는 이들 가르침의 진실성을 매일 확인해주고 있다. 우리는 이 지혜를 실천하기만 하면 된다.

이 훌륭한 대부분의 가르침들이 풍부한 인도 전통에서 나왔다는 사실을 인도인으로서 매우 자랑스럽게 생각한다. 또한 의사로서 장수와 건강에 대한 새로운 지식이 의학적 연구로부터 비롯된다는 사실에 대해서 자부심을 느낀다. 또한 동서의 결합, 고대 지혜 그리고 현대 과학 분야에서 세계의 등불이 된 나의 아들 디팩 초프라를 아버지로서 자랑스럽게 생각한다.

나는 정말 운이 좋았다. 나는 모든 사람이 바라는 최고의 보상을 받았다. 나의 두 아들 디팩과 산지브는 어릴 때부터 재능이 많았고, 성인이 되어 훌륭한 저술가와 스승으로서 명성을 얻었으며, 모든 면에서 부모를 자랑스럽게 만들었다. 이보다 더 큰 영광은 없을 것이다.

나는 두 아들의 성공을 내 공으로 돌리지 않는다. 오히려 나의 아이들과 손자들은 나의 가장 좋은 선생님이었다. 부모가 자녀의 성공의 공을 누리지 못할 이유가 없다는 것을 나는 알고 있다. 책의 앞 부분에서 언급한 카르마 이론에 따르면, 인간은 현세에 태어날 때 스스로 축적한 지식과 성향을 지닌 채 태어난다. 부모로서 우리가 할 수 있는 최선의 일은 자녀들의 잠재력을 충분히 발휘할 수 있는 환경을 마련해주는 것이다.

나는 칠십이 넘어서 이 책을 썼다. 나는 50년 넘게 의사로 일했으며 지금도 하루 종일 일하고 있다. 하루에 12시간에서 15시간 일하는 경우도 많다. 나는 병원에서 심장 전문의로 일하며 여러 가지 학술 활동, 회의 그리고 의과 대학의 프로그램에 참여한다. 사람들에게 심장병 예방법을 가르치는 프로그램에도 많은 시간을 할애하고 있다. 나는 내 일을 좋아하고, 그렇기 때문에 젊게 살 수 있다고 확신한다.

이 책은 픽션이 아니다. 모두가 나와 부모님, 아내, 아이들, 손자 등 나의 가족과 관계된 실제로 일어났던 사건과 만남, 그리고 경험들이다. 이 경험들은 나에게 교훈을 주었고, 나의 인생을 풍요롭게 만들었다. 그리고 나의 경험이 독자에게도 가치 있는 교훈이 될 것이라는 생각에서 이 책을 쓰게 되었다. 나는 환자들의 신뢰를 받는 기쁨을 누렸으며, 환자들의 비밀을 함께 나누었고, 가장 고통스러웠던 순간들을 그들과 함께했다. 환자들이 내게 준 특권과 사랑에 감사한다. 사례와 관련된 환자와 기타 인물의 사생활을 보호하기 위해, 이 책에 등장하는 이름은 가명을 사용했다.

의사는 지리적 위치나 종교의 제한을 받지 않는다. 의사는 자신의 목표가 사람들의 수명을 연장하는 것뿐만 아니라, 모든 사회에서 삶의 질을 개선하는 것임을 잊어서는 안 된다. 의사라면 누구나 모든 사람이 육체적으로, 심리적으로, 정신적으로 건강한 질병 없는 사회 건설이라는 공동의 목표를 실현하기 위해서 힘을 모아야 할 것이다.

감사의 말

이 책을 돌아가신 어머니께 바친다. 어머니께서 살아 있는 동안 지킨 다르마의 길은 모든 사람에게 귀감이 되었다. 어머니는 정신적인 지식이든 물질적인 재산이든 이 세상에서 얻은 모든 것은 헛된 것이라고 굳게 믿으셨다.

아내 푸쉬파에게도 이 책을 바친다. 푸쉬파는 결혼 생활 50년 동안 말없는 정신적 가르침을 주었다. 아내는 이 책의 저술을 포함해서 내 인생의 모든 결정의 순간에 나를 지원해준 정신적인 지주였다.

나의 아들과 며느리, 디팩, 산지브, 리타, 그리고 아미타와 손자 프리야, 말리카, 가우탐, 카니카, 그리고 바라트에게도 이 책을 바친다. 이 책을 읽으면서 독자들은 내가 나의 아이들과 손자들이 어렸을 때부터 그들로부터 많은 것을 배우기 시작했고, 그 배움은 지금도 계속되고 있다는 것에 동의할 것이다.

자신의 비밀을 나에게 털어놓은 나의 모든 환자들에게도 이 책을 바친다.

나의 동료인 심장 전문의 아가왈Dr. K.K. Aggarwal 박사와 초프라 Dr. H.K. Chopra 박사에게도 이 책을 바친다. 두 사람은 변함없이 나와 함께 일해왔다. 두 사람은 죽음에 대한 전쟁과 질병 예방을 위한 운동에 한결같이 동참해왔고, 이 책에 담겨진 건강과 희망의 메시지를 전파하기 위해 노력해왔다.

최종 원고 준비와 이 책의 출판과 관련해 문학적 측면에서 중요한 지적을 해주었고, 뛰어난 편집자 잭 포렘Jack Forem을 소개해준 린 프랭클린Lynn Franklin에게 깊은 감사를 드린다. 잭은 나에게 큰 도움을 주었고 그의 기여와 인내에 깊은 감사를 드린다. 펭귄 북 Penguin Books의 데이비드 다비다르David Davidar에게도 특별한 감사를 드린다. 그는 최종 원고 준비와 제목 선정에 귀중한 도움을 주었다. 편집에 대해 건설적인 제안을 해준 펭귄 북의 크리샨 초프라Krishan Chopra에게도 깊은 감사를 드린다.

언제나 웃음 띤 얼굴로 원고를 타이핑해준 애니 듀레이Annie Durai와 브리즈 모한 티와리Brij Mohan Tiwari에게도 감사를 드린다.

> 신이 강물을 흐르도록 만들었다.
> 강물은 피로를 모르고
> 결코 멈추지 않는다.
> 강물은 하늘을 나는 새처럼 빠르게 흘러간다.
> 삶의 강물도
> 정의의 강으로 흐르게 하라.
> 나를 구속하는 두려움의 속박을 풀어버려라.
> 내가 사랑과 행복을 노래하는 동안에

내 노래의 실이 끊어지지 않게 하고
나의 일이 완성되기 전에 끝나지 않도록 하라.

—리그 베다Rig Veda, 11:28

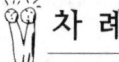
차 례
Your Life is in Your Hands

서문 5
머리말 9
감사의 말 15

제1부 잘못된 습관이 병을 부른다
1 세계의 전염병, 스트레스 23
2 삶은 우리 자신에게 달려 있다 38

제2부 행복하고 건강한 삶의 기초
3 올바른 삶으로 이끄는 지혜 67
4 자녀는 우리를 통해서 태어난다 71
5 내게 일어난 모든 일은 내가 자처한 것이다 86
6 고통 없는 행동 112
7 건강과 행복으로 들어가는 문 123

제3부 행복한 사람들의 건강한 습관

8 성공에 이르는 가장 효과적인 방법 137

9 많이 먹을수록 일찍 세상을 떠난다 143

10 숙면 161

11 규칙적인 운동 : 건강한 삶의 열쇠 175

12 술과 담배 : 예방할 수 있는 가장 큰 건강의 적 186

13 명상 : 내적 건강 198

14 요가를 통해서 삶을 이해한다 217

15 실체를 깨달음 : 기도의 힘 231

16 부정적인 감정 : 사람을 서서히 죽이는 독성 253

17 사랑과 자비심은 생명의 감로수이다 269

18 행복하면 건강하다 279

제4부 건강한 노년과 장수의 비밀

19 건강한 노년과 장수의 비밀 289

에필로그 307

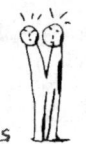 Your Life is in Your Hands

제1부 잘못된 습관이 병을 부른다

1 세계의 전염병, 스트레스

> 건강은 기쁨과 미덕, 번영, 재산, 행복, 그리고 구원의 바탕이다.
> -샤라카 삼히타 Charaka Samhita

내가 처음 사비타를 만난 것은 15년 전으로, 그때 사비타는 심장병으로 고생하던 시아버지와 함께 우리 병원에 왔었다. 그녀는 신혼이었고, 남편 파라딥은 총명한 젊은이로서 마케팅 분야에서 일하고 있었다. 이들은 행복한 신혼 부부처럼 보였다.

2년 전 이 부부가 나를 다시 찾아왔다. 파라딥은 사비타가 가슴에 통증을 느낀다고 말했다. 통증은 몇 주일간 계속되었는데, 최근 2, 3일 동안은 약간만 힘을 써도 가슴이 아프고 숨이 가빠지며 땀도 난다고 했다.

심전도와 기타 검사 결과 사비타에게 협심증이 있다는 진단이 내려졌다. 우리는 통증이 가라앉을 때까지 사비타를 병원에 입원시켰다. 상태가 약간 좋아지자 나는 사비타와 파라딥을 앉혀놓고 대화를 나누었다. 사비타는 거의 1년간 우울증과 불면증에 시달려온 듯했다. 대화가 계속되면서 그 원인을 알 수 있었다.

사비타는 남편을 무척 자랑스럽게 생각한다고 말했다. '파라딥은 능력 있고 좋은 남편입니다.'라고 말했다. 사실, 파라딥은 성공한 사람이었다. 근면하고 야망이 있는 사람으로서 내가 처음 만났을 때 일하던 회사에서 고속 승진했고, 지금은 일종의 체인 회사를 소유하고 있었다. 파라딥은 경제적으로는 크게 성공했지만 몇 가지 문제가 있었다.

'남편은 아침 먹을 시간이 없어요.'라고 사비타는 말했다. '남편은 황급하게 토스트 한 조각 먹고 사무실로 달려갑니다. 직장에서는 마감 시간 전에 일을 처리하느라고 긴장과 불안 속에서 일합니다. 그리고 한 가지를 처리하면 그 다음 일이 기다립니다. 우리는 규칙적으로 식사하지 못합니다. 남편은 늦게 집에 돌아와서, 한 손으로 샌드위치를 들고 먹으면서 다른 손에는 펜을 들고 있습니다. 그리고 차에는 전화와 팩스를 설치했어요.'

'나도 어쩔 수가 없습니다.'라고 파라딥은 항변하듯이 끼여들었다. '차에서도 일을 해야 합니다. 다른 도리가 없습니다. 사무실로 가고 오는 데 시간이 많이 걸립니다. 델리의 교통 사정을 잘 아시잖아요. 귀중한 시간을 낭비할 수는 없어요.'

사비타는 하던 말을 계속했다. '사무실에서는 셀 수도 없을 정도로 커피와 차를 마셔대고, 재떨이는 넘쳐날 지경입니다. 우리 집 침실에도 팩스가 있고 언제나 전화가 울려댑니다. 우리가 잠을 잘 시간이면 뉴욕은 근무 시간이고 파라딥은 전화로 사업을 해야 하니까요.'

'파라딥은 또 중요한 회의 때문에 내가 거의 잠들 무렵 아주 늦게 집에 오는 경우가 많습니다. 그 때문에 다투게 되지요.

'가끔 평소보다 일찍 들어오는 때가 있는데, 그런 날은 몇몇 친구를 다른 지역에 있는 팰리스나 호텔의 칵테일 파티에 초대해놓고 저에게 몇 분 안에 즉시 외출 준비를 하라고 합니다. 칵테일을 마시면서 해외에서 온 고객들과 사업 이야기를 몇 시간이고 한 다음에 늦게 집에 돌아옵니다.

'저는 남편의 사무실에서 일하면 바쁘게 시간을 보낼 수 있고, 남편을 좀더 많이 볼 수 있을 것이라고 생각했어요. 그러나 사무실에서 들을 수 있는 말은 모두 복잡한 사업 이야기뿐이고 그것이 저에게는 또 하나의 스트레스가 되었습니다.'

사비타의 심장 질환은 그녀와 남편의 긴장된 생활에서 기인한 것이 분명했다. 스트레스가 심장에 미치는 영향은 이미 오래 전에 알려진 사실이다. 『라마야나Ramayana』(인도의 2대 서사시—옮긴이)에 수록된 한 이야기에 따르면, 5천 년 전에 다샤라타 왕King Dasharatha은 젊은 왕비 카이케이Kaikeyi에게 한 약속을 지키기 위해 왕위 계승자인 그의 아들 라마Rama를 14년 동안 숲속에 보내야 했다. 극심한 불안에 시달린 끝에 왕은 심장 마비로 사망하고 말았다.

17세기 초에 영국인 의사 윌리엄 하비Willam Harvey는 '모든 감정에는 고통과 기쁨, 희망과 두려움이 수반되며, 이것이 심장에 영향을 미치는 흥분의 원인이다.'라고 말했다.

우리는 사비타에게 벌룬혈관성형술balloon angioplasty을 실시했고, 그 결과 병세는 많이 좋아졌다. 사비타를 걱정시키고 싶지 않았지만, 나는 그녀에게 이 수술을 받은 환자의 경우 33퍼센트는 3개월 안에 같은 위치나 다른 위치에 재발 협착증이 발생하며, 그렇게 되면 재수술을 받아야 한다는 것을 알려주었다. 사비타는 스트레스를 어떻게든 해소해야 할 필요가 있었다.

여성과 심장 질환:현대 생활 양식의 희생자

여성을 심장 환자의 한 예로 인용하는 것은 적절하지 않다고 여기는 사람이 있을 것이다. 얼마 전까지만 해도 그 생각은 옳았다. 나도 의과 대학 학생들에게 여성은 폐경기 전에는 협심증이나 심장 마비에 절대 걸리지 않으며, 그 이유는 여성 호르몬이 혈관 내벽에 쌓인 지방으로 인해 발병하는 동맥 경화로부터 여성을 보호하기 때문이라고 가르쳤었다.

그러나 최근 몇 년간 상황은 달라졌다. 현재, 심장 발작이나 협심증 환자의 3분의 1 이상이 30세에서 45세 사이의 젊은 여성이다. 이러한 현상은 세계적인 추세이다. 여성 호르몬의 보호 능력이 새로운 생활 양식 때문에 약화된 것이 틀림없다. 도시 지역에 여성 심장 환자가 더 많으며 도처에서 급속히 증가하고 있다. 여성 심장 질환 환자에게 죽음을 예고하는 가장 중요한 증세는 당뇨로서, 당뇨는 사망 위험을 4.5배 증가시킨다.

남성과 여성에게 공통으로 해당되는 또 다른 주요 위험 요소는 높은 혈중 콜레스테롤 수치이다. 정서적으로 스트레스를 받을 때 신체는 더 많은 콜레스테롤을 만든다. 그리고 현대 인도 여성은 과거 어느 때보다도 심한 정서적 스트레스를 받고 있다. 여성의 총 콜레스테롤과 '해로운' LDL(저비중 지방 단백질)의 평균 수치는 매우 높은 반면, '이로운' 보호 콜레스테롤인 HDL(고비중 지방 단백질) 평균 수치는 매우 낮다.

심장 질환의 또 다른 위험 요소인 트라이글리세라이드는 지방이 많은 음식을 섭취했을 때 혈액 속에 형성되는 물질이다. 다른 위험을 수반하는 더 중요한 한 가지 위험 요인은 비만, 즉 심각한 체중 과다이다.

이처럼 비만, 당뇨, 높은 콜레스테롤 그리고 관상 동맥 질환이 증가하는 원인을 다음 두 가지에서 찾을 수 있다:

― 너무 달게 먹는 영양 없는 식사, 지방이 많은 음식, 그리고 지방이 많이 숨어 있는 튀긴 음식과,
― 불충분한 신체 활동이 그것으로, 이 점은 대다수의 중산층 부유한 도시 여성에게 해당되는 현상이다.

게다가 흡연을 하거나 씹는 담배를 즐기는 여성이 증가하고 있고, 이러한 습관은 심장 질환의 주요 위험 요소로 밝혀졌다. 인도는 흡연자가 주로 남성이지만 여성 흡연자가 급속하게 증가하고 있다. 담배 회사들은 약삭빠르게 광고를 통해 문화적 터부를 깨고, 흡연이 여성의 자립성과 평등의 상징인 양 선동하는 데 성공했다. 그 결과 불행하게도, 점점 더 많은 여성이 고통을 당하고 폐암과 심장 질환으로 사망할 것이다.

사비타의 생활은 이러한 위험 요소를 모두 갖춘 완벽한 사례였

다. 그녀는 전혀 운동을 하지 않았고, 초콜릿과 단것을 좋아했으며, 비만이었고, 담배를 피웠다. 파라딥과의 생활이 보여주듯이 정신적인 스트레스도 많이 받고 있었다. 스트레스는 심장 질환에서 가장 강력한 원인 중의 하나이다.

오늘날, 집 밖에서 일하는 인도 여성의 수는 점차 증가하고 있다. 여성은 직장 일 외에 아이들과 가사를 돌봐야 하는 과중한 책임에 시달린다. 인도에서 남편들은 전통적인 업무 분리 개념에 따라, 서양의 남편들과는 달리 (서양 여성이 항변할지도 모르지만) '여자들의 일'을 거의 돕지 않는다. 아마 이것이 서양의 일하는 여성보다 인도의 일하는 여성이 심장 질환에 걸리는 사례가 더 많은 이유일 것이다.

약간의 스트레스는 필요하다

스트레스에 대해 심도 있게 논의하기 전에 스트레스는 유사 이래 존재해왔으며, 앞으로도 계속 피할 수 없는 인간 생활의 일부가 될 것이라는 점을 짚고 넘어가는 것은 매우 중요하다. 스트레스에 대응해옴으로써 인류는 아직도 지구상에 생존하고 있다.

약간의 스트레스는 생활의 활력소가 되고 인생을 의미 있게 해준다. 스트레스는 우리를 매사에 조심하게 만든다. 복잡한 델리에서 운전할 때, 스트레스는 자신과 주변 사람의 안전에 주의를 기울이게 한다. 그러나 지나친 스트레스와 긴장은 문제가 된다. 그것은 일상 활동을 저해하고 건강과 행복에 부정적인 영향을 미치기 때문이다.
 모든 사람에게는 생활의 기복이 있으며 그렇지 않다면 인생은 몹시 단조로울 것이다. 일상 생활의 스트레스와 긴장을 완전히 피하거나 제거할 수 없으며 그렇게 해서도 안 된다. 스트레스와 긴장이 없으면 생활은 능동적이고 창조적인 삶이 아니라 수동적인 삶이 되기 때문이다. 그러나 스트레스를 적절히 관리하지 않으면 불행과 질병의 근원이 될 수 있다.

스트레스의 위험

 스트레스가 실제로 미치는 영향을 이해하고 나면, 스트레스를 극복하는 방법을 찾아야 한다는 동기를 부여받게 될 것이다.
 위협이나 도전, 또는 위험에 처하게 되면, 신체는 소위 '대결 또는 도피'라고 불리는 반응을 하게 된다. 신체의 자율 기능을 조정하는 시상 하부라고 불리는 뇌의 작은 부분이 신경 조직과 호르몬 조직을 가동시킨다. 그리고 나면 신체의 모든 힘이 순간적으로 그리고 거의 기적처럼 동원되어, 싸우거나 도피함으로써 자신을 보호하고 상황에 대처하도록 해준다.
 아드레날린과 노르아드레날린 등의 화학물질이 혈액내에 분비되어 심장 박동을 빠르게 만들면서(분당 120~200회) 에너지를 만들고, 더 많은 산소를 얻기 위해 혈압을 상승시키며, 호흡을 빨라지게 한다. 뇌와 근육으로 흐르는 혈액 양이 증가하고, 우리를 더욱 강하게 만들고, 경계 태세를 갖추게 한다. 시력을 높이기 위해 눈의 동공이 팽창되고 청력도 증강된다. 팔다리의 동맥은 수축하고 혈액은 더 쉽게 응고되어 예상되는 싸움에서 부상을 입을 경우 혈액의 손실을 막을 대비를 한다.

위협적인 상황이 해결되거나 모면하고 나면, 신경 조직은 근육을 이완시키고 심장 박동과 호흡은 정상으로 돌아간다. 그러나 몸에는 상당한 피로가 쌓이게 된다.

이 패턴은 원시 유인원이 맹수를 만났을 때 경험하는 전형적인 반응이고, 삶에서 이러한 패턴이 큰 도움을 주는 보호 기재로 사용되는 경우가 있다. 실제로 나타나는 증상은 우리가 상사와 대결해야 하는 상황이나 마감 시간에 쫓기는 경우와 동일한데, 이것이 여러 가지 건강 문제의 원인이 된다.

생활에서 몹시 불안과 긴장을 느낀 나머지 일상의 일들이 자신을 덮치려는 호랑이처럼 느껴진다면, 계속해서 싸움에 대비해 긴장해야 하고, 신체의 대결 또는 도피 반응은 매일매일 반복될 것이다. 그 결과 몸과 마음에 축적된 스트레스는 우리를 지치게 만들고, 불안하게 하며, 불면증과 우울증 그리고 질병을 초래한다. 사비타처럼 15년 동안 매주 그리고 매달 스트레스가 쌓이도록 방치하면 심각한 심장 질환이 발생한다.

스트레스는 기관지 천식, 대장염, 그리고 신경 피부염과 같은 질병을 초래하거나 악화시킬 수도 있다. 그러나 가장 크게 타격을 받는 곳은 심장이다(특히 고령층에게는). 이미 혈압이 높은 상태에서의 불안, 분노, 좌절, 극심한 날씨 변화 등의 스트레스 요인은 신체 내에 해로운 화학 물질을 과다 분비시키고, 심장 질환을 악화시키거나 심장 발작을 일으킨다.

현대 사회에서 스트레스가 없는 곳은 없다. 많은 사람들이 흡연, 알콜 남용, 탐욕, 시기, 그리고 수단과 방법을 가리지 않고 부를 얻으려는 경쟁으로 자신을 서서히 죽이고 있다. 불안이나 분노, 또는 외도에서 오는 심리적 스트레스도 심장 발작을 일으키는 것으로 알려져 있다.

스트레스에 반복적으로 노출되면 신경 조직에 변화가 생겨 심장 박동이 불규칙하게 된다. 누적된 스트레스는 심장 박동을 위험할 정도로 불규칙하게 만들 수 있고, 관상 동맥에서 혈액의 흐름을 감소시킨다.

파라딥의 생활을 염두에 둔다면, 독자들은 파라딥이 수년 동안 그의 아내보다 더 많은 스트레스를 받아왔으며, 곧 그것이 문제가 될 것임이 분명하다는 것을 알 것이다.

파라딥은 나에게 자신이 가끔은 완전히 탈진한 듯 느낄 때가 있으며, 어떻게 해야 할지 모르겠다고 말했다. 그는 자신이 하고 있는 일을 계속해야 한다고 생각하고 있었다. '내가 일을 줄여야 할 이유가 뭡니까?' 하고 그가 나에게 물었다. '모든 순간 순간의 노력들은 사다리를 한 계단 한 계단 오른다는 것을 의미합니다.' 파라딥의 경우 업계에서 최고의 자리에 오르는 것이 목표이다. 그는 '왜 담배와 술을 끊어야 합니까? 담배와 술은 긴장을 이완해줍니다.' 라고 말하며 자신에게는 질병의 증상이 전혀 없다고 말했다.

사실 파라딥은 자신이 어디를 향해 가고 있는지 모르고 있다. 아마도 성공했다는 자부심이 그의 건강을 어느 정도 보호하고 있거나, 혹은 건강한 신체를 타고 났는지도 모른다. 그러나 그가 얼마나 오래 버틸 수 있을까? 지금도 수면제를 먹지 않고 잠을 이루지 못한다. 스카치나 위스키가 긴장 이완에 도움이 되지만 그 효과는 몇 시간만 지나면 없어진다. 파라딥은 최근에 자신이 더욱 초조해 하는 것을 느끼며, 사소한 일에도 직원들에게 화를 낸다고 토로했다.

아직 구체적인 증상은 없지만, 파라딥은 분명히 건강한 사람으로 여겨질 수 없다. 심장 질환을 비롯한 여러 가지 질병은 수년간 잠복해 있을 수 있다. 이 잠복기 동안에는 전반적인 느낌이 아주 좋지 않다는 것을 제외하면 특별한 증상은 없다.

건강하고 행복한 상태는 단순히 질병이 없는 상태를 의미하는 것은 아니다.

현명한 사람은 천천히 서두른다

과도한 스트레스의 대표적인 증상은 초조함, 빨라진 심장 박동, 식욕 상실 그리고 불면증이다. 이것은 모두 불안으로 인한 증상이다. 어느 정도의 불안은 자연스러운 생활의 일부분이다. 그러나 지속되는 불안은 위궤양이나 고혈압, 협심증, 심장 질환 그리고 암 등 심각한 질병의 원인이 된다.

스트레스는 우울증도 유발한다. 다시 말하지만, 어느 정도의 우울증은 정상으로 간주되며, 한 가지 예로, 우리는 기대와 희망이 이루어지지 않았을 때 우울해질 수 있다. 그러나 계속되는 우울증은 심한 피로감을 주고 집중력을 해치며, 책임감을 느끼지 못하게 하고, 불면증, 식욕 부진, 좌절과 자기 비하, 그리고 가족과 성생활, 생활 전반에 대한 흥미를 감소시킨다.

지속적이거나 반복되는 스트레스는 병을 진행시키고 노화를 촉진한다. 수년 전에 실시한 다소 잔인한 생물 실험이 이를 잘 보여주는데, 이 실험에서 쥐들을 계속해서 물 탱크로 던져 넣었다. 쥐들은 수영을 잘하지 못하기 때문에 물 탱크에서 빠져나오려고 발버둥치지만, 물 탱크의 유리 벽에 미끄러져 다시 물 속으로 빠졌다.

몇 분이 지나자 쥐들은 완전히 지치고 익사할 지경에 이르렀다. 실험자는 쥐를 꺼내 휴식을 취하게 했다. 그리고 며칠 동안 이 과정을 반복했다. 짧은 기간내에, 대체로 3주 안에, 쥐들에게 큰 변화가 생겼다. 매일 반복되는 이 엄청난 스트레스는 쥐의 피부 조직을 대단히 노화시켰다. 실험을 계속한다면 쥐는 한 달내에 '노화'로 죽게 될 것이다. 해부를 해보면, 이 쥐의 심장, 간, 폐, 그리고 기타 기관이 정상적으로 2, 3년 산 쥐의 기관과 비슷하게 검고 단단하며, 섬유 조직을 많이 포함하고 있을 것이다.

사람도 지속적으로 스트레스를 받고 살면 비정상적으로 노화가 촉진될 수 있다. 그러나 쥐와 달리 우리는 지성과 분별력을 이용해 스트레스를 관리함으로써, 조기 노화를 피하고 질병에 걸리지 않도록 할 수 있다. 자신의 신체적, 정신적인 능력을 최대한 이용하라. 그러나 언제든 서두르지 말라. 그렇지 않으면 사랑하는 사람들과 훨씬 빨리 헤어지게 될 것이다. 현명한 사람은 천천히 서두른다.

스트레스의 원인

여러 가지 스트레스의 원인이 의학적으로 규명되었다.

— 배우자나 가족, 또는 친구의 사망
— 질병과 사고, 또는 실직 등 갑작스러운 어려움이나 고통
— 이혼과 별거
— 소득 감소나 부채 증가 등의 경제적 문제
— 새 직장
— 이사
— 출산 등 가족 부양 의무의 증가
— 퇴직으로 원하지 않는 여가가 생기고 소득이 감소한 경우

이와 같은 원인이 아니더라도, 일상적인 일도 심각한 질병을 유발할 만큼 충분히 스트레스를 주는 경우도 많다. 심장 질환의 한 위험 요소인 혈청 콜레스테롤은 만성적인 업무 스트레스로 인해 급격히 상승될 수 있다.

심장 질환의 악화나 심장 질환으로 인한 사망은 가족이나 이웃과의 유대가 없는 사람, 특히 혼자된 남성에게서 훨씬 더 많이 발생한다. 또한 경제적인 문제나 대인 관계에서 갈등이 있는 사람, 또는 성공에 집착하는 사람이나 매우 공격적인 성향의 사람에게 심장 질환이 더 많이 발생한다.

격렬한 감정이나 감정적으로 힘든 상황은 심장에 악영향을 미친다. 협심증으로 입원한 내 환자 중의 한 사람은 그의 동업자가 병원을 방문할 때마다 심빈박(불규칙한 심장 박동) 증세를 보였고, 심전도 검사 결과도 달라졌다. 또 다른 환자는 별거중인 아내가 방문할 때 동맥 경축spasm이 일어났다.

누적된 스트레스는 젊은이들보다 이미 기능이 저하된 고령자의

심장에 더 심한 악영향을 미치며, 감정의 기복이 심장 발작을 일으킬 수 있다. 1993년 미국심장학회지American Journal of Cardiology에 발표된 한 연구에서, 협심증 병력이 있는 환자들에게 그들을 화나게 한 최근의 사건을 생각해보도록 했다. 환자들이 화나는 상황을 생각하는 순간, 관상 동맥이 상당히 좁혀지며 협심증 증세가 나타나는 것으로 관찰되었다.

울화가 치밀었던 기억이나 이에 대한 생각조차 심장에 나쁜 영향을 미친다는 사실은, 스트레스 관리법에 대한 중요한 정보를 제공한다. 이 사실은 스트레스를 관리하는 능력은 대체로 마음과 생각의 질에 달려 있다는 것을 시사한다. 이 중요한 사실에 대해 제2장에서 더욱 심도 있게 다룰 것이다.

벌룬혈관성형술 치료에 의해 사비타의 협심증 증세는 완전히 사라졌다. 며칠 후 사비타의 상태가 훨씬 더 좋아지자 나는 그녀와 오랫동안 대화를 했고, 수술로 모든 걱정이 사라진 것은 아니라는 사실을 상기시켰다.

'사비타, 당신의 심장은 달라진 것이 없습니다. 당신의 심장 동맥은 정상이 아닙니다. 한두 군데 협착이 매우 심해서 현재 이 부분을 치료했고, 지금은 괜찮습니다. 그러나 극심한 가슴 통증을 없애고 심장 발작의 가능성이나 바이페스bypass 형성 수술을 피하려면, 당신의 생활 습관을 바꿔야 합니다. 수술로는 건강한 삶을 지속할 수 없어요. 치료받기 전의 생활을 계속한다면 스스로 재발을 자처하는 결과를 낳게 할 것입니다.' 라고 나는 말했다.

파라딥과 사비타에게 진정으로 행복하고 건강한 삶을 살기 위해서 생활 습관을 바꿔야 한다는 것을 설득하는 데 몇 차례의 대화가 더 필요했다. 일단 확신을 하게 되자 두 사람은 즉시 실천에 옮겼다. 우리는 식사와 운동에 대해서 함께 논의했다. 나는 그들을 요가 아사나스asanas, 프라나야마(pranayama, 호흡 운동—옮긴이) 그리고 명상을 배우는 곳으로 보냈다. 그들이 규칙적으로 명상하고 저지방 식물성 식사를 한 지 2년이 되었다. 흡연이나 과음 등 자기 파괴적인 습관은 자연히 없어졌다.

두 사람은 훨씬 더 느긋해졌고, 행복해 하며 만족을 느끼고, 건강하다. 오랫동안 고생한 끝에 이제 진정으로 삶을 즐기고 있다. 아이들과 노는 시간도 더 많아졌다. 지금은 부부가 함께 일하며, 사무실과 가정에 조화와 평화가 충만하다.

이제 파라딥은 자신이 그동안 얼마나 많은 스트레스에 시달리고 있었으며, 음주와 흡연을 끊고 지나치게 무리를 하지 않음으로써 삶이 얼마나 더 나아질 수 있는지를 깨달았다. 그렇기 때문에, 나는 그가 사업에서의 성공이 약간 줄어든다고 해도 행복과 건강을 위한 대가로서 기꺼이 그것을 수용할 것이라고 생각했다. 그러나 사실 그의 사업은 이전보다 더 번창하고 있다.

생활에서 스트레스를 피할 수는 없지만 스트레스 관리법을 배울 수는 있다. 제1장에서 나는 각 개인과 사회가 직면한 스트레스와 질병 문제에 대한 암울한 면을 보여주었다. 그리고 파라딥과 사비타의 사례에서, 나는 해결책이 어디에 있는지 보여주었다. 이 책의 나머지 부분에서 간단하고 자연스러운 방법을 사용함으로써, 스트레스를 극복하고 건강과 행복을 증진하는 여러 가지 효과적인 방법을 소개할 것이다.

지난 50년간의 의료 활동에서 이러한 방법을 터득했는데, 나 혼자 힘으로 발견한 것이 아니다. 이것은 현대의 과학적 연구와 오랜 시간을 두고 재확인된 옛 지혜의 산물이다. 스트레스가 증가하는 시대에 이 방법들은 건강을 유지하는 중요한 비법이 되어준다.

  인도의 위대한 의사 샤라카Charaka는 '건강은 기쁨과 미덕, 번영, 재산, 행복, 그리고 구원의 바탕이다.' 라고 말했다.

2 삶은 우리 자신에게 달려 있다

우리 모두는 자신의 생각의 산물이다.

-붓다 Buddha, Dhammapada

당신의 머리 위를 날고 있는 걱정과 근심의 새를 어떻게 할 수는 없을 것이다. 그러나 그 새들이 당신의 머리 위에 둥지를 틀도록 내버려두지 않을 수는 있다.

-중국 속담

나에게 우연히 일어난 듯한 모든 일은 내가 자처한 일이다.

-디팩 초프라 Deepak Chopra

트릴록 나스는 어느 날 저녁 극심한 가슴 통증으로 우리 병원에 입원했다. 그는 38세로 키가 큰 미남이었다. 그는 담배를 피우지 않았고 아주 가끔 술을 마시는데 그것도 소량을 마셨다. 고혈압 증세는 전에도 나타난 적이 있지만 가족 중에 심장 질환을 앓은 사람은 없었다. 그의 가슴 통증은 전형적인 관상 동맥 질환의 통증과 일치했고, 심전도와 초음파 심장 검진 결과 경미한 심부전 증세를 나타냈다.

젊은 미인인 그의 아내 프리티마 혼자서 남편을 따라 병원에 왔는데, 남편이 중환자실에서 입원실로 옮겨진 뒤에도 계속 남편을 돌보았다.

트릴록 나스는 합병 증세나 후유증 없이 무사히 회복했다. 우리는 퇴원 2주 후쯤 검사를 하기 위해 그를 다시 부를 계획이었다. 그런데 퇴원 1주일만에 다시 병원을 찾은 그는 이번에는 전보다 더 길게 지속되는 가슴 통증을 호소했다. 혈압이 떨어졌고 땀을 지나치게 많이 흘렸으며, 심전도 검사에서는 심장 박동이 심하게 불규칙한 것으로 나타났다. 이번에는 회복하는 데 시간이 더 걸렸고, 중환자실과 일반 병실의 중간 병실로 옮겨질 때 환자는 매우 불안하고 우울해 보였다.

다음날 회진 시간에 그의 병실을 들렀을 때, 한 여인과 두 어린아이가 있었다. 그녀는 트릴록 나스의 아내로서 이름은 지타라고 했다. 아침에도 보았고, 환자가 중환자실에 있는 동안 4, 5일간 보았던 프리티마는 그 자리에 없었다.

그 후 며칠 동안, 나는 환자 방문 시간에 이 두 여인 중 한번에 한 사람만이 병실을 지킨다는 것을 알았다.

그렇게 약속을 한 것인지 우연인지는 알 수 없었다.

나는 곧 이 환자가 '두 아내 신드롬'에 시달리고 있다는 것을 알았다. 그는 두 아내가 모두 없을 때나 마찬가지로, 두 아내 중 어느 한 사람만 있을 때도 계속해서 우울증 증세를 나타냈다.

나는 그의 마음속에 숨어 있는 불안이나 슬픔이 그에게 해롭고, 완전한 회복에 방해가 된다는 것을 알았다. 그래서 어느 날 그가 혼자 있을 때, 자신의 우울증의 원인을 알고 있는지 물어보았다. 잠시 망설이더니 그는 다음과 같은 이야기를 털어놓았다.

'지타와는 15년 전에 결혼했습니다. 그녀와의 사이에서 며칠 전에 보신 사내아이와 여자아이를 얻었습니다. 지타는 소박하고 좋은 아내이자 엄마이며, 말없이 헌신적으로 저를 사랑합니다. 우리는 펀자비 바그(Punjabi Bagh, 서부의 부유층이 사는 지역)에 살고 있었습니다.

'결혼한 지 얼마 되지 않아 저는 지타의 여동생 프리티마와 친하게 되었습니다. 프리티마는 남부 델리의 한 대학에서 강의를 하고 있었고 그곳에 있는 아파트에서 혼자 살고 있었습니다. 처음에 우리는 단순한 친구였습니다. 그러나 시간이 지나면서 둘 사이가 가까워져서 남편과 아내로서 동거하기 시작했습니다.

'아침에 일찍 집을 나서서 오클라에 있는 공장으로 가는 길에 프리티마와 시간을 보냈습니다. 그리고 집으로 돌아오는 길에 프리티마의 집에 들렀습니다. 얼마간 시간이 흐른 후에는 며칠 밤씩 프리티마의 아파트에서 머물기 시작했습니다. 지타에게는 사업상 델리에 가야 한다고 말하고는 했습니다.'

트릴록 나스는 놀랍게도 13년간이나 아내를 속이고 두 자매와 함께 살았다. 아내에 대한 관심은 당연히 줄어들었다. 그리고 어느 날 저녁 지타가 예고 없이 동생의 집을 방문했을 때, 사업차 봄베이에 간다던 남편과 여동생이 함께 있는 것을 목격했다. 그 순간에 지타는 남편이 자신에 대해서 충실의 개념조차 갖고 있지 않다는 것을 알았다.

현재 트릴록은 거의 프리티마와 살고 있다시피 하지만 지타와 이

혼하고 그녀와 재혼할 생각은 한번도 하지 않았다. '나는 정말 프리티마를 사랑하는지 확신할 수 없었고, 그녀와의 관계가 단지 성적 쾌락만을 위한 것인지 알 수 없었습니다.' 라고 트릴록은 말했다. 프리티마와 살면 행복하냐고 그에게 물었다. 대답은 여전히 잘 모르겠다는 것이었다.

행복은 대상에서 얻을 수 있는 것이 아니라 마음에서 온다. 개는 잇몸을 다쳐서 피가 날 때까지 마른 뼈다귀를 씹으며, 자신의 피가 아닌 피가 흐르는 부드러운 고기를 씹고 있다고 생각한다. 트릴록 나스는 피를 흘리면서 마음속 깊은 곳에서는 자신이 하고 있는 일이 옳지 않다는 것을 알고 있었다. 어떻게 그가 진정으로 행복할 수 있겠는가?

어떤 사람들은 첫 번째 아내가 용기가 없어 소송을 걸지 못할 것이라는 것을 알고 두 번째 아내를 맞아들이기도 하지만, 일반적으로 두 번째 아내를 맞는 것은 인도에서는 불법이다. 지타는 교육을 많이 받지 않았고, 트릴록은 지타가 친척들, 심지어 부모에게도 이 사실을 말하지 않으리라는 것을 알고 있었다. 지타는 남편이 그녀를 곤경에 빠뜨리고 떠난다면 부모가 그녀를 도와줄 수 없을 것이고, 무엇보다도 두 아이의 장래를 걱정했다.

관련된 세 사람 모두 마음이 편하지 못했지만 가장 고통받는 사람은 트릴록이었다. '오랫동안 마음속 깊이 죄의식을 갖고 있었고, 아내에게 모든 것이 알려지자 처제와 동거함으로써 잘못된 길을 걸어왔다는 것을 깨달았습니다. 나는 아내를 속이고 아이들을 등한시 했습니다. 죄의식이 낮이나 밤이나 저를 놓아주지 않았습니다.'

나는 그의 죄의식이 그를 허약하게 만든 원인이며, 두 차례의 심장 발작 발병의 원인임을 알았다. 불행히도 우리는 그때까지 해결책을 찾지 못하고 있었다. 트릴록은 자신이 만든 거미줄에 걸린 신세였다.

관상 동맥 사진은 3개의 주요 관상 동맥 중 하나가 70퍼센트 가량 협착되었음을 나타냈다. 스트레스가 동맥의 막힌 부분에서 경련을 일으켜 협착을 심화시켰고, 이것이 심장 일부로의 혈액 공급을 감소시켜 심부전증을 악화시켰음이 분명했다. 상태로 보아 벌룬혈관성형술로 동맥을 확장시켜야 했고 우리는 그렇게 하기로 결정했다. 트릴록은 몇 가지 일을 처리하기 위해 3일간 집에 다녀오기를 원했다. 트릴록은 우리가 처방한 약을 가지고 집으로 갔고, 4일째 되는 날 병원으로 돌아와 수술하기로 되어 있었다.

그 3일 동안 트릴록에게 많은 문제가 발생했다. 프리티마는 수술 중 예기치 못한 일이 일어날 경우, 트릴록의 재산 일부를 상속받을 수 있도록 하기 위해 즉시 자신과 결혼할 것을 요구했다. 그녀는 변호사를 대동하고 자신의 급박한 처지를 설명했다. 변호사는 트릴록에게 두 번째 결혼식을 하고 첫 부인이 법원에 소송을 한다고 해도 별일 없을 것이라고 말했다.

'그러나 두 아내를 둘 경우 7년에서 10년의 징역형을 받는다고 법으로 정해져 있지 않습니까? 그런데 어떻게 아무 일도 없을 수 있다는 말입니까?' 트릴록이 따졌다.

변호사가 설명했다. '아직 인도에서 대부분의 판사는 남자입니다. 판사들은 남편들의 편에서 일을 해결하는 경향이 있습니다. 어느 정도 타협을 하면 별 문제 없이 일을 매듭 지을 수 있습니다.'

지타는 이런 논의에 끼여들고 싶어하지 않았다. 그녀는 처한 상황으로 보아서 남편에게 무슨 일이 일어난다면, 자신이 남편의 재산을 상속할 합법적인 상속자가 된다는 것을 알고 있었다. 그녀는 이같은 자신의 위치를 변경하고 싶어하지 않았다.

프리티마의 변호사가 해결책을 제시했다. 인도 회교에서는 아내를 1명 이상 두는 것을 허락하므로 트릴록이 회교로 종교를 바꾸기만 하면 된다는 것이었다. 그러면 프리티마와 합법적으로 결혼할 수 있다는 것이었다.

내키지 않았지만 트릴록은 압력에 굴복해 이 제안을 받아들였다. 그러나 그가 수술을 받기 위해 병원으로 가기로 한 전날, 회교도로 전향하는 의식과 프리티마와의 결혼식이 있기 전에 트릴록에게는 심한 심장 발작이 일어났고, 병원으로 가는 길에 사망했다. 트릴록은 믿음 때문이 아니라 단지 법망을 빠져나가고 자신의 딜레마에서 탈출하기 위해서 종교를 바꾼다는 것에 마음이 불편했기 때문에, 그렇지 않아도 무거운 그의 죄의식은 더욱 무거워졌던 것이다. 그러나 프리티마의 청을 거절할 용기가 없었다. 그를 짓누르는 죄의식에서 벗어나는 유일한 탈출구는 다시 심장 발작이 일어나 죽는 것이었다. 그 자신이 판사였고 배심원이었으며, 스스로 자신에게 형벌을 내렸던 것이다.

선택의 힘

트릴록 나스의 경우가 분명하게 보여주듯이 생각과 감정이 우리 자신을 행복하거나 불행하게, 또는 아프거나 건강하게 만들 수 있다. 우리의 생각은 비극을 향해 가거나 혹은 건강과 행복을 향한 자신의 행보를 결정한다.

생각과 감정이 행동에 영향을 미친다는 것은 비밀이 아니다. 신념의 상실, 죄의식, 절망감이 트릴록 나스의 최후의 순간에 그의 마음속에 있던 생각들이었을 것이다. 그는 이제까지 자신이 한 짓에 비춰보면 해결책을 찾아볼 가치도 없는 사람이라고 자신을 비하했을 것이다. 이와 같은 생각이 비극으로 이어진다.

자신의 존재 가치를 비하하고 자신을 실패자로 생각하면, 정말 그렇게 된다고 많은 연구들은 밝히고 있다. 실패를 상상하고 실패를 예상하면 거의 확실하게 실패하게 된다. 이것이 '자성 예언'이다. 자신이 성공할 것이라고 믿지 않고 자신이 정말 행복할 수 있다고 믿지 않으면, 성공하고 행복하기 위해서 노력하지 않게 된다. 그러므로 자신의 예언대로 실패하게 된다.

반면에, 긍정적인 생각, 자신감, 삶과 신에 대한 믿음, 원하는 것을 이룰 수 있는 길을 찾을 수 있다는 믿음, 이와 같은 생각은 창의적으로 활동할 수 있도록 에너지를 넘치게 해준다. 그러므로 그 사람의 생각이 삶의 방향과 성공의 가능성을 결정한다.

또한 생각과 건강도 직접적인 연관이 있다. 최근까지 몸과 마음의 연관 관계에 대한 서구 과학의 모델은 매우 모호했다. 데카르트를 포함해서 많은 17세기의 유명한 철학자들이 몸과 마음 사이에 벽을 쌓아 둘을 분리하는 데 기여했다. 그들은 몸과 마음은 분리된 것으로 각자 별도의 영역, 즉 추상적 영역과 물질적 영역에 속하므로 서로 전혀 관련이 없다고 주장했다. 세월이 흐르는 동안 이 주장이 과학적 신조가 되었다.

그러나 17세기 이전과 이후에도 이 주장을 완전히 수용하지 않는 사람들이 많았다. 약 3천년 전 아리스토텔레스는 인간의 정신적 상태와 건강과의 관계에 대해, '정신과 몸은 서로 교감하며 반응한다.'라고 말했다. 찰스 다윈은 마음과 몸의 관계가 매우 중요하다고 믿었다. 약 1백년 전에 현대 의학의 아버지 중의 한 사람인 윌리엄 오슬러William Osler 경은 질병으로부터 회복하느냐 또는 질병에 굴복하느냐에 인간의 마음이 많은 영향을 미친다고 선언했다. '질병을 극복하는 데 긍정적이고 낙관적인 생각보다 더 좋은 의사는 없다.'라는 말에 직관적으로 공감하는 사람이 많을 것이다.

그러나 의학자들이 이 문제를 진지하게 재고하기 시작한 것은 불과 10년 내지 14년 전의 일이다. 일련의 의학적 발견들이 신체에 대한 다음의 세 가지 측면을 보여주었는데,

— 생각, 아이디어, 인지, 감정, 기억을 가능하게 하는 중추 신경계
— 감염으로부터 인체를 보호하는 면역 체계
— 강력한 호르몬을 분비하는 내분비 체계가, 지금까지 믿어왔던 것처럼 서로 분리된 것이 아니라 밀접하게 서로 연결되어 있다는 것이다.

리버사이드의 캘리포니아 대학의 하워드 프리드먼Howard Friedman 교수는 사람의 마음과 신체 건강의 관계를 연구한 과학 논문 1백 편을 분석했다. 그는 건강에 치명적인 몇 가지 마음의 상태를 규명했다. 어떤 사람이 우울하고 불안하며 만성적으로 비관적이고 분노하며 짜증을 내면, 그 사람이 질병에 걸릴 확률은 두 배로

증가한다는 것이다. 스트레스 호르몬과 부정적인 마음 상태로 인해 분비된 뇌의 화학 물질이 몸 전체로 퍼져서 질병과 싸우는 면역 체계를 약화시킨다.

이러한 발견들 때문에 미국립정신건강연구소US National Institute of Mental Health에서 일했던 칸데스 퍼트Candace Pert와 같은 저명한 과학자들은 물질 과학이 쌓은 인간의 마음과 몸 사이의 벽이 무너지고 있다고 믿는다. 퍼트는 마음(추상적인 사고의 중심)과 물질적인 신체의 일부로서의 뇌에 뚜렷한 차이가 없다고 주장한다. 오히려 신체의 모든 세포에 '마음' 즉, 지성이 있다는 것이다. 면역 세포조차도 '생각하는' 세포이다.

양자 물리 학자 데이비드 봄David Bohm은 '심신의psycho-somatic'이라는 말이 몸과 마음이 별개의 것이라는 개념을 굳히므로 더 이상 사용해서는 안 된다는 의견을 갖고 있다. 건강과 질병은 완전히 신체적인 것이나 또는 완전히 심리적인 것이 될 수 없다. 오늘날 많은 글에서 필자들은 이와 같은 새로운 개념을 나타내기 위해서 '바디마인드bodymind'라는 말을 사용하고 있다.

이러한 견해를 뒷받침해주는 증거들이 최근에 발달한 뇌 사진 기술로부터 발견되었다. 이 기술을 이용해서 과학자들은 뇌를 조사하고 사진 찍음으로써 인간의 마음, 생각, 느낌이 발생하는 것을 볼 수 있다.

뇌—스캔 장치는 뇌가 인간의 주관적인 사고와 의식의 세계를 만들 때 에너지를 소모한다는 사실을 이용한다. 인간이 생각할 때 뇌 속에 있는 약 5백억 개의 뉴런의 신진 대사가 몹시 활발해져서 체중의 2퍼센트를 차지하는 뇌가 전체 혈액 공급량의 15퍼센트와 들이쉬는 전체 산소 25퍼센트를 필요로 한다. 의식하고 있다는 것이 노력 없이 진행되는 것처럼 느끼지만, 사실은 우리가 하는 일 중 가장 많은 에너지를 소비한다.

신경 세포의 자극 때문에 인간의 모든 생각에는 전기장과 자기장의 발생이 수반된다. 생각을 할 때마다 포도당 소비와 국부적인 혈액 공급이 증가하고, 신경 전달 물질의 활동도 증가한다. 뇌─스캔 이미지 장치는 뇌 속에서 발생하는 이러한 미세한 동요를 '보고', 사진 찍고 그려낼 수 있다. 이 장치를 통해서 알 수 있는 것은 우리의 생각 패턴이 바뀌면 뇌 활동의 패턴도 바뀐다는 것이다.

활동으로서의 생각들

생각한다는 것이 단순히 일시적이고 추상적인 정신 활동이 아니라, 구체적이고 물리적이며 전기 자기적인 활동이라는 사실은 간단하지만 매우 심오한 중요성을 띤다.

1980년대에 PET(양전자 단층 촬영─옮긴이) 기술을 사용해 처음으로 사고 과정 중의 뇌의 활동을 기록했다. 자원한 실험 대상자들이 스캐너 속에 누워 문제를 풀거나 행복한 추억이나 화가 났던 때를 생각하는 등의 정신 활동을 하고 있을 때, 방사능 동위 원소가 붙여진 포도당을 정맥에 주사했다. 그리고 감지기 크리스털 고리가 방출된 감마선을 포착해서 사진을 만들었다. 이 사진은 뇌의 어느 부분이 더 많은 활동을 하고 있으며, 어느 부분이 활동이 적은가를 보여주었다.

연구가 계속되면서 정신적 활동이 달라지면 활동하는 뇌의 부분도 달라진다는 점이 더욱 분명해졌다. 그 예로, 세심한 주의를 기울이는 데 마음을 집중하고 있을 때 전두前頭의 일부가 바쁘게 활동한다. 여기에서 가장 중요한 것은 화가 났던 상황을 생각할 때 나타나는 패턴이, 자비와 사랑에 대해 생각할 때 나타나는 패턴과 완전히 다르다는 사실이다.

이것은 신경 전달 물질(뉴로펩티드라고도 불림)에 대한 연구에 의해서 입증되었다. 지금까지 이같은 강력한 생화학물질이 1백 가지 이상 발견되었다. 이 분자들은 메신저 분자 혹은 '생화학적 언어'라고도 불리는데, 이것들이 신체 전체와 메시지를 주고받는다. 한때 이 분자들이 뇌와 신경계에 단순히 '메시지를 전달만 하는' 것으로 생각되기도 했다. 이제 이 분자가 면역 체계와 내분비 체계에도 메시지를 전달할 뿐만 아니라, 이 체계들이 메신저 분자를 생산해 서로 메시지를 전달하고, 신경계에도 메시지를 전달한다는 것이 밝혀졌다.

이 3개의 체계는 상호 연결되어 있고, 그 때문에 위의 발견들과 관련되어 발달한 과학이 '정신신경면역학psychoneuroimmunology' 이라고 불리고 있다. 뇌, 위, 장, 신장, 심장, 그리고 몸 전체에 있는 수용체 세포 덩어리가 메시지를 보내고 받으며 서로 메시지를 전달한다.

이 메신저 분자는 뉴런 트렁크를 따라서 직선으로 움직이지 않고 신체 내부 공간에서 자유롭게 순환한다. 디팩 초프라가 지적했듯이 뇌를 연구하는 사람들은 이러한 생화학 물질이 폭포처럼 흐르는 것을 발견했다. 그러나 시냇물과는 달리 이 폭포에는 둑이 없어서 모든 곳을 자유롭게 넘나든다. 두려운 생각은 두려운 화학 물질의 폭포를 만들고 화를 돋우는 생각은 화가 난 화학 물질을 만들며, 기쁜 생각과 사랑의 감정은 기뻐하고 사랑하는 화학 물질을 만든다.

이것은 우리가 누군가를 미워하거나, 시기하거나, 부정적인 감정 또는 생각을 품고 있으면 건강에 해가 된다는 것을 의미한다. 우리가 미워하는 사람은 어떤 해도 입지 않는다. 그 사람은 누군가 자신을 미워한다는 사실조차 모를 것이다. 그러나 우리가 품고 있는 증오와 시기는 암과 마찬가지로 우리를 소모시킨다. 동시에, 이 부정적이고 불행한 생각은 '불행한' 신경 전달 물질을 만들어 이 분자들이 즉시 몸에 신호를 보냄으로써, 아드레날린과 노르아드레날린 등 화학 물질을 만들도록 한다. 생성된 화학 물질은 심장 박동과 혈압, 콜레스테롤을 증가시키고, 면역성을 떨어뜨린다. 또한 신체에 스트레스를 주고, 불안감을 증가시켜 질병에 이르게 한다.

긍정적이고 행복한 생각은 엔돌핀과 같은 화학물질을 발생시키는 뉴로펩티드를 만들고, 엔돌핀은 우리에게 만족감과 행복감을 가져다준다. 이와 같이 '행복한' 분자가 우리 몸에 흐르면서 수조 개의 세포에 행복한 '메시지'를 전달할 때, 우리는 스트레스를 효과적으로 관리하고 면역성을 높임으로써 질병을 예방, 저지하고 극복할 수 있다.

강한 삶의 의지가 암을 정복한다

우리의 생각이 우리의 건강 상태와 행복에 얼마나 깊은 영향을 미치는가를 보여주는 많은 증거들이 연구에 의해 밝혀졌다. 저명한 뉴잉글랜드 의학지New England Journal of Medicine에 10년 넘게 생존한 유방암 환자들에 대한 최근의 연구 결과가 수록되었다. 이 연구 결과에서 '투지'를 갖고 있는 환자들이 훨씬 더 오래 살았다는 것을 보여주었다.

쉽게 포기하고 자존심이 약한 환자들은 낙관적인 환자들보다 언제나 쉽게 암에 굴복하는 경향이 있다. 한 개인의 자긍심과 '희망 지수'는 그 사람의 인생에서 매우 중요한 역할을 한다. 내가 치료했던 한 암 환자는 나에게 이렇게 말했다. '내가 암을 가진 것이지 암이 나를 가진 게 아닙니다. 나는 이 암을 쫓아버릴 자신이 있습니다.' 이 환자는 지금까지 수년간 잘 버티고 있다.

우리의 생각과 무의식적인 태도가 우리 생활에 미치는 영향은 정말 놀라울 정도이다. 더욱 놀라운 한 통계에 따르면 월요일 아침에 심장 마비가 가장 많이 발생한다고 한다. 출근하기보다 차라리 죽거나 병원에 가고 싶은 사람이 많은 것이 분명하다. 주말을 즐겁게 보내고 다시 직장으로 돌아가고 싶지 않기 때문에, 차라리 심장 마비를 일으키기로 '결심' 한다. 물론 자신의 직업을 좋아하고 일을 즐기는 사람들도 있다. 이들 중에는 심장 질환이나 기타 질병이 잠복해 있는 경우도 있을 것이다. 그런데 자신의 일을 좋아하고 즐기는 태도는 신체의 면역성을 높이고 잠재된 질병의 발병을 막아주는 신경 전달 물질을 생성한다.

삶의 태도는 생명을 연장시킨다

디팩 초프라는 가끔 그가 의과 대학생일 때 경험한 감동적인 이야기를 말한다. 디팩은 간 질환으로 죽어가고 있던 농부인 나이 많은 환자와 친구처럼 지내고 있었다. 디팩이 다음 공부를 위해서 그 병원을 떠나야 했을 때 디팩은 작별 인사를 하기 위해 그 환자의 방을 찾았다. 환자는 '이제 당신이 떠날 테니 더 이상 살 이유가 없습니다. 나는 곧 죽을 거예요.' 라고 말했다. 환자의 몸무게가 80파운드로 줄었으니 어쩌면 그의 말이 사실이 될 수도 있었다. 그러나 디팩은 일부러 '바보 같은 소리하지 말아요. 내가 돌아와서 당신을 다시 만날 때까지 죽어서는 안 돼요.' 라고 대꾸했다.

한 달 후 디팩이 그 병원으로 돌아왔을 때, 병실 문에 아직 그 환자의 이름이 있는 것을 보고 반가워서 병실 문을 급히 열고 들어갔다. 침대에는 여윈 그 환자가 곧 숨을 거둘 것 같은 자세로 구부리고 있었다. 디팩이 노인을 가볍게 치자 노인이 퀭한 눈을 뜨더니 '돌아왔군요.' 라고 중얼거렸다. '당신을 다시 보지 않고 죽어서는 안 된다고 그랬죠. 이제 당신을 보았군요.' 이렇게 말한 뒤, 노인은 눈을 감았다.

이 놀라운 이야기는 질병과 건강뿐만 아니라 생과 사까지 지배하는 정신의 힘을 보여준다. 나 자신도 지난 수십 년간 환자를 치료하는 과정에서 이같은 예를 많이 보았다. 그 중 한 가지 사례는 내 친구에 관한 것이다.

하리 나스는 우리 병원의 주임 병리 학자였다. 우리는 푼에 있는 의과 대학에서 함께 일했으며, 나는 그를 우수한 병리 학자이며 양심적으로 일하는 신사로 알고 있었다. 그는 여러 가지 학문 활동에도 참여했고 모든 동료들과도 잘 지냈다. 그는 매우 가정적인 사람으로 언제나 아내와 딸, 아들과 함께 여가를 보냈다.

어느 날 저녁, 대기실에서 응급 환자가 발생했다는 말을 들었다. 문을 열어보니 놀랍게도 하리 나스가 의식을 잃고 바닥에 쓰러져 있었다. 하리는 나를 만나기 위해서 의자에 앉아서 기다리고 있다가 갑자기 기절했다는 것이다.

잠시 후 그는 의식을 찾았다. 대체로 통풍이 안 되는 방에서 오랫동안 있거나 나쁜 소식을 들었을 때 발생하는 '혈관 미주 신경성 기절' 임이 분명했다.

내 진료실로 들어오자마자 하리는 흐느껴 울기 시작했다. 그는 아내 수라야가 지난 며칠간 열이 높고 목에 통증을 호소해서 박테리아에 감염이 됐는지 알아보기 위해 아내의 혈액 검사를 했다고 말했다. 검사 결과 아내는 급성 골수성 백혈병에 걸린 것으로 나왔고 하리는 충격을 받았던 것이다. 그 병은 혈액암 중 최악의 질병으로 갑자기 발병하는 치명적인 질환이다.

'인도의학연구소All-India Institute of Medical Sciences에서 방금 돌아오는 길이라네. 혈액암 전문가인 라만 교수에게 슬라이드를 보여주었는데, 그가 골수성 백혈병임을 확인해주었어. 자네가 아내의 치료를 맡아주었으면 고맙겠네.' 라고 하리가 내게 말했다.

그가 나를 신뢰해준 것은 고맙지만 나는 종양 전문의가 아니다. 나는 '안 되네. 가장 좋은 방법은 수라야를 봄베이에 있는 타타 암병원Tata Memorial Cancer Hospital에 보내는 것이라고 생각하네.' 라고 대답했다.

그는 나와 생각이 달랐다. 그는 두 아이들을 델리에 떼어놓고 몇 주일씩 봄베이에 머물 수 없다고 생각했다. 해결책으로 하리는 저녁 비행기를 타고 봄베이로 가서 다음날 타타 암 병원의 혈액암 전문의가 처방해준 화학 요법 치료 처방을 가지고 돌아왔다.

정상 상태에서 혈액 세포는 골수에서 만들어진다. 혈액암에 걸리면 정상 세포 대신 암세포가 빠른 속도로 만들어진다. 치료 방법은 매우 강력한 화학 치료제로 모든 비정상 세포를 죽이는 것이다. 이 과정에서 물론 정상 세포도 파괴되지만, 골수가 암세포 대신에 건강한 정상 세포를 만들어줄 것을 바라는 치료법이다. 어떤 경우 이 강력한 치료법이 성공을 거두기도 하는데, 통증이 장기간 진정되기도 하며 기간은 일정하지 않지만 한동안 정상으로 돌아올 수도 있다.

이 과정에서 신체를 보호하는 얼마 안 되는 백혈구도 파괴되기 때문에, 감염의 가능성을 차단하기 위해 환자는 격리되어 무균실로 옮겨진다. 우리는 수라야를 위해서 무균실을 만들고 치료를 시작했다. 첫 화학 치료가 끝난 후 약간 호전을 보였지만 두 번째 치료 후에는 골수가 백혈구를 전혀 만들지 못했고, 며칠 후 수라야는 돌발성 폐혈증으로 사망했다.

하리 나스는 거의 제정신이 아니었다. 모든 일이 몹시 빨리 진행된 탓에 하리는 아내의 죽음을 믿기가 어려웠다. 시간이 지나면서 하리는 용기를 냈고, 가능한 한 많은 용기를 보여주었다. 하리의 용기는 아이들에게도 힘이 되어 계속 공부에 정진할 수 있었다. 하리의 아들은 엔지니어가 되어 미국으로 갔으며, 5년 후 딸은 의사가 되어 영국에 살고 있는 젊은이와 결혼했다.

이제 하리는 외로운 독신이 되었다. 체중이 줄기 시작했고, 어느 날 손으로 자신의 배를 쓸어보고 간장과 비장이 확대되었음을 발견했다. 그는 자신의 혈액을 검사했고, 자신에게 만성 골수성 백혈병이 있다는 것을 알게 되었다. 사랑하는 아내의 생명을 빼앗아간 같은 유형의 혈액암이지만, 아내의 경우처럼 급성은 아니었다.

그는 영국으로 가서 며칠을 딸과 함께 지냈다. 영국에서 하리는 전문의 할리 스트리트Harley Street와 상담했고, 그는 하리에게 혈구 수 측정을 자주 하면서 혈구 수를 주시하라고 지시했다. 그 시점에서 강력한 치료는 필요없는 듯이 보였다. 하리는 다시 미국으로 가서 아들을 만난 뒤 델리로 돌아왔다. 건강에 대해서는 자녀들에게 아무 말도 하지 않았다.

며칠 후 하리의 증세는 갑자기 악화되어 급성 골수성 백혈병으로 사망했다. 하리는 이 병을 오랫 동안 마음속에 품고 있었을 뿐만 아니라 이 병에 걸렸다는 것을 상당 기간 알고 있었던 듯했다. 하리는 순수한 의지로 자신의 죽음을 연기하고 이 무서운 암을 보다 온순한 만성 형태로 오랫동안 품은 채, 자녀들이 정착하자 마지막으로 자녀들을 만나본 다음 죽음을 받아들인 것이다.

이러한 현상은 위에서 보듯 그렇게 비현실적인 것이 아니다. 샌디애고에 있는 캘리포니아 대학의 한 연구에 따르면, 중국인의 사망률은 중국에서 가장 큰 명절 중의 하나인 달 축제 바로 전 주에 35퍼센트나 감소한다고 한다. 축제가 끝나면 사망률은 다시 높아져 일주일 후에는 축제 전날의 사망률 보다 34퍼센트가 더 높아진다고 한다.

이것은 필연적인 이유가 있을 때, 사람들은 자신의 죽음을 연기할 수 있다(최소한 어느 정도)는 것을 시사한다고 볼 수 있지 않을까? 그런 것 같다. 그리고 중요한 상황이 지나갔거나, 하리 나스의 경우처럼 이 생에서의 임무를 다했다고 생각하면 스스로 죽음을 받아들인다.

믿음과 치료

고대의 의사인 히포크라테스는 '환자가 자신의 상태가 심각함을 알고 있어도, 치료를 담당한 의사를 신뢰한다면 회복할 가능성이 있다.'라고 말했다. 의사에 대한 믿음이나 치료에 대한 신뢰는 매우 다른 결과를 가져다 줄 수 있다. 이것은 위약僞藥(플러시보와 노스보) 처방으로 입증되었다.

플러시보는 설탕 약과 같은 가짜 약으로, 약을 환자에게 주면서 약효가 좋은 새로운 약으로서 병을 고쳐줄 것이라고 설명한다. 연구에 따르면 상당히 많은 환자들이 이 '약'에 반응을 보였다고 한다. 그 이유는 의사가 그 약이 효과가 있을 것이라고 말했기 때문일 것이다. 노스보는 완전히 그 반대이다. 효과가 입증된 약을 환자에게 투약해도 의사가 그 약이 도움이 되지 않을 것이라는 암시를 했을 때, 그 약의 효과가 나타나지 않는 경우이다.

이러한 연구는 이미 많은 사람들이 깨달은 사실, 즉 의사들이 환자를 다룰 때 매우 신중해야 한다는 것을 보여준다. 디팩 초프라는 그의 저서에서 의사의 눈에 비친 염려는 무서운 선고가 될 수 있다고 말한다. 이때 '틀림없이 회복할거야.'라는 메시지 대신에 환자의 뇌파는 '어쩌면 회복될 수도 있겠지.'라는 메시지를 전달하게 된다. 반면에 환자를 안심시키는 의사의 몇 마디 말은 회복에 큰 도움을 준다.

의료 통계는 이성에 호소하는 자료이지만 환자에게 역효과를 내는 경우도 있다. 내가 아는 한 암 환자는 수술과 화학 요법 후에 오랫동안 통증 없이 잘 견디고 있었다. 그런데 어느 날 그의 가족 전담의가 이에 놀라움을 표시했다. 그 의사는 통계로 보면 그 환자 같은 경우 2년 내지 3년밖에 살지 못하는데, 6년이나 견디다니 참으로 놀랍다고 말했다. 그 후 2주 후에 그 환자는 상태가 나빠지기 시작했고 환부가 넓게 퍼지면서 암이 재발했다.

겉보기에 건강하고 정상이며 아무 증상이 없던 남자가 정기 검사를 하기 위해 병원에 갔다. 스트레스 테스트에서 약간의 변화가 나타났고, 의사는 관상 동맥 촬영을 제안했다. 촬영 결과 2개의 관상 동맥이 그다지 심하게 협착되지 않았지만 언제 심장 발작이 올지 모르니, 의사는 투약 치료보다는 바이패스 수술이 더 안전하겠다고 말했다.

그날 밤 환자는 불안해서 잠을 이룰 수가 없었고, 다음날부터 협심증 증세를 보이기 시작했다. 정말 협심증이었다. 감정적 긴장은 미미한 협착에서도 심각한 관상 동맥 경련을 유발할 수 있기 때문이다.

아디 샨카라Adi Shankara는 '사람은 다른 사람이 늙고 죽는 것을 보기 때문에 늙고 죽는다.'라고 말했다. 일단 환자가 자신이 심장 질환이나 암에 걸렸음을 알게 되면, 다른 사람들이 그러한 질병으로 사망하는 것을 듣거나 보았기 때문에 걱정과 불안에 휩싸이게 된다. 설상가상으로 의사가 통계를 말하기 시작하면 무슨 일이 일어날지 아무도 장담할 수 없게 된다. 그러므로 의사는 환자를 안심시키고 용기를 주고 사랑으로 돌봐야 한다.

긍정적인 사고가 병을 이긴다

의사와 치료에 대한 신뢰 이외에도 자기 치료 능력에 대한 믿음이나 자녀들을 돌보기 위한 삶에 대한 의지 등의 정신적 요소가 환자의 회복 능력을 활성화시킬 수 있다. 정신적, 감정적인 기반이 환자의 회복에 중요하다.

디팩 초프라의 가르침과 연구의 중심 주제의 하나는 감정이란 단지 정신적 공간에 떠다니는 부유물이 아니라, 삶의 근본적인 부분의 표현이라는 것이다. 모든 옛 전통에서는 생명의 숨결이 정신과 동일시 되고, 따라서 누군가의 정신을 고양시키거나 또는 그 반대의 경우도 그 결과가 신체에 반영된다고 본다. 일단 마음이 알맞는 제안을 하면 신체는 그에 따른 생화학적 반응을 할 준비가 되어 있게 된다. 생각이 가는 곳에 화학 물질도 따라간다.

그렇다면 정신과 신체의 관계란 어떤 것일까? 우리는 이제 향후 10년간 가장 중요한 의학 연구 주제가 될 이 분야에 대한 탐구를 시작한 것이다. 이 보다 더 중요한 것이 무엇이겠는가? 모든 사람은 자신의 건강과 노화와 관련해 무한한 가능성을 자신의 손에 쥐고 있다. 사람들은 질병과 신체의 노화에 대한 기존 개념으로부터 자신을 해방시키고, 편향된 개념으로부터 정신을 자유롭게 하기만 하면 된다. 그러면 『리그 베다Rig Veda』가 말하듯이 자연의 힘에 내재해 있는 무한과 함께 움직이며, 영혼과 생명 그리고 치료의 불꽃을 유지할 수 있다.

효과적인 치료

내가 의료계에 종사한 반세기 동안 나는 정신력이 치료와 회복에 도움을 주는 경우를 종종 보아왔다. 정신력과 삶에 대한 의지를 파괴할 수 있는 급성 심장 마비를 겪은 후에도 적지 않은 환자들이 열렬한 삶에의 의지를 보였고, 오랫동안 건강하게 살았다.

37세의 아룬 굽타는 심한 심장 발작으로 우리 병원으로 실려왔다. 그의 맥박은 가늘고 불규칙했으며 혈압은 너무 낮아서 기록조차 되지 않았다. 그는 심장 쇼크 상태였는데, 매우 위험한 상태로서 사망에 이르는 경우가 많다.

심장 쇼크는 응혈이 주요 관상 동맥을 막았을 때 발생한다. 심장 근육의 많은 부분에 혈액과 산소가 공급되지 않아 심장 기능이 크게 손상된다. 응혈 때문에 심장 수축시 충분한 혈액이 순환되지 않는다. 뇌로의 혈액 공급이 부족해서 사고 능력이 손상된다. 신장도 충분한 혈액을 공급받지 못해서 소변 배출량이 줄어들고, 결국 심장이 완전히 멈출 수 있다. 혈액 공급을 다시 원활하게 해주어 위험 부위를 고치지 않으면, 심장이 충분한 영양과 산소를 공급받지 못해 환자가 사망하게 된다.

굽타의 통증을 완화시키고 혈압을 높이기 위한 약이 투약되었다. 그리고 막힌 동맥 부분의 응혈을 녹이기 위해 스트렙토키나제를 투여했다. 그러나 전혀 반응이 없었다.

3시간 후 중환자실에서 나오자 환자의 아내와 친척들이 기다리고 있었다. 그중 한 사람은 의사였다. 굽타 씨의 상태에 대해 나의 의견을 들은 후, 그 의사는 '일단 심장 발작 환자가 심장 쇼크 상태로 들어가면 회복률이 아주 낮은 것으로 아는데, 회복률이 정확히 어느 정도나 됩니까?' 라고 물었다.

여러 연구 결과의 통계 수치를 보면 이러한 환자의 경우 90퍼센트는 회복하지 못한다고 말했다.

'그렇다면 회복 가능성은 거의 없는 것이군요.' 라고 그가 말했다. 그 의사의 선고를 들은 굽타의 아내는 울기 시작했다.

나는 중환자를 치료할 때 통계에 의해 좌우된 적이 없는 사람이다. 이 환자는 심장 쇼크에서 살아 남은 1백 명 중 10명에 들어갈 수도 있고, 만약 그렇게 된다면 환자 자신에게 회복률은 1백 퍼센트인 것이다. 나는 우리를 대신해서 예상되는 상태를 공개한 그 의사를 넌지시 나무라는 동시에 우리는 결코 환자를 포기하지 않을 것이며, 가능한 한 최선의 치료를 제공할 것이라고 말하면서 굽타 부인을 안심시켰다. 나는 부인에게 남편의 회복을 위해서 신의 은총을 기원할 것을 당부했다.

몇 시간이 지난 후 굽타 씨는 차도를 보이기 시작했다. 그 후 이틀째 되던 날, 통증과 무호흡의 어려운 상황이 있었지만 굽타 씨는 확실히 회복되기 시작했다.

나는 굽타 씨의 건강 상태는 대체로 좋았지만 몇 가지 좋지 못한 습관이 있다는 것을 알았다. 지난 2년 동안 담배를 피웠고, 채식 주의자이긴 하지만 사모사스와 파코라스 등 튀긴 '정크 푸드'를 많이 먹고, 사탕도 많이 먹고 있었다. 그는 운동은 전혀 하지 않았고, 최근에 동업자가 사기를 치자 많은 정신적 스트레스를 받고 있었다.

굽타 씨가 퇴원하기 전에 나는 그와 긴 시간 이야기를 나누었으며, 새로운 생활 습관을 제안하면 쉽게 받아들일 사람이라는 것을 알았다. 자신의 건강을 위해 습관을 바꾸고자 하는 본인의 의지 외에도 굽타 씨의 아내, 형제들 그리고 친구들이 큰 도움이 되었다.

나와 한 이야기를 토대로 굽타 씨는 매일 아침 규칙적인 산책을 시작했고, 지방과 설탕이 없고 과일과 푸른 야채가 많은 사트빅(순수한, sattvic) 식사를 시작했다. 그는 매일 규칙적인 요가 아사나스, 프라나야마(호흡 운동), 그리고 명상을 시작했다.

그의 형제들이 동업자와의 문제 해결을 도와주자 스트레스 요인도 줄어들었다. 이제 그는 순탄한 생활을 하고 있다.

'병원에 있을 때 빛이 없는 어두운 터널을 지나고 있는 것 같았어요. 지금은 사방에서 빛이 보입니다.' 라고, 심장 발작이 있은 지 몇 주일 지난 후 굽타 씨는 말했다. 나는 트레드밀treadmill 검사를 해서 앞으로의 치료 계획을 세우고자 했다. 관상 혈관 촬영을 하고 벌룬 혈관 성형술이나 바이패스 수술을 해야 할 것으로 생각했다.

'제게 최소한 3개월의 시간을 주시고, 그러고 나서는 어떤 검사를 해도 좋습니다.' 라고 굽타씨는 말했다. '분명히 3개월 후면 수술이 필요치 않다는 것을 알게 되실 겁니다.' 라고 그는 말했다.

우리는 3개월 후에 그를 검사했다. 퇴원하기 바로 전에 한 컬러 도플러 에코color Doppler echo 검사 결과 심장내에 응혈이 있었다. 3개월 후 같은 검사를 했는데 응혈이 사라지고 없었다. 그리고 트레드밀 검사에서는 약간의 증세만이 나타났다. 굽타 씨가 옳았다.

수술은 전혀 필요 없었다. 나는 그를 축하해주었다.

굽타 씨는 계속 그의 생활 습관을 지켜나갔고, 1년 후 실시된 트레드밀 검사에서는 완전히 음성 반응이 나왔다. 9년이 지난 지금도 그는 규칙적으로 운동과 명상을 하고 소박한 사트빅 식사를 하고 있다. 지난 6년간 굽타 씨는 어떤 종류의 약도 먹지 않았다.

의료계의 공식적인 의견은 병이 든 동맥은 계속해서 악화된다는 것이다. 환자의 신념이나 사고 또는 행동과 관계 없이 한 번 병이 난 동맥은 계속 병이 진행되어 매일 조금씩 악화되고, 마침내 완전히 막혀서 심장 근육을 압박한다는 의견이다.

그러나 Dr. 딘 오니쉬Dean Ornish는 환자들에게 매일 간단한 요가와 운동, 산책, 명상을 시키고, 저지방 식사를 하게 했으며, 그 결과 심장 질환이 치료될 수 있다는 것을 과학적으로 입증했다. 축적된 콜레스테롤 플라크는 단단한 것처럼 보이지만, 신체내의 모든 기관과 마찬가지로 살아 있고 변화한다. 새로운 분자들이 들어오고 노쇠한 분자들은 배출된다. 그리고 새로운 모세 혈관이 생겨서 심장 근육에 산소와 영양을 전달한다. 이와 같은 과정이 거듭되는 동안 정화되고 치료가 되는 것이다.

우리 삶은 우리 손에 달려 있다

매년 약 50만 명의 미국인과 3백만 명의 인도인들이 동맥 경화증으로 사망한다. 동맥 경화증에서는 심장에 혈액을 공급하는 동맥이 축적된 지방으로 점차 막혀서, 결국 심장으로의 혈액 공급이 부족하게 되어 심장 발작이 나타난다. 현재 이 위험한 질병에 가장 많이 사용하는 유일한 '치료법'은 벌룬혈관성형술과 바이패스 수술이 있다.

현재까지 수년간 나는 환자들에게 생활 습관을 바꿀 것을 권장해 왔으며, 만약 환자가 딘 오니쉬의 책에 나온 방법을 채택한다면, 바이패스 수술을 하지 않을 확률이 커진다는 것을 설득하려고 애써왔다. 어떤 환자들은 이 방법을 시도한 뒤 끈기 있게 지속해 큰 효과를 본다. 세 가지 혈관 질환을 앓고 있으며 바이패스 수술을 받지 않으려는 65세의 노인은 이 방법을 잘 실천하고 있으며, 지난 2년간 꾸준한 증세 호전을 보였다. 이 노인과 일부 환자들은 생활 습관의 변화가 자신들의 심장과 전체 건강에 미치는 효과를 이해하고 이를 실천에 옮기는 사람들이다.

물론, 이러한 생활 습관의 변화는 이론적으로 모두 옳지만, 현실적으로는 그렇지 못하다고 주장하는 환자들도 있다. 어떤 환자들은 이 방법이 너무 급진적이라고 불평을 한다. 첨단 (그리고 수입이 높은) 수술을 고집하는 의료계 '주류' 의사들도 같은 불평을 한다. 한 인터뷰에서 딘 오니쉬는 이 문제에 대해 이렇게 대답했다. '나는 왜 사람들에게 균형 있는 채식을 하라고 권하는 것이 그렇게 급진적인 것으로 이해되고, 신체를 칼로 잘라 수술하는 것은 보수적인 것으로 생각되는지 이해할 수 없습니다.'

가볍고 순수한 식사, 명상, 규칙적인 운동, 간단한 요가 스트레치 등 자연 요법들은 과격하지 않고 비공격적이다. 수술이나 콜레스테롤을 감소시키는 약의 부작용과 비교할 때, 이 자연 요법은 안전하고, 자연적이며, 간단하다. 환자들은 약을 꺼내거나 수술대 위에 누워서 의사의 칼에 몸을 맡기는 것 이상의 어떤 것을 행동으로 옮겨야 한다.

약을 먹는 데 익숙한 많은 환자들은 언제나 신속한 회복을 원한다. 어떤 사람들은 좀체로 생활 습관을 바꾸지 않으려고 한다. 그들은 명상법을 배우려고 하지 않으며, 습관으로 굳어진 식사가 심장 질환을 유발해도 이를 바꾸려고 하지 않고, 매일 30분씩 걷는 수고를 하려고 하지 않는다. 그들은 '만병 통치 약'을 원한다.

보다 건강한 새로운 생활 습관을 받아들이려는 사람들은 새로운 생활 습관에서 오는 느낌뿐만 아니라, 프로그램 자체를 즐기며 곧 효과를 체험하기 시작한다. 이 프로그램이 특히, 명상이 심장 질환을 예방하고 억제하거나 치료할 수 있다는 것을 나는 의심하지 않는다.

앞에서도 말했듯이 관상 동맥에 축적된 콜레스테롤 플라크는 단단한 듯이 보이지만, 실제로는 살아 있으며 변화한다. 요가 아사나스와 명상을 통해서 '나쁜' 분자들이 '기쁜' 분자들로 교체될 때, 신체의 생화학적 반응이 변화하고 심장내 동맥에 쌓인 물질들을 제거할 수 있다.

딘 오니쉬의 프로그램에서 성공을 결정하는 중요한 요소는 저지방 채식일 것이다. 그러나 나는 식사도 중요하지만 신체를 지배하는 정신은 더 중요하다고 생각한다. 이러한 관점에서 볼 때, 심장 질환 치료에서 가장 중요한 역할을 하는 것은 규칙적인 명상에서 얻어지고 유지되는 평온한 마음이다. 평온한 마음은 환자로 하여금 보다 높은 단계의 의식과 만나게 해주고 치료의 채널을 열어준다.

인생의 다른 모든 것들과 마찬가지로 건강도 우리가 원하는 대로, 우리가 설정해놓은 대로 진행되게 마련이다. 선택은 당신에게 있다. 우리 인생은 우리 손에 달려 있다.

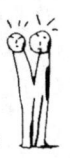

제2부 행복하고 건강한 삶의 기초

3 다르마 : 올바른 삶으로 이끄는 옛 지혜

> 우리 모두는 언젠가 생활의 질이 아니라 삶의 질을 기준으로, 우리의 부가 아니라 얼마나 베풀었는가를 기준으로, 겉으로 보이는 위대함이 아니라 소박한 선행을 기준으로 심판받을 것이다.
>
> -윌리엄 아서 워드 William Arthur Ward
>
> 올바른 사람은 희생의 유물을 먹음으로써 죄로부터 자유로워진다.
>
> -『바가바드 기타 Bhagavad Gita』, 3:13

다르마(Dharma, 정의롭고 영원한 보편적인 우주의 원리—옮긴이)란 무엇인가? 친마야회Chinmaya Mission의 나단R.S. Nathan은 다르마의 의미를 이렇게 조명한다. 그는 그의 저서에서 다르마라는 말은 너무나 광범위하고 복잡한 의미를 갖게 되어서 이제는 정확한 정의를 내리기가 거의 불가능하다고 말한다. 또한 다른 언어에서 다르마의 정확한 대응어를 찾기도 불가능하다고 말한다.

다르마라는 말은 산스크리트 어근인 dhri에서 나왔는데, 의미는

'지지하다to uphold' 또는 '유지하다to sustain'이다. 이것은 사물의 존재를 지지하는 것이라는 의미를 갖는다. 이것은 또 '존재의 법칙', 사물의 근본적인 특성이나 특질, 이것이 없이는 사물이 더 이상 그 사물이 될 수 없는 그 무엇을 의미할 수도 있다. 이것은 태양의 빛, 불의 열, 물의 축축함, 설탕의 달콤함, 우유의 흰색 같은 것이다. 이것은 인간 속에 있는 존재의 신성한 불꽃이다.

다르마에는 두 개의 차원이 있다. 하나는 개인적인 차원이고, 다른 하나는 우주적인 차원이다. 개인적 차원에서 사람은 예술가, 음악가, 의사, 농부가 될 수 있다. 이것은 사람의 스와다르마 swadharma, 즉 개인적인 성향이다. 동시에 스와다르마는 개인적 성향을 완전히 실현하는 데 필요한 방법과 의무를 보여준다.

우주적 차원의 다르마는 모든 시대의 모든 개인에게 공통으로 적용된다. 이것은 개인과 사회 구성원으로서 따라야 할 이상과 목적, 그리고 올바른 삶의 길이다. 이 올바른 삶의 법칙을 준수하면 행복한 삶과 모든 속박으로부터의 자유라는 두 개의 목표를 달성할 수 있다.

근본적인 인간의 본성은 신성을 깨닫는 힘, 바로 그것이다. 이 점이 인간이 다른 모든 존재와 구분되는 특성이다. 이 힘이 마나바 다르마manava dharma, 즉 인간의 다르마이다. 신성은 이미 우리 안에, 존재의 깊은 곳에 있다. '모든 피조물은 근본적으로 신성하다.'라고 우파니샤드는 여러 번 노래한다. 다르마는 우리 안에 있는 신성을 완전히 구현함으로써 신성하게 되라고 인간에게 주어진 것이다. 그렇게 하면 우리는 무한한 자유와 기쁨 그리고 지혜를 얻게 된다.

그을음이 낀 등피를 통해 빛을 볼 수 없는 것처럼, 불순하고 초조한 마음이 방해를 하고 있는 한 신성을 느낄 수 없다. 빛을 원한다면 등피를 깨끗이 닦아야 한다. 자신 안에 있는 신성을 꺼내고자 한다면 마음을 닦아야 한다. 욕망, 탐욕, 분노, 증오, 자만심 등 신성을 흐리게 만드는 모든 것을 단호하게 버려야 한다. '삶의 모범은 자신을 초월한 사람이며, 자신을 초월하는 것이 궁극적인 다르마이다.'라고 챠투르베디 배드리나스Chaturvedi Badrinath는 말한다.

『마하바라타Mahabharata』(대서사시)는 다르마의 원리를 어기는 사람은 반드시 재앙을 부르게 된다고 노래한다. 아다르마(다르마의 길을 따르지 않는 것)는 잠시 동안 사람을 권력과 부의 정점에 올려놓을 수 있지만 이것은 모두 일시적인 것이다. 높은 지위는 바르지 못한 행동, 아다르마를 통해서 얻어지지만 언젠가 분명히 이 지위에서 떨어지게 된다. 일정하게 유지되는 것은 다르마이다.

인내와 헌신으로 삶의 기본 가치와 사회에서 신성시 되는 행동 규범을 지킨다면, 모든 걸림돌이 현생과 내생에서의 평화와 행복을 위한 초석으로 바뀔 것이다.

다르마에 따라 사는 것은 얼마나 중요한가? 스와미 비베카난다Swami Vivekananda는 '사람들이 당신을 칭찬하거나 비난해도 내버려두라. 행운의 여신이 당신에게 미소를 짓든 당신을 시련에 빠지게 하든 내버려두라. 당신의 육체의 힘이 오늘 다하게 되든 유가(yuga, 신의 시간 단위—옮긴이) 후에 다하게 되든 내버려두라. 그러나 다르마의 길에서는 절대 벗어나는 일이 없도록 하라.'라고 말한다.

우주는 질서 정연하다. 별, 은하, 강, 식물, 숲, 동물, 모든 것은 자연의 법칙을 따른다. 이들은 자연의 법칙을 어기지 않고 조화를 이룬다. 오직 인간만이 행동을 선택할 수 있다. 마음이 평온할 때, 사람은 우주의 질서와 지혜, 창조의 조화를 볼 수 있고, 삶과 의무에 대한 바른 태도를 기른다.

다르마를 지키는 데 처음에는 엄격한 규율이 필요하지만 시간이 지나면서 다르마는 제2의 천성이 된다. 지혜가 있는 사람은 다르마의 길을 따르기 시작한 후, 다시 이전의 생활 습관으로 돌아가지 않는다.

인간은 행복을 가져다줄 선한 행동과 고통을 가져다줄 악한 행동, 두 가지 모두로부터 유혹받는다. 우리가 선한 삶을 선택하고 다르마의 길을 따를 때, 우리는 행복을 얻을 수 있다.

인간은 구현된 영혼, 순수 의식이며 모든 경험의 근본이 되는 경험자이다. 인간의 근본적인 본성은 순수 형태로 양자 차원에 내재되어 있는 행복과 환희, 순수한 기쁨이다. 이것은 정의로운 상태에서만 표면으로 떠오른다. 진정한 행복은 다르마의 길을 따를 때에 얻어지며, 이를 통해 궁극적으로 자기 완성을 달성하고 순수한 기쁨을 체험할 수 있다.

# 4 가족과 자녀 : 자녀는 우리를 통해서 태어난다

> 당신의 자녀는 당신이 낳는 것이 아니라 당신을 통해서 태어난다.
> 당신의 사랑을 자녀에게 주되 당신의 생각은 주지 말라.
> 당신은 자녀와 함께하려고 노력하되 자녀를 당신의 생각대로 만들려고 하지 말라.
> 왜냐하면 인생은 뒤로 가지 않으며, 과거에 있지 않기 때문이다.
> 당신은 활이고 당신의 자녀는 활을 떠난 화살과 같다.
>
> — 칼릴 지브란 Kahlil Gibran

나의 장남 디팩이 세 살밖에 되지 않았던 어느 날 오후, 푸쉬파와 나는 디팩을 데리고 집 밖에 세워둔 자동차를 향해 걷고 있었다. 나는 소형차인 오스틴 8을 샀는데, 정부에서 의사에게 주는 차가 한 대 더 있었다. 디팩은 '아빠, 어떤 차를 탈 거예요? 어떤 때는 하얀 차를 타고 어떤 때는 초록색 차를 타잖아요.' 하고 말했다.

나는 '얘야, 이 차는 모두 네 차니까 오늘 저녁에 타고 나갈 차는

네가 골라봐라.' 라고 말했다.

　세살바기 디팩은 걸음을 멈추고 내 눈을 똑바로 쳐다보면서 이렇게 말했다. '아빠, 이것은 내 차가 아니고 아빠 차예요. 아빠가 좋아하는 차를 타요. 내가 학교에 가서 공부하고 다 크면 돈 많이 벌어서 큰 차를 살거예요. 그러면 아빠를 옆에 태우고 운전할거예요. 그때는 그 차를 내 차라고 할거예요.'

　푸쉬파와 나는 얼떨떨해져 차를 타기 전에 한동안 서 있었다. 그리고 차에 타서도 아무 말도 하지 못했다. 우리는 디팩의 사고의 명료함에 놀랐고, '학교'라는 말을 우리가 가르치기도 전인 세 살짜리 디팩이 갖고 있는 미래의 계획에 놀랐다.

　고등 학교에 다닐 때 디팩은 작가가 되려고 했다. 디팩은 책을 많이 읽었고, 셰익스피어, 타고르, 칼리다사, 서머셋 몸, 토마스 하디, 버나드 쇼, 애거사 크리스티, 그리고 가장 좋아하는 작가 중의 한 사람인 유머 작가 워드 하우스에 빠져 있었다.

　내 마음속에는 디팩이 의사가 되었으면 좋겠다는 욕심이 있었다. 시간이 지나면서 나는 내 직업을 좋아하게 되었고 많은 아버지들처럼 나도 내 아들이 나의 뒤를 따라주기를 바랐다. 그러나 오래 전에 나는 아이들의 장래 결정에 개입하지 않는 것이 최선이라는 마음을 먹고 있었다.

　부모들은 자녀가 자신의 소유물이라는 생각을 가지고 있다. 아버지는 아들에게, '내가 네 나이였을 때는 이런저런 일을 했다. 너한테 뭐가 잘못 됐는지 모르겠다.' 라고 말한다. 그 결과 대부분의 아이들은 모방자가 된다. 아이들은 아버지 어머니와 비슷하게 행동하고 외모도 비슷하게 보이려고 한다. 부모로서 자녀가 자신을 닮으면 기쁘고 자랑스러울지 모르지만, 자녀에게 자유롭게 자신의 개성을 표현하고 자신의 인격을 개발하고 발전시킴으로써, 부모보다 더 잘될 수 있는 기회를 주지 않았다는 것은 깨닫지 못한다.

꽃눈에서 꽃이 피는 시간을 단축할 수는 없다. 강제로 꽃을 피우게 하려고 하면 꽃의 아름다움과 향기를 영원히 망치게 될 것이다. 한 아이의 내적 인격과 잠재력은 꽃봉오리보다 백만 배나 더 섬세한 것이다.

우리 아버지는 자녀들을 모두 사랑하고 자녀들에게 관심을 기울였지만, 여러 면에서 매우 엄격한 분이고 어떻게 보면 인정 없는 분이었다. 아버지는 모두가 아버지처럼 먹고, 걷고, 말하고, 생각할 것을 강요했다. 이러한 아버지의 태도는 성장기의 나를 겁 많고 양보 잘하는 아이로 만들었다. 어머니의 무한한 사랑이 나를 구해준 은총이었다. 어머니의 사랑은 나를 변화시켰고 나의 인격에 긍정적인 영향을 주었지만, 나에게는 나만의 독창성이 거의 없었다. 나에게는 금기 사항이 너무 많았고, 나 자신을 표현하거나 내가 진정으로 원하는 대로 생각하는 데도 용기를 끌어모아야 했다. 나는 의사로서는 괜찮았지만, 교사나 연설가로서는 교육은 받았어도 전혀 뛰어나지 못했다.

나의 성장 배경 때문에 푸쉬파와 나는 두 아이를 키우는 방식을 다음과 같이 정했다. 아이들의 내적 성장과 장래에 대해서 간섭하지 않는다는 것이 그것이었다. 나는 아이들에게 어떤 식으로든 나의 주장을 강요하지 않았다. 부모로서 우리가 줄 수 있는 것은 사랑뿐이었다.

디팩, 산지브, 푸쉬파, 나, 그리고 나의 어머니는 모두 가까운 친구였다. 가족끼리는 비밀이 없었고 각자의 생각과 더불어 모든 것을 함께 이야기했다. 그러므로 디팩이 공부의 방향을 결정할 때 우리는 모두 함께 상의하기로 했다.

나는 디팩이 의사가 되기를 원했지만 디팩은 의사고 되고 싶지 않다고 주장했다. 디팩은 사람들이 행복하게 웃는 것을 보기를 원하며, 아버지처럼 비참하고 불쌍한 환자의 얼굴은 보기 싫다고 말했다. 디팩은 대학에서 영문학을 전공해서 언론인이나 작가가 되어 사람들을 행복하게 만드는 좋은 책을 쓰겠다고 했다.

디팩은 뛰어난 이야기꾼이었다(지금도 그렇지만). 디팩은 이미 단편 소설을 쓰기 시작했다. 문학에 대한 그의 천부적 재능과 장래에 대한 디팩의 의견을 존중해서 우리는 이 문제를 더 이상 거론하지 않기로 했다. 그러나 나는 완전히 포기할 수가 없었고, 학교의 교장 선생님과 선생님들을 끌어들이기로 했다.

선생님들은 디팩이 학교 신문에 글을 냈는데, 그의 글이 좋은 평가를 받았으며, 학교 토론에서는 돋보이는 달변가라고 말했다. 디팩은 학교 연극에도 참여했으며, 최근에는 뛰어난 마임 연기를 보여주었다고 했다. 선생님들은 과학이나 의학보다 언론인이나 작가가 되기 위한 공부를 하겠다는 디팩의 결정은 옳은 결정이라고 했다. 그러한 말을 들었으니 나의 욕심을 포기하는 수밖에 다른 길이 있었겠는가?

고등 학교를 졸업한 직후 디팩은 내게 와서 무슨 일이 있어도 의사가 되겠다고 말했다. 그의 결심이 너무나 굳어서 더 이상 논의할 여지가 없었다.

디팩은 모든 힘과 지혜를 모아 노력해서 대학 예비 의과 시험에서 1등을 했고, 전국 시험에서 인도의과대학All-India Institute of Medical Sciences에 들어갔다.

의과 대학에 다닐 때 디팩은 수많은 상을 탔으며, 전 인도 학생 토론 대회에서는 4년 연속 수상을 하기도 했다. 디팩은 인도 라디오All India Radio에서 파트 타임 뉴스 캐스터와 해설자로 일했다. 의과 대학을 졸업한 후 대학원 입학을 위해 미국으로 갔으며, 전통 의학 분야에서 성공하기 위한 첫발을 디뎠다. 몇 년 후 디팩은 상당한 위치에 올랐다.

디팩은 개혁가였다. 디팩은 주류 의학계의 단점을 발견했고 이와 타협하기를 거부했다. 대신에, 디팩은 정신─신체 의학mind-body medicine, 인간의 가능력human potentiality, 그리고 정신spirituality을 결합하는 새로운 길을 개척하기 시작했다. 디팩은 자신의 의술을 현대 의학의 전통 틀로 제한하기를 거부하고 과감한 개혁을 택했다.

현재 디팩은 활발한 저술가로, 영감을 주는 연설가로 활동하고 있으며 12권이 넘는 베스트 셀러를 저술했다. 이 책들은 옛 지혜와 현대 과학을 연결하는 혁명적인 아이디어를 담고 있다. 디팩의 강연과 세미나는 그의 책과 테이프와 함께 전세계에서 인기가 높다. 그의 책은 의학(현대와 아유르베다ayurvedic)에 대한 깊은 지식과 이해, 베단타Vedanta와 베다Vedas 철학, 그리고 진정한 의미의 정신을 결합해서 담고 있다. 디팩의 독창적인 아이디어와 함께 옛 현자들, 현대 과학자들, 전 세계와 전 시대에 걸친 시인과 작가들의 글에 대한 이해도 디팩의 책에 반영되었다.

내 눈을 똑바로 쳐다보면서 학교에서 공부를 마치고 큰돈을 벌어서 커다란 자신의 차를 사겠다고 말하던 세 살 때의 디팩은 이러한 자신의 미래에 대해서 얼마나 알고 있었을까?

어린이는 자신의 운명을 타고난다

카르마(Karma, 모든 과거 행동과 경험의 축적된 흔적)의 법칙에 따르면, 한 아이의 카르마는 그 아이가 정해진 신체적 정신적 특성을 지니고 이 생에서 정해진 기회를 갖도록 만들기 때문에, 그 아이는 특정 부모와 특정 환경에서 태어나게 된다고 한다. 부모 때문에 좋은 환경이나 나쁜 환경에 처하게 되는 것이 아니라 아이의 카르마가 아이를 그 상황에 처하게 하고, 그 상황에서 아이는 원한다면 자신의 축적된 지식과 능력을 활용해 지식과 능력을 발전시킬 수 있다.

어떤 어린이는 재능을 타고나고 천재로 태어나는 아이들도 있다. 이런 경우에 따뜻하고 사랑으로 가득 찬 가정의 분위기는 분명히 도움이 된다. 연구에 따르면 재능 있는 아이들은 대체로 많은 기회가 주어진 환경에서 길러진다고 한다. 뒷받침을 해주는 가족 분위기의 중요성을 부인할 수 없지만, 그러한 분위기를 갖추고 있어도 천재가 나오지 않는 가족도 수없이 많다. 그러므로 좋은 가정 환경만이 위대한 천재가 나오는 이유는 될 수 없다. 천재들은 전생에서 많은 것을 가지고 현생에 태어났다고 나는 확신한다.

아마도 인도 역사상 가장 뛰어난 어린 천재는 아디 샨카라챠랴 Adi Shankaracharya일 것이다. 베단타를 부활시킨 이 위대한 현인은 일곱 살 때 처음으로 책을 저술했고, 열여섯 살 때 가장 중요한 경전에 대한 십여 가지의 주석서를 썼다. 그리고 나머지 16년 동안에 인도 전 지역을 도보로 여행하면서 베단타의 메시지를 전파했으며, 인도내 네 지역에 마스(maths, 학습 센터)를 설립했다. 그는 서른두 살에 인생의 과업을 완성했다. 샨카라는 짧은 생존 기간 중에 그 모든 것을 다 배울 수는 없었을 것이다. 그의 부모와 조부모는 평범한 사람들이었으므로 유전적인 설명이 불가능하다.

  자녀가 천재이든 천재가 아니든 부모에게 모든 자녀는 기쁨을 주는 존재이며, 부모는 자녀를 자랑스럽게 생각한다. '자녀는 부모가 낳는 것이 아니라 부모를 통해서 태어난다.' 라는 시인 칼릴 지브란의 말을 염두에 둔다면, 이 같은 기쁨과 자랑은 어느 정도 허용될 수 있다. 지브란은 '부모는 활이고 자녀는 화살처럼 활을 떠난다.' 라고 말했다. 부모는 자녀에게 사랑을 줄 뿐, 영향을 미치려고 해서는 안 된다. 그것이 자녀의 성장에 방해가 될 수 있기 때문이다. 자녀들은 완수해야 할 운명을 타고난다. 사실, 나는 지난 수년 동안 그렇게 될 수 없다는 것을 너무나 잘 알면서도 우리 아이들처럼 되기 위해서 노력해왔다.

어른은 어린이로부터 배운다

  차남 산지브는 갓난아기 때부터 엄지를 빨기 시작했다. 산지브가 자랄 때 나는 엄지를 빠는 것은 좋은 습관이 아니라고 자주 말했다. 나는 산지브의 이 습관이 우리의 잘못임을 깨달았다. 산지브가 아기였을 때 귀찮게 하지 말라고 고무 젖꼭지를 물려주었던 것이다. 이제 산지브가 두 살이 되었으니 그 습관을 그만두어야 할 때였다.

어느 날 나는 산지브와 차에 타고 있었다. 산지브가 엄지를 입에 넣는 것을 보고 나는 길가에 정지한 트럭을 가리키며 말했다. '사내아이가 엄지를 빨고 있으니까 저 트럭이 갑자기 정지해서 길을 막고 있구나.' 산지브는 곧 입에서 엄지를 빼냈다.

얼마 후 산지브는 엄지를 다시 입에 넣었다. 나는 다른 차가 길가에 주차하는 것을 보고 같은 속임수를 사용했다. 산지브는 다시 엄지를 뺐다. 그리고 나는 모든 것을 잊고 있었고 얼마 뒤 산지브는 다시 즐겁게 엄지를 빨고 있었다. 집으로 돌아오는 길에 나는 담배를 물고 불을 붙였다. (나는 산지브가 태어난 직후부터 담배를 피우기 시작했다) 길가에 정차하는 차를 보더니 산지브는, '아빠 저 버스를 보세요. 누군가가 담배를 피우니까 갑자기 버스가 서버렸어요.'라고 말하는 것이었다. 당황한 나는 급히 담배를 비벼 껐다.

그 후 내가 손가락을 빨지 말라고 말할 때마다 산지브는, '아빠, 담배를 끊어야 해요. 나쁜 습관이잖아요.'라고 말하는 것이었다. 이런 대화는 몇 주 동안 계속되었고, 결국 산지브는 손가락 빨기를 그만두고 나는 흡연을 그만두었다.

산지브는 천진난만한 방법으로 나에게 대단한 일을 해주었다. 내가 담배를 끊지 않았다면 현재까지 살아 있을지 누가 알겠는가?

의술을 펼치는 동안 나는 산지브와 비슷한 지혜로운 어린아이를 본 적이 있다. 여덟 살의 디네쉬는 선천성 심장병 환자였다. 나는 디네쉬를 수술했고, 그의 부모에게 디네쉬에게 감염이 생기거나 목이 아프게 되면 즉시 가족 전담의를 찾아가야 한다고 말했다. 감염이 생기면 순환계로 전이되어 심장을 해칠 수도 있기 때문이었다.

며칠 후 그 부모가 디네쉬를 데리고 나를 찾아왔는데, 디네쉬는 열이 있고 기침을 했다. 디네쉬를 진찰하기 전에, '저는 진찰받지 않아도 되요. 선생님, 아버지를 치료해주세요. 아버지는 담배를 많이 피우고 매일 저녁 술을 드세요. 집 안의 연기 때문에 제 목이 아프고 제가 기침을 하는 거예요. 저는 아버지가 걱정되요. 아버지는 알콜 중독자예요. 아버지에게 무슨 일이라도 생기면 우린 어떻게 해야 하나요?' 라고 말하는 것이었다.

디네쉬의 부모는 깜짝 놀랐다. 그들은 아들이 그런 말을 꺼내리라고는 상상도 못했다. 디네쉬의 아버지는 그 순간의 깨달음으로 그날부터 생활을 바꾸었다.

어린이는 어른들에게 많은 것을 가르칠 수 있다. 삶에 대한 개방된 시각으로 어린이는 어른들이 볼 수 없는 길을 보여준다. 디팩과 산지브가 꼬마였을 때 내가 그들과 함께 보낸 시간은 즐거운 시간이었다. 아이들과 여행을 하는 것도 큰 기쁨이었고, 아이들의 학교 경험에서 나는 많은 것을 배웠다. 우리는 많이 웃었고, 어떤 때는 특별한 이유도 없이 웃었다. 아이들과 함께 있으면서 나는 성인이 된다는 것에 대한 불필요한 걱정 때문에 묻어버렸던 나의 어린 시절을 다시 만날 수 있었다.

아이들이 좀더 자라게 되면서 내가 퇴근할 때 아이들이 마당에서 크리켓을 하고 있으면 나도 함께 크리켓을 하고는 했다. 아이들은 크리켓에 대해서 나보다 더 많이 알고 있고 나보다 더 잘했지만, 무슨 상관인가? 우리는 함께 즐겁게 놀았고, 그것이 중요한 것이다. 나는 잘 치지 못해서 쉽게 잡혔다. 아이들에게 크게 웃을 기회를 주었고, 나에게 나의 내부에 숨어 있는 동심을 외부로 표출할 기회를 주었다.

우리는 성장할 때 신중하게 보이고 신중하게 행동해야 사람들이 자신을 성인으로서 진지하게 받아들인다고 생각한다. 우리는 웃음을 너무 자제하는 나머지 어떻게 웃는지조차 잊고 산다. 그래서 누군가가 아무 이유 없이 웃는 것을 보면 그 사람에게 무슨 문제가 있는 것이 아닌가 생각할 정도이다. 사람들은 열심히 노력해서 많은 가면을 쓴다. 그리고 마음을 열고 솔직할 수 있는 능력을 점점 잃어버린다. 그 결과, 다른 사람의 의도를 의심하기 시작하고 타인을 더 이상 믿지 않게 된다.

>개종을 하고 어린아이와 같이 되지 않으면 천국에 들어가지 못한다.
>
>—예수Jesus

침대에 누워 천장을 쳐다보며 행복하게 웃는 아이를 보라. 그것이 진정한 우리의 본성이다. 우리는 오랫동안 그것을 잊고 지냈다. 우리가 어린 시절의 조용하고 순수한 마음을 찾고 단순히 존재한다는 것에서 그와 같은 기쁨을 느낄 수 있다면, 이 세상에는 아무 문제도 없을 것이다.

바른 환경

부모로서 가장 중요한 일은 자녀에게 좋은 본보기를 보여주는 것이다. 어른들은 아이들에게 거짓말하고 아이들은 거짓말하는 법을 배운다. 어른들은 담배를 피우고 아이들은 이것을 보고 배운다. 어른들은 과음을 하면서, 아이들에게 '이건 어른들이 마시는거야. 아이들은 마시면 안 되요.' 라고 말한다. 그러나 아이들도 음주를 시작한다. 어른들은 아이들에게 폭력과 섹스가 담긴 영화를 보지 말라고 가르치면서, 그런 영화를 만들어낸다. 우리 어른들은 위선자들이고 아이들은 자라서 우리 같은 위선자가 된다. 어른들은 아이들이 자라서 되기를 바라는 어른이 되기 위해 최선을 다해야 한다.

우리 아이들이 자랄 때 푸쉬파는 아이들에게 『라마야나』를 암송해주었다. 이것은 매일 행해지는 의식이었다. 어느 날 방으로 들어가보니 푸쉬파가 라마Rama와 라크쉬만Lakshman, 그리고 시타Sita가 14년간의 유배 생활을 위해 아요댜Ayodhya를 떠나 숲으로 가는 장면을 이야기하고 있었다. 라마는 왕위를 포기했고, 아요댜 사람들은 사랑하는 라마가 떠나는 것을 매우 슬퍼했다. 디팩과 산지브, 그리고 푸쉬파는 모두 눈물을 흘리고 있었다. 이 광경을 보자 내가 아이들 나이였을 때가 생각났다. 어머니도 부엌에 앉아서 같은 이야기를 해주시고는 했다.

『라마야나』는 라마를 이상적인 아들, 자상한 남편, 그리고 위대하고 정의로운 왕국의 통치자로 묘사한다. 다르마, 즉 올바른 삶의 모델인 라마는 진실과 기본적인 인간의 가치관의 중요성을 보여주었다. 그의 아내 시타는 오랫동안 인도 여성들로부터 다르마의 모델로 칭송받았다. 어머니들은 옛 지혜로 가득 찬 다른 경전과 함께 아이들에게 『라마야나』를 이야기해준다. 이러한 경전의 이야기들은 수백 년 동안 수많은 사람에게 영향을 주었으며, 아이들의 인생에도 깊은 영향을 미친다.

사도 바울은 '아이들이 먼저 집에서 경배하는 것을 배우도록 하라.'라고 말했다. 종교와 올바른 삶의 지고한 가치는 가정에서 시작되어야 한다. 누군가가 말했다. '가장 성스러운 성역은 가정이고, 가정의 제단은 사원의 제단보다 더 가치 있다. 진리에 대한 교육은 화롯가에서 시작되고 계속되어야 한다.'

부모는 아이들과 따뜻하고 친근한 관계를 만들고, 아이들이 다양한 분야에 흥미를 갖도록 용기를 주어야 한다. 아이들이 자신이 갖고 있는 것에 만족을 느끼도록 하는 것도 매우 중요하다. 아이들에게 기본적인 필수품은 제공해야 한다. 그러나 너무 많은 것들을 주게 되면, 아이들은 물건을 손에 넣는 것이 행복을 주는 중요한 요소라는 잘못 된 생각을 갖게 된다.

교육 개혁가인 마리아 몬테소리Maria Montessori는 아이에게 내재한 자연의 법칙은 냇물처럼 흐른다고 말했다. 장애물이 있으면 흐름이 멈추는 것이 아니라 다른 방향으로 계속 흐른다. 아이에게 '민감하고' 중요한 시기가 있는데, 이 시기에 아이의 에너지는 자연히 한 가지 과정이나 분야에 집중된다. 예를 들어, 약 세 살이 되는 시기에는 질서 의식이 매우 높아진다. 이 시기에 아이는 주위 환경에서 질서를 만들 수 있는 기회를 많이 필요로 한다. 이 기회가 제공되지 않으면 아이의 에너지는 다른 곳으로 흐르게 되고 발전에 중요한 어떤 것을 잃게 된다.

학교에서 아이들은 참여하는 것을 배우고 선택하는 기회를 가져야 한다. 아이들은 감수성이 매우 예민하고 쉽게 영향받기 때문에, 교사들은 사랑과 관심으로 아이들을 지속적으로 지도해야 한다. 어린 시기에 한 번 길을 잘못 접어들면 인생의 진로가 바뀌게 되고, 커다란 불행에 빠질 수 있다.

가정에서 모든 결정의 순간에 아이들의 의견이 무시되어서는 안 된다. 물론 부모가 최종 결정자이지만 부모는 자녀가 참여할 수 있는 방법을 찾아야 한다. 아이들이 친구와 같이 놀거나 식사를 하기 위해서 집에 와도 되는가와 같은 문제들도 함께 결정해야 할 사안에 포함될 것이다. 이사나 학교, 직업 문제도 함께 논의해야 한다. 아이를 논의에 참여시키지 않으면, 아이는 자신이 무력하다고 느끼고, 이 느낌은 성장기와 성인이 된 후에도 아이를 불행하게 만들 수 있다.

앞에서 나는 디팩이 의과 대학에 가지 않겠다고 했을 때 우리 가족이 모여서 디팩의 장래를 논의했다고 말했다. 몇 년 후 산지브가 비슷한 결정을 내려야 했을 때, 나는 디팩의 경우를 교훈으로 삼으려고 노력했다. 산지브는 고등학교에서 영문학에 뛰어났고, 나는 산지브에게 대학에서 영문학을 전공할 것을 제안했다. 그러나 산지브는 의사가 되겠다는 결심을 갖고 있었다.

산지브는 그가 지원한 모든 의과 대학에서 입학 허가를 받았고, 당시 내가 의학을 가르치고 있던 푼의 대학에서도 허가를 받았다. 그러나 산지브는 인도의과대학All-Idia Institute of Medical Sciences에 들어가기를 원했다. 최종 면접에서 선발 위원회장이 산지브에게, '왜 아버지가 가르치고 있는 대학으로 가지 않느냐?' 라고 물었다.

산지브는 언제나 핵심을 정확하고 자신 있게 말했다. 그는, '아버지가 그곳에서 근무하고 가르치는 일은 주어진 일입니다. 아버지는 그 학교에서 교수가 되고자 선택한 것이 아닙니다. 저는 선택할 수 있고, 저는 인도 의과 대학를 다니고 싶습니다.' 라고 대답했다. 산지브는 언제나 최고의 학교를 원했다. 그는 '기둥을 세우는 방법만 안다면 공중에도 성을 지을 수 있다.' 는 미국 작가 헨리 소로의 말을 인용하기를 좋아했다.

산지브는 기둥을 빨리 세웠다. 미국에 가서 곧 하버드에서 일하게 되었고 마침내 하버드 의과 대학의 부교수가 되었다. 산지브는 현대 의학에 대한 많은 책을 썼고 상도 많이 받았다. 가르치는 일을 하찮은 일로 여기는 많은 저명한 교수들과는 달리 산지브는 뛰어난 선생이다. 그는 임상 병리학에 대한 기여로 조지 단George W. Thorn 상을 수상했고, 하버드 의과 대학의 우수 교수 상을 받았으며, 상패에는 '뛰어난 임상의이자 헌신적인 스승인 당신의 교육에 대한 헌신에 감사드립니다.' 라고 씌어 있다.

아주 최근에 산지브는 가장 권위 있는 하버드 의과 대학의 로버트 스톤S. Robert Stone Award 상을 수상했는데, 이 상은 '막대한 양의 정보를 조직적이고 일관성 있게 설명함으로써, 강의에 활력을 불어넣고 학생들에게 정보를 전달할 뿐 아니라, 학생들이 다음 강의를 기다리게 할 정도로 훌륭한 강의를 함.' 이라고 말하면서 산지브를 칭송했다. 산지브의 학생들은 그를 매우 존경하고 사랑한다. 학생들은 산지브의 지식이 그의 의학 전공 분야에만 국한되지 않고 '걸어다니는 백과 사전' 으로서 의료 역사와 의학적 발견에 대한 거

대한 양의 지식을 갖고 있다고 말한다. 산지브는 학생과 동료, 그리고 환자들에게 모두 사랑받는다.

산지브가 나의 충고를 받아들이지 않고 영문학을 공부하지 않은 것은 정말 잘한 일이다.

디팩과 산지브는 재능을 타고난 아이들이다. 아이들이 걷고 말하기 시작할 때부터 나는 아이들로부터 배우기 시작했고, 그 배움의 과정은 계속되고 있다. 20년 전 아이들이 미국으로 이민을 가면서도 그 배움은 그들이 쓴 책과 손자들을 통해서 그리고 우리의 만남을 통해(우리는 자주 만난다) 계속되었다. 두 아이들은 모두 나에게 생활에 대한 예리한 통찰력을 주었고, 의사로서의 나의 직업에 존엄성을 부여했다.

산지브는 언제나 '교과서를 초월하는' 다른 방법을 알고 있었다. 그는 언제나 사실을 배우고 숫자를 외우는 것도 좋지만, 그것이 궁극적인 배움은 아니며, 의학 공부가 아닌 스포츠를 하거나 문학을 읽는 것이 진정한 지식에 더 중요하다고 주장했다. 나는 그의 이같은 균형에 대한 견해가 좋은 의사가 되는 데뿐만 아니라, 만족한 삶을 사는 데도 매우 중요함을 인정하게 되었다.

5 내게 일어난 모든 일은 내가 자처한 것이다
—카르마와 바람직한 행동

사람은 물건이나 집을 완성하는 것처럼 모든 일의 결과도 만든다. 결과를 만들지 않는 말이나 생각, 행동은 없다.
-노먼 커즌즈Norman Cousins

행복과 불행은 아무 이유없이 오지 않는다. 하늘은 그 사람의 행동에 따라 행복과 불행을 준다.
-공 자

우리에게는 자신의 운명이 있고, 동시에 이 운명에 대처할 수 있는 완전한 자유도 있다. 마치 우리 손에 여러 장의 카드가 주어진 것과 같다. 일단 카드를 받으면 자신의 선택에 따라 게임을 할 자유가 있다.
-토마스 소웰Thomas Sowell

우리는 뉴델리에 있는 아담한 집 2층에 산다. 병원은 1층에 있고, 두 명의 동료 의사와 저녁 4시 30분부터 7시 30분까지 환자를 진료한다. 어느 날 나는 좀 늦게 8시 30분쯤 진료를 마친 후, 2층으로 올라가 씻고 옷을 갈아입었다. 9시쯤 요리사 샨티가 저녁 식탁을 차리는데 현관 벨이 울렸다. 샨티가 내려가서 문을 열었다.

쿵 하는 이상한 소리가 들려왔다. 푸쉬파와 나는 무슨 일인가 궁금해 했다. 곧 세 명의 젊은이가 식당으로 들어왔다. 모두 단검으로 무장했고 그중 한 사람은 손에 권총을 들고 다른 손으로 샨티를 붙들고 있었다. 샨티는 머리를 다쳐 피가 흐르고 있었으며 하얗게 질려 있었다.

젊은이들은 크게 소리내어 욕을 하기 시작했다. 푸쉬파는 얼른 그들의 말을 막으며 이렇게 말했다. '당신들이 원하는 게 뭔지 알아요. 돈과 보석을 원하죠. 집에 있는 건 무엇이든 다 줄게요. 우리보다 더 다급하게 돈이나 보석이 필요한 것 같군요. 여기 있어요.' 그리고 당장 그 자리에서 목에 건 목걸이와 팔찌, 귀걸이, 그리고 반지까지 다 빼는 것이었다.

'이것으로는 불충분해.' 라고, 강도들의 두목인 듯한 권총을 든 사람이 소리를 질렀다. '침실로 들어가서 금고 열쇠를 넘겨줘.' 그들은 우리를 밀고 침실로 갔고, 한 사람이 전화 줄을 잡아채 전화를 끊었다. 그는 샨티의 손을 밧줄로 묶고 침대 밑으로 밀어넣었다. 권총을 든 남자는 권총 손잡이로 피가 나는 그의 머리를 계속 때렸다.

푸쉬파는 금고 열쇠를 다른 두 사람에게 주고, 샨티가 맞고 있는 것을 보자 그들을 도와서 금고 안의 귀중품을 찾아주었다. 푸쉬파는 샨티를 때리고 있는 강도에게 이렇게 말했다. '그만둬요! 그 사람을 다치게 하지 말아요. 그는 아직 젊고 두 아이도 있어요. 누군가를 때리고 죽이고 싶다면 여기 우리 두 사람이 있잖아요. 우리는 죽어도 괜찮아요. 우리는 행복하게 살아왔고, 책임도 다했으며, 우리 아이들은 다 자랐어요. 그러나 이 젊은이는 때리지 말아요. 그는 당신들에게 아무 해도 끼치지 않았잖아요. 당신들이 원하는 것을 다 주고 있잖아요.'

그는 때리는 것을 멈추었다. 나는 푸쉬파의 용감함에 깜짝 놀랐다. 그녀는 용기 그 자체였다. 50년 동안 나는 언제나 푸쉬파가 겁이 많은 사람이라고 생각했었다. 강도들은 어리고, 힘이 넘치고, 무장을 했으니 그들에게 따지는 것은 미친 짓이라는 것을 푸쉬파도 잘 알고 있었을 것이다. 그럼에도 그녀는 무슨 짓을 할지 모르는 그 강도들에게 맞서고 있었다.

갑자기 두목이 푸쉬파의 작은 귀걸이를 침대 위로 던지며 푸쉬파의 발에 경의를 표하고는 이렇게 말했다. '당신은 정말 친절한 사람입니다. 우리가 모든 것을 가져간다는 건 옳지 않은 것 같군요. 최소한 이 귀걸이는 남겨놓겠습니다.' 그리고는 다른 두 사람에게, '나는 이분을 알아. 이분은 7년 전에 우리 아버지를 치료해주신 의사셔. 그만 가자.' 라고 말했다.

더 이상 집을 뒤지지 않고, 그들은 우리를 줄로 묶고 욕실에 넣었다. 그리고 우리 차 열쇠를 가지고 아래층으로 내려갔다. 우리는 자동차 시동 거는 소리를 듣고 그들이 떠난 것을 알았다.

푸쉬파가 이빨로 나를 묶은 줄을 풀었고, 나는 푸쉬파와 샨티의 줄을 풀었다. 우리는 아래층으로 내려가 병원으로 갔다. 병원의 전화를 사용할 수 있었다. 나는 동료 의사 두 사람과 친척인 프라티바와 비제이에게 전화를 했다. 그들은 모두 즉시 우리 집으로 달려왔다. 샨티를 병원으로 보내 치료를 받게 했다.

경찰은 곧 수사에 착수해서 사건을 해결하려고 노력했다. 우리의 설명을 듣고 경찰은 즉시 두목이었던 사람의 신원을 확인했다. 그는 강도 전과가 있는 사람이었다. 지문과 정황 증거를 가지고 경찰은 며칠 안에 세 사람 모두 체포했다.

세 강도가 티하르 감옥에 수감된 후 그 지역 부경찰청장이 우리 집에 찾아와 사건이 해결되었다는 것을 알렸다. 푸쉬파는 부청장에게 그 세 사람이 감옥에서 어떻게 지내고 있느냐고 물었다. 그녀는 카르마가 인생에 미치는 영향에 대해 생각하고 있었다.

'그들은 꾀임에 빠진 것 같아요. 감옥에서 잘 돌보아주면 좋겠어요.'라고 푸쉬파가 말했다. 그녀는 그들에게 필요한 물건을 보낸다든지 해서 그들을 도울 수 있겠느냐고 물었다. '그들을 교화시키고 올바른 길을 보여주려고 노력하면, 그들의 인생이 바뀔 수도 있잖아요.'라고 말했다.

부청장은 이런 동정 어린 의견을 전혀 받아들이지 않았다. '무슨 말씀이십니까? 한 번 범죄를 저지르면 반드시 다시 저지릅니다. 그들은 사회의 위험 요소입니다. 그들은 법에 따라 처벌을 받고 호되게 다루어져야 합니다.'

'그렇게 하면 더 악한 범죄자가 되지 않을까요?'라고 푸쉬파가 물었다. '보세요. 그들은 우리를 쉽게 죽일 수도 있었는데 죽이지 않았어요. 그들 중 두목은 남편이 그의 아버지를 7년 전에 치료해 주었다고 하면서 우리를 해치지 못하게 했어요. 그것을 보면 그 사람은 바탕은 착한 사람인 것 같아요. 한 번 그를 도와서 새사람으로 만들어보면 어때요?'라고 말했다.

'부인, 저는 다르게 생각합니다.'라고 부청장은 대답했다. 그 사람은 이미 비슷한 죄로 감옥에 다녀왔고 개선의 여지가 없다는 것이었다. '그의 아버지 때문에 여러분을 살려준 것이 아닙니다. 보석과 돈을 모두 주지 않았거나 어떤 형태로든 반항했다면 그는 여러분을 죽였을 겁니다.'

논쟁은 얼마간 계속 되었지만 의견은 좁혀지지 않았다. 그런데 최근에 명상을 포함한 교도 프로그램이 티하르와 다른 감옥의 수감자들을 대상으로 시작되었다. 우리는 이것이 수감자들의 인생과 미래에 건전한 영향을 미치기를 기원한다.

카르마의 자연 법칙

카르마라는 말은 '행동action'을 뜻한다. 카르마의 철학을 가장 간단하게 설명하면, 모든 행동에는 결과가 따른다는 의미이다. 물리학의 가장 근본적인 법칙 중의 하나는 '모든 동작에는 동일한 반대 방향으로의 반작용이 따른다.'는 것이다. 성경에서 예수는 제자들에게 이렇게 말한다. '너희가 뿌린 대로 거둘 것이다.' 이것이 카르마의 법칙이다. 우리는 모두 중력의 영향을 받듯이 카르마 법칙의 영향을 받고 있다. 『마누의 법전Laws of Manu』은 카르마를 이렇게 설명한다:

> 마음과 말과 몸에서 나오는 행동은 좋은 결과 또는 나쁜 결과를 낳는다. 행동에 의해서 사람의 신분은 가장 높게, 중간으로, 또는 가장 낮게 결정될 수 있다. 사람은 마음속으로 하는, 말로 하는, 그리고 몸으로 하는 선한 또는 악한 행동의 결과를

받게 된다.

모든 존재는 행동한다. 『바가바드 기타』에서 크리슈나 왕은 이렇게 말한다. '사람은 한 순간이라도 행동하지 않고는 존재할 수 없다.' 크리슈나 왕도 행동할 필요는 없지만 행동한다. '세상에서 내가 해야 할 행동은 없고, 내게 없는 것 중에서 얻어야 할 가치가 있는 것은 없지만, 나는 여전히 행동한다.' 『기타』에서 그는 아르쥬나에게 다르마와 깨달음을 위해서 행동하라고 말한다.

자연의 일부인 사람의 활동은 자연의 어디에서나 볼 수 있다. 또한 항성과 행성의 움직임, 풀과 나무들, 동물의 세계 등 어디에서나 활동을 볼 수 있다. 우주도 에너지로 진동하고 있다.

신체가 살아 있으려면 사람은 끊임없이 움직여야 한다. 우리는 깨어 있을 때와 꿈속에서, 그리고 깊은 잠 속에서도 심장, 폐, 내장 기관, 면역 체계와 내분비 체계, 그리고 신진 대사 과정은 활동을 계속한다. 일할 때나 긴장을 풀고 휴식을 취할 때도 활동한다. 말하고, 듣고, 웃고, 걷고, 일하고, 생각하는 모든 신체적, 정신적 행동이 카르마이다. 경배 기도, 그리고 명상도 행동의 한 형태이다.

모든 피조물은 상호 의존적이다. 행동으로써 사람과 모든 존재 사이의 조화로운 관계를 조성하고, 카르마의 수레가 계속 굴러가도록 한다.

모든 행동에는 필연적으로 결과가 따른다. 실제로 우리가 하는 모든 행동의 결과는 우리 자신과 창조물 전체에 광범위하게 영향을 끼친다. 마하리쉬 마헤쉬 요기Maharishi Mahesh Yogi는 이렇게 말한다:

모든 생각과 말과 행동으로 사람은 주변에 영향을 미친다. 이 영향의 질은 행동의 질에 따라 다르고, 주위에 미친 영향의 정도는 행동의 강도에 따라 다르다. 사람은 숨쉬고, 생각하고, 말하고, 행동함으로써 삶의 매 순간 주변에 영향을 미친다.

피할 수 없는 카르마의 법칙을 이해하는 것은 매우 중요하다. 우리에게 일어난 일이 우리가 전생에서 한 행동의 결과라는 것을 알게 되면, 그것을 수용하기가 쉽다. 동시에 현재 우리의 행동이 미래에 자신과 다른 사람들에게 가장 좋은 영향을 미치도록 행동해야 한다는 것을 알게 해준다. 누군가가 이렇게 말했다. '바람의 방향을 바꿀 수는 없지만 돛을 바람에 맞게 조정할 수는 있다.'

카르마의 환생

고대 성자들은 사람이 죽으면 그 영혼이 새로운 몸을 취하게 되는데, 이 환생에 카르마의 법칙이 적용된다고 가르쳤다. 영혼이 자유로워질 때까지 (우주적 존재와 일치될 때까지) 영혼은 다른 몸으로 태어나 계속 존재하면서 경험을 축적하고, 행동하고, 미래의 카르마를 만들면서, 행동의 성질에 따라 변화의 도상에서 전진 또는 후진하게 된다.

악한 삶을 산 사람들은 인간 이하의 존재로 태어난다. 평생 가난한 사람들의 피를 빨아먹고 산 사람은 모기로 태어날 것이고, 가진 것을 다른 사람과 나누지 않고 숨기고 모아두었다면 가장 욕심 많은 동물인 쥐로 태어날 것이다.

어떤 사람이 담배를 피워서 폐암에 걸렸다면 본인에게 그 책임이 있다. 그 사람의 카르마가 현생에서 그 결과를 나타낸 것이다. 열 살밖에 안 된 아이가 암에 걸린 경우는 어떤가? 그 아이의 전생의 카르마와 부모의 카르마만이 이를 설명할 수 있다. 아이가 암에 걸렸다면 부모도 많은 고통을 받게 된다.

카르마와 환생의 법칙은 삶의 여러 부분을 설명해준다. 예를 들어, 세 살이나 네 살에 수학이나 음악에 천재적인 재능을 보이는 경우를 어떻게 설명할 수 있겠는가? 아디 샨카라는 열여섯 살도 되기 전에 위대한 고대 경전에 대한 주석서를 썼다. 몇 번에 걸친 전생에서 지식과 경험을 쌓지 않았다면 그 많은 것을 아는 데 필요한 지식과 경험을 어디에서 얻었겠는가?

그렇게 착하지도 않은 사람들은 잘사는데 왜 순진하고 착한 사람들이 엄청난 시련을 겪어야 하는가? 단지 현생만을 살펴본다면, 그 이유를 찾을 수가 없다. 스와미 니크힐라난다Swami Nikhilananda는 이렇게 말한다. '단 한번의 인생에 대해서만 아는 사람이 인생에 대해 무엇을 알겠는가?'

환생과 카르마의 법칙을 믿지 않는 사람들은 다른 사람에게 허풍을 떨고, 자신을 과장하면서 인생을 낭비한다. 그들은 인생에서 일어난 모든 나쁜 일은 부모나 자신의 '운명' 때문이라고 믿는다. 얼마나 많은 희생자가 발생하든 관계 없이 '세상은 자수성가한 사람을 칭송하고 실패자를 업신여긴다.' 라고 생각한다. 그들은 종교와 관계 없이 태산 같은 카르마를 쌓고 있고, 이 카르마는 반드시 그에게 돌아오게 된다.

여러 생에 걸친 한 사람의 행동의 총체, 즉 선하거나 악한, 또는 무관심한 행동의 총체가 그 사람의 몸과 인격, 성격, 그리고 성향과 욕망을 만들어 현생에서의 행동을 결정한다. 그 사람의 능력과 성향은 수많은 생에 걸쳐 만들어졌을 것이다.

부처나 예수의 예를 들어보자. 스와미 비베카난다는 그의 책 『카르마 요가』에서 부처의 아버지와 같은 하찮은 왕이 어떻게 전세계의 절반이 신으로 숭배하는 부처를 낳을 수 있었겠느냐고 묻는다. 마찬가지로 예수의 아버지와 같은 목수는 수백만 명도 넘게 있었을 것이고, 수백만 명의 아이들이 예수처럼 마당에서 나무 조각을 가지고 놀았을 것이다. 부처나 예수와 같은 위대한 인물의 출현은 유전이나 환경, 즉 '자연'이나 '양육'으로 설명될 수 없다. 이 두 위대한 존재에게서 나타나는 위대한 영적 힘은 수시대에 걸쳐 축적된 것이며 점점 커지다가 마침내 인류에게 나타난 것이다.

크건 작건, 좋건 나쁘건 모든 행동에는 결과가 따른다. 어떤 사람이 현재 행복한 삶을 누린다면, 그것은 덕 있는 생각과 행동으로 주변에 선하고, 조화롭고, 긍정적인 영향을 주었기 때문이다. 누군가가 현재 불행하다면, 그것은 과거 전생에서 주변에 고통스럽고 부정적이고 불건전한 영향을 미쳤기 때문이다. 이것만이 현생의 여러 사람들 사이의 큰 차이, 다시 말해서 경제적 지위, 환경, 가족 생활, 신체적 정신적 능력, 행복과 불행의 차이를 설명할 수 있다.

인도 철학에서는 긴 발전의 길을 따라서 개인의 의식은 서서히 발전된다고 믿는다. 의식Atman은 식물이나 동물, 사람뿐 아니라 돌에도 들어 있다. 그러나 돌이 돌로 남아 있는 한 돌은 자신에게 의식이 있다는 것을 알지 못한다. 궁극적으로 인간의 단계에 도달할 때까지 돌은 조금씩 더 높은 차원의 존재로 발전해야 한다. 오직 인간의 정신—신체에서만 각 자아가 자신의 의식이라는 본성을 안다.

실체Reality를 깨닫기 위한 긴 여행을 하는 동안 각 개인은 언제나 카르마 법칙의 지배를 받는다. 이 법칙에 따르면 사람의 욕망과 행동이 그 사람의 발전 속도를 결정한다. 그의 행동이 궁극적인 깨달음에 장애가 되기도 하고, 반대로 장애를 없애기도 한다. 그의 현재 상태는 그의 과거 카르마(행동)에 의해 결정되며, 동시에 현재의 행동은 계속해서 미래를 결정한다.

드와라카나스 레디V. Dwarakanath Reddy는 그의 저서에서 중력처럼 카르마도 피할 수 없는 것이고 누구에게나 공평하다고 말한다. '카르마의 숭고한 작용이 언제 어디서나 발생하는 모든 일을 결정짓는다. 초인적이고 무한한 카르마의 법칙이 아니고는 풀잎 하나도 움직이지 않고, 참새 한 마리도 떨어지지 않는다. 원인과 결과의 관계는 언제나 일대일이다.'

인간의 모든 행동은 마음과 말, 그리고 신체, 이 세 가지를 통해 이루어진다. 사랑, 자비, 자선과 같은 긍정적인 사고는 좋은 정신 행동이다. 화내지 않고 부드럽게 말하기, 다른 사람의 마음을 아프게 하지 않는 적절한 어휘 사용, 냉소적이지 않은 말은 모두 좋은 카르마를 만든다. 반면에 부정적인 정신적 카르마나 격하게 하는 말은 미래에 부정적인 결과를 가져온다. 신체적인 행동에서도 마찬가지이다. 도와주고, 봉사하고, 치료하는 등의 행동은 좋은 카르마의 예이고, 해치고 파괴하는 행동은 부정적인 행동으로 부정적인 결과를 낳게 된다.

행동의 성질에 따라 모든 행동에는 결과가 수반된다. 나쁜 카르마는 우리의 발전을 저해하고 퇴보의 길을 걷게 하며, 좋은 생각이나 말, 행동에서 나오는 좋은 카르마는 우리로 하여금 발전의 길을 향해 올라가도록 한다.

사망이나 출생은 카르마의 계속되는 발전 과정을 방해하지 않는다. 축적된 카르마는 새로 출생할 때마다 옮겨간다. 지바jiva 또는 수캄 샤리라(sukham sharira, 신비한 존재)라고 불리는 개인의 영혼은 카르마와 함께 새 몸으로 이동된다. 『기타』에서는 이렇게 말한다.

> 태어나기 위해서 죽는 것이고 죽기 위해서 태어나는 것이니, 이 필연을 두고 슬퍼해서는 안 된다.

> 신체에는 끝이 있으나, 신체에 깃든 영혼은 영원히 사라지지 않는 무한한 존재이다.

> 신체에 깃든 영혼이 아동기와 청년기, 노년기를 지나면서 다른 신체로 옮겨가게 된다.

> 사람이 헌옷을 벗고 새옷을 입듯이, 신체에 깃든 영혼도 낡은 몸을 버리고 새 몸을 취한다.

카르마의 유전

어떻게 그렇게 되는가? 어떻게 한 사람의 유전적 특성이 카르마의 법칙에 따라 결정되는가? 유전적 패턴과 성질은 부모와 조상으로부터 물려받는 것 아닌가? 이것은 영혼에 따라 다니는 삼스카라스(samskaras, 카르마의 인상)와 어떤 관계가 있는가?

아이는 특정 성향과 기질을 지니고 태어난다. 현대 과학에서는 이것을 유전 때문이라고 하고, 고대 경전은 오래 전에 잊혀진 생각과 행동의 결과로서 전생에서 얻어지는 것이라고 설명한다. 이 두 가지 이론은 양립할 수 있는가?

유전을 다음과 같이 이해한다면 이 두 가지 이론은 서로 정확하게 맞는다. 한 사람의 영혼은 이미 존재하는 삼스카라스에 의해서 특정 가족, 부모에게 환생하게 되어 그 부모에게 있는 성향을 '유전'하도록 되어 있다. '우주 컴퓨터'가 영혼과 그에 맞는 부모를 만나게 하여 영혼의 카르마적 성향, 그 '장점'과 '단점'을 고려해 이에 들어맞는 환경을 찾을 수 있게 해준다. 전통 철학에서 주장하듯, 이것은 인간이 자신의 부모를 선택한다는 것을 의미한다.

어떤 가족에게는 암과 같은 질병이 유전되는 경향이 있다. 연구원들은 유전적 요소가 중요하다고 생각한다. 의료 전문가들은 돌연변이 유전자들을 찾는 데 성공했는데, 이 유전자가 유방암, 결장암, 흑색종, 갑상선암과 기타 암의 가능성을 크게 증가시킨다. 사람의 DNA에 이러한 유전자가 있는지를 검사하는 방법도 개발되고 있다. 대규모 검사를 실시해서 변형된 유전자가 발견되면 앞으로 암에 걸릴 가능성이 있다는 것을 당사자에게 알려주자는 안도 거론되고 있다. 이론적으로 조기에 암을 발견하면 치료를 받을 수 있다고 한다.

나는 그러한 생각에는 위험한 역효과도 수반된다고 생각한다. 통보를 받은 사람은 더 일찍 암에 걸리게 되고, 암에 걸릴 확률도 더 높아질 것이다. 나는 경험으로 그것을 안다.

내가 아는 사람들 중 많은 사람들이 아무 자각 증상이 없지만 심전도 검사에 나타난 불확실한 변동 때문에 관상 동맥 촬영을 했다. 혈관 촬영 결과 대체로 하나나 두 개의 관상 동맥에서 40퍼센트 내지 50퍼센트의 협착이 발견되었다. 이것은 협심증이나 심장 발작을 일으킬 정도의 심한 협착이 아니다. 그러나 이 사람들은 '협착'이 결국 문제를 일으킬 것이라고 상상하기 시작했고, 곧 정말 협심증에 걸렸으며, 두려움 때문에 동맥이 경련을 일으켰다. 유전자 검사를 한 다음, 몇 년 후 당신은 암에 걸릴 수도 있다고 알려준다면, 어떤 일이 일어날지 상상할 수 있을 것이다.

가족에게 심장 마비나 암의 병력이 있는 사람에게 그것은 부모의 잘못이 아니라고 말해주어야 한다. 오히려 그 사람은 자신의 카르마 삼스카라스가 부모의 카르마 삼스카라스와 비슷했기 때문에 스스로 그 부모에게서 태어난 것이다. 그 사람은 이제 흡연이나 고지방 식사, 분노 등 잘 알려진 위험 요소를 피하려고 노력함으로써, 자신의 삼스카라스를 변화시킬 기회를 맞고 있는 것이다. 자신의 마음을 고침으로써 과거 카르마의 결과를 변화시키고 질병을 치료하는 것이 가능하다. 자신이 병에 잘 걸린다고 생각하는 사람은 건강하고 낙관적인 태도를 가진 사람보다 더 쉽게 병에 걸린다.

카르마와 자유 의지

생각의 물결이 지속적으로 작용해서 삼스카라스가 만들어지고, 삼스카라스는 새로운 생각의 물결을 만들어 구체적인 행동과 신체에 영향을 준다.

자신의 마음을 지속적인 분노와 원한에 노출시키면 분노의 물결이 쌓여서 질병과 같은 구체적인 행동을 낳게 된다. 파도가 바뀌면 모래톱의 가장자리가 변하듯이 마음속에 다른 생각의 물결을 받아들이기를 반복하면 삼스카라스도 바꿀 수 있다.

'매일매일 나는 점점 더 나아지고 있다.'라는 아주 단순한 긍정적인 생각과 감정을 자주 반복하면 큰 효과가 있다. 정신—신체 의학에 관한 저술에서 긍정적인 정신이 암 같은 중병에서도 진통이나 치료 효과가 있다는 많은 증거를 찾을 수 있다.

나는 습관과 생각을 바꿈으로써 우리 자신의 삼스카라스와 운명뿐 아니라, 우리 아이들과 손자의 삼스카라스와 운명도 바꿀 수 있다고 믿는다. 좀더 나은 '삼스카라스 기록'을 갖고 있는 영혼은 이에 맞는 보다 나은 삼스카라스를 갖는 부모에게서 태어날 것이다.

이것은 카르마의 법칙이 언제나 지배하고 있지만, 이 인과 법칙이 인간의 삶에 적용될 때 무조건 엄격하거나 기계적이지 않다는 것을 의미한다. 자유 의지는 언제나 카르마의 운명보다 강하다. 완전히 포기하고 계속해서 갚기만 해야 하는 빚을 가진 영혼은 없다.

자연의 법칙과 삶의 법칙 안에서 실수를 했다고 하더라도 그것이 현재의 위치에 머물러야 한다는 것을 의미하지는 않는다. 우리의 의지와 노력으로 현생에서의 운명과 내생에서의 운명을 변화시킬 수 있다.

카르마와 운명

그렇다면 카르마는 운명이 아니다. 운명은 사람이 자신의 운을 스스로 결정하지 못한다는 것을 의미한다. 이와는 정반대로 카르마는 사람이 자신의 운명을 스스로 만들게 해준다.

우리의 현재 기질은 우리의 과거 카르마, 과거 행동의 결과이다. 그러나 우리의 현재 행동은 우리의 미래를 결정짓는다. 운명이라고 불리는 것은 사실은 과거 행동과 생각으로 만들어진 축적된 성향이다. 새로운 생각과 행동으로 이 '운명'을 바꿀 수 있다. 그러므로 모든 사람은 자신의 운명을 설계하고 만든다. 침착하고 강인하게 현재의 경험을 받아들일 때 보다 나은 미래를 만들 수 있다.

카르마의 법칙과 환생에 대한 이해는 우주의 정의와 질서에 대한 믿음을 굳게 해준다. 그리고 현재 삶의 상태가 신이나 부모, 정부 또는 다른 힘의 책임이 아니라, 바로 자신의 책임임을 깨닫게 될 것이다. 인간은 스스로 뿌린 씨앗의 열매를 거둬들일 뿐이다. 그리고 행동을 바꿈으로써 이 열매를 바꾸거나 최소한 변화시킬 수 있는 것도 자기 자신이다.

개인 행동의 우주적 성질

한 사람의 행동은 우주적 의미를 지닌다.

우리는 어쩌면 우주적 존재로부터 단절된 듯이 보일지도 모른다. 우리는 자신을 시간과 공간의 제약을 받는 개인으로 생각하지만, 다른 존재들, 자연, 그리고 절대적 존재Supreme Being와의 연계는 결코 단절될 수 없다. 단지 일상에서 이를 의식하지 못할 뿐이다.

또한 어떤 사건의 영향력은 한 장소에만 국한되지 않는다. 모든 사건은 우주적인 사건이다. 사람은 서로 관계가 없는 개별 존재이고 서로 분리되어 있다는 개념은 제한된 인식을 토대로 한다. 모든 것은 상호 연결되어 있고 우주적이기 때문에, 어떤 사물이나 사람을 한 지역의 사람이나 사건으로 보아서는 안 된다.

그러므로 한 개인의 이득을 위해서 행동해서는 안 된다. 모든 행동은 모든 존재에게 이익이 된다는 목적을 가지고 실행에 옮겨져야 한다. 행동의 우주적인 의미를 무시하고 이기적인 목적을 위해서 일하는 사람은 헛되이 살고 일하는 것이다. 현자들은 자신만을 위해서 음식을 만드는 사람은 우주 전체에 해를 입히는 것이라고 가르쳤다.

카르마의 끝

하지 모하메드 라힘은 여든 살의 노인으로 신을 경배하는 사람이다. 그는 얼마 전에 인공 심장 박동기를 부착하기 위해서 인근 마을에서 우리 병원으로 옮겨졌다. 최근의 심장 발작 이후, 그는 스토크스 아담스 신드롬Stokes Adam's Syndrome이라고 불리는 증세를 세 번이나 경험했다. 이 증세가 나타나면 심장 박동률이 분당 25회로 떨어져 중요한 체내 기관에 혈액이 충분히 공급되지 않는다. 뇌에 충분한 산소가 공급되지 못하고, 의식을 잃게 되며, 이러한 증세는 매우 치명적일 수 있다.

알맞게 작동하는 자연 심장 박동기가 없었으므로, 배터리로 작동하는 인공 심장 박동기를 심장에 이식해 심장이 알맞은 속도로 계속 박동하게 했다. 우리가 임시 박동기를 이식하고 이틀을 치료하고 나자, 그의 자연 박동 기관이 정상적으로 활동하기 시작했다.

'하지'라는 그의 이름은 메카의 순례를 마치고 온 사람이란 의미이다. 하지 모하메드 라힘은 신앙심이 깊었고 신은 그에게 자비를 베풀었다.

나는 그에게, '당신은 이제 괜찮습니다. 심장 발작에서 회복되었습니다. 이제 인공 심장 박동기는 필요가 없고 퇴원시켜드리겠습니다.'라고 말했다.

'이건 정말 뜻밖입니다.'라고 그가 대답했다. '이번 심장 발작으로 죽는 줄 알았습니다. 아들이 고집을 부려 이 병원으로 왔습니다. 아들이 아니었다면 저는 세상을 떠났을 것입니다.'

나는 웃으면서 이렇게 말했다. '그러나 하지 씨, 신은 하늘 나라에 빈자리가 없기 때문에 당신을 거두어가길 거부했고, 이곳에서 우리와 함께 있으라는 결정을 내렸습니다.'

'빈자리가 없다니 놀랍습니다.'라고 그는 대답했다. '뭔가 계산을 잘못한 것 같아요. 매일 지구의, 특히 인도의 인구는 부쩍부쩍

늘고 있습니다. 한 사람이 죽으면 그 순간에 열 사람이 태어납니다. 어떻게 하늘에 빈자리가 없을 수 있단 말입니까?'

한동안 할 말을 찾지 못하다가 갑자기 위대한 시인 모하메드 이크발Sir Mohammed Iqbal이 60년 전에 쓴 시 한 구절이 생각났다. 'Staron se aage jahan aur bhi hain' 으로 이것은 우주에는 수많은 행성과 은하계가 있다. 그리고 그 우주의 끝에 수없이 많은 끝없는 우주가 있다는 의미이다. 나는 이 시를 하지에게 암송해주면서 개인의 영혼이 갈 수 있는 곳은 행성 하나에 국한되지 않는 것이 분명하다고 설명했다. 우리의 전생이나 다음 생에서 우리가 오고갈 수 있는 행성들은 지구 외에도 많을 것이다. 이 대화는 우리 두 사람에게 생각해봐야 할 문제를 던져주었다.

행동과 세 가지 구나

요가의 기본서인 『요가 수트라스Yoga Sutras』를 쓴 현자 파탄잘리Patanjali는 한 사람의 행동의 질은 그 사람을 지배하는 구나Guna에 따라 달라진다고 말한다. 사트바sattva, 라자스rajas, 그리고 타마스tamas, 이 세 구나는 프라크리지티prakriti, 즉 자연의 기본적인 속성을 말한다. 이것을 자세히 이해하기 위해서는 우주의 창조와 소멸에 대한 인도 철학을 이해해야 한다.

인도 철학에서는 가끔 우주는 소멸하고 다시 창조된다고 한다. 우주가 분화되어 나타나기 전단계에서 우주는 일정 기간 씨앗의 상태로 있었다. 이 기간에 구나는 절대 평정의 상태에 있고, 물질과 자연, 즉 프라크리티는 나타나지 않는다. 구나가 평형을 유지하고 있는 한 프라크리티는 분화되지 않고 우주는 오직 가능성으로만 존재한다. 존재하는 것은 의식, 무한하고 구현되지 않은 순수한 존재, 변함없는 절대자, 시작도 없고 끝도 없는 브라만Brahman이다.

균형이 깨지면 곧 우주의 재창조가 시작된다. 변함없는 의식에서 끊임없이 변하는 우주가 새롭게 창조된다. 구나는 하나가 나머지를 지배하는 방식으로 수많은 조합과 순열을 만든다. 이것이 우리가 경험하는 세상의 끝없이 많은 종류의 신체적, 정신적인 현상들을 만든다.

구나는 에너지나 속성, 혹은 힘으로 표현되기도 한다. 구나는 힘의 삼각형을 나타내는데, 이 삼각형의 세 요소는 서로 반대가 되면서 동시에 보완적이다. 구나는 우리의 인격과 일상 생활에서의 행동 양식을 결정하고, 물리적인 우주를 지배하며, 우리의 성공이나 실패, 행복이나 슬픔, 건강과 질병을 결정한다.

사트바는 창의력으로서, 구현되는 형태의 본질이다. 타마스는 관성으로서, 이 구현을 방해한다. 라자스는 힘 또는 에너지로서, 이 장애를 제거하고 형태가 구현되도록 한다.

스와미 프라바바난다와 크리스토퍼 이셔우드Christopher Isherwood의 『신의 존재How to Know God』에 나오는 예를 살펴보자. 한 조각가가 대리석으로 크리슈나 왕의 상을 만든다고 가정해 보자. 사트바는 그 상에 대한 아이디어, 창조적 추진력, 그리고 조각가는 상상력과 이미지를 불러일으킨다. 형태가 갖추어지지 않은 단단한 물질인 대리석은 타마스이며, 이 타마스를 극복해야 형태를 갖춘 상을 만들 수 있는 것이다.

프라바바난다는 조각가 자신에게도 타마스의 요소가 있을 것이라는 것을 암시한다. 조각가는, '너무 피곤해, 왜 이렇게 힘들게 일해야 할까? 이건 너무 힘들어. 뭔가 좀더 쉬운 일을 해야겠어.' 라고 생각할 수도 있다. 그러나 이 때 라자스의 힘이 그를 돕는다. 라자스는 조각가의 에너지와 의지로서 나타난다. 그는 이 에너지와 의지로 타마스적인 마음의 무기력을 극복하고, 대리석의 단단한 저항력도 극복한다.

스와미 프라바바난다는 라자스가 충분하게 생성되면 타마스의 방해는 극복될 것이며, 대리석에서 사트바가 고안한 이상적인 형태가 창조될 것이라고 말한다. 이 이야기는 모든 창조적 행동에는 세 가지 구나가 필요하다는 것을 보여준다. 그는, '사트바 혼자로서는 단지 실현되지 않은 아이디어에 지나지 않으며, 사트바 없는 라자스는 방향을 잃은 에너지에 불과하고, 타마스 없는 라자스는 지점 없는 지렛대와 같다.' 라고 말한다. 그리고 타마스 혼자서는 단지 관성에 지나지 않는다.

사트바는 순수와 평정을 나타내고, 라자스는 행동, 동작, 그리고 폭력을 나타내며, 타마스는 단단함, 움직이지 않음, 저항, 그리고 관성의 원리를 나타낸다고 한다. 이 세 가지 구나가 모든 것에 존재하지만, 언제나 그중 한 가지기 지배적이다. 햇빛 속에서는 사트바가 지배적이고, 폭발하는 화산에서는 라자스가 지배적이며, 돌멩이 안에서는 타마스가 지배적이다.

인간의 마음속에서 구나는 급속하게 변화하는 상호 관계로 나타난다. 그러므로 우리는 하루에도 여러 차례 기분이 달라지는 경험을 한다. 사트바가 지배적일 때 우리는 영감의 순간, 사욕이 없는 사랑, 조용한 기쁨이나 명상의 평온함을 경험한다. 사트바는 순수, 빛, 지성, 지식, 만족, 명료한 마음, 친절, 동정, 협동을 나타낸다. 사트빅한 사람이나 사트빅한 분위기에는 평온과 평화가 있다. 지성과 명료함으로 사트바는 올바른 방향 감각을 제시해준다. 사트바가 지배적인 사람은 두려움이 없고, 정직하고, 순수하고, 용서를 잘하는 반면, 열정이나 분노, 질투를 느끼지 않는다. 이런 사람은 평화롭고 행복하다.

사트바가 지배할 때, 바람 없는 곳에 있는 등불의 불꽃처럼 마음에 동요가 없다. 마음에 동요가 없으면 활동과 명상에 도움이 되고, 사트바가 지배하는 사람은 효과적으로 명상을 하며, 집중할 수 있는 능력을 갖는다.

라자스가 지배하는 사람은 영원히 평화를 얻지 못한다. 라자스는 분노를 폭발시키고 강렬한 욕망을 일으킨다. 라자스는 사람을 안절부절못하고 불만족하게 만들며 쉬지 않고 활동하게 한다. 라조—구나rajo-guna가 지배하는 사람은 조용히 앉아 있지 못한다. 그는 계속해서 무슨 일이든 해야 한다. 라자스가 많은 사람은 강렬한 열정, 공격성, 탐욕, 그리고 분노를 그 특성으로 한다. 동시에 라자스가 보다 긍정적으로 표현되었을 때, 특히 사트바와 결합되었을 때는 에너지와 열정, 그리고 용기를 가져다주므로, 건설적이고 창조적인 활동을 하게 한다.

라자스가 많은 사람은 권력과 물질을 좋아한다. 이런 사람은 끊임없이 활동하면서 사람들 위에 군림하기 위해 점점 더 많은 권력을 갈망하고 세속적인 일에 집착한다. 지배적인 라자스가 직접 구현되면 충족되지 않는 욕망의 불로 나타난다. 욕망이란 충족되어야 하고, 충족되지 못하면 그 사람의 인생은 비참해진다. 욕망을 채울수록 그는 더 많은 것을 원하게 된다. 만족을 모른다. 부와 권력, 명성을 얻어도, 그에게는 결코 충분하지 않다.

강렬한 라자스는 지식을 덮어버리고 지혜의 적이 된다. 라자스의 지배 아래서 사람은 탐욕과 욕망, 그리고 분노를 품게 된다. 라자스는 사람, 즉 구현된 영혼을 기만하면서 감각과 정신 그리고 분별력이라는 측면에서 그 사람에게 해를 끼친다. 바람직한 삶과 마음의 평화를 위해 라자스를 달래서 사트바와 균형을 이루도록 해야 한다.

스와미 프라바바난다는 '타마스는 사트바와 라자스가 더 이상 지배하지 않을 때 빠지게 되는 정신적 수렁과 같다.' 라고 말한다. 타마스가 사람의 마음과 기분을 지배하면 그 사람은 나태, 우둔함, 고집, 그리고 깊은 절망과 같은 최악의 속성을 보이게 된다. 무력함, 따분함, 혼란, 저항, 그리고 무지도 타마스의 특성이다. 타마스가 마음을 지배하면 그 사람은 쉽게 잊어버리고, 졸립고, 멍청해지고, 쓸 만한 생각이나 행동을 하지 못하게 된다. 타마스의 지배를 받는 사람은 인간이라기보다 동물에 더 가깝다. 명료한 판단력이 없으면 선과 악을 구분하지도 못할 것이다. 동물처럼 그는 자신만을 위해 살고, 자신의 욕망을 채우기 위해 다른 사람을 해친다. 무지와 암흑 속에서 그는 사악한 행동을 저지를 수도 있다.

> 사트바는 행복을, 라자스는 행동을 따라다니는 반면에, 지혜를 덮어버리는 타마스는 무분별을 따라다닌다.
> —『바가바드 기타』, 14:9

구나의 균형은 건강한 삶의 기초

성공적인 행동은 이 세 가지 구나 사이의 올바른 균형에 달려 있다. 순수한 사트바는 매우 바람직하게 보이지만 혼자서는 존재할 수 없다. 사트바는 언제나 라자스와 타마스와 결합된다. 인간에게 가장 올바른 균형은 사트바가 지배하는 가운데, 충분한 라자스가 활동적인 행동을 하도록 하는 것이라고 한다. 사트바는 올바른 방향을 제시하고 라자스는 에너지, 즉 동력을 제공한다. 타마스는 약간만 필요하다. 사트바가 라자스와 결합되면 그 결과는 긍정적이고 창조적이며, 결실을 향하여 빠르게 움직인다. 타마스가 라자스와 결합되면 그 결과는 덜 바람직한 것이 될 것이다.

라자스와 타마스를 진정시키고 견제함으로써 사트바를 강화할 수 있다. 용서, 자비, 사랑, 동정, 관대함, 진심, 만족 등의 덕목을 생각하고 개발하려고 노력하면 자연스럽게 사트바가 커진다. 불필요한 라자스와 타마스의 생각을 제거할 수 있다면, 우리 마음속에 있는 신과 악마들의 전쟁과 같은 세 구나 사이의 전쟁에서 승리할 수 있다. 철저한 자기 반성을 통해서 자신의 생각을 감시해야 한다.

음악과 미술에 대한 관심은 사트바를 증가시키는 데 도움이 되며, 규칙적인 요가 아사나스와 명상도 큰 도움이 된다.

사트바가 마음을 지배할 때, 진리Truth를 탐구하고자 하는 열망이 나타나게 된다. 안절부절하는 마음은 사라지게 되고, 마음이 한 가지에 집중되며, 명상적인 분위기가 자연스럽게 나타난다.

바이라기아vairagya, 즉 무욕의 불 속에서 정화시킴으로써 타마스가 일으킨 불순한 마음을 정화할 수 있다. 사람들이 생각하듯이 바이라기아는 이 세상의 모든 것을 포기한다는 의미는 아니다. 그것은 재산과 귀중품, 신체까지 포함해서 사람이 가지고 있는 모든 물질은 그 사람의 소유가 아니라는 것을 깨닫는다는 의미이다. 마치 무대 위의 배우처럼 무대 위에서는 물건들을 사용하지만 그 물건에 집착하지 않는다는 것이다. 사람에게 소유한 것이 아무것도 없는데 무엇을 포기할 수 있단 말인가? 이런 무욕의 자세를 가지면 자신과 그리고 세상과 평화가 이루어지고, 자발적으로 바른 행동, 바른 카르마가 따르게 된다.

크리슈나 왕이 『바가바드 기타』에서 아르쥬나에게 말했듯이, 성공적인 행동의 궁극적인 비법은 세 가지 구나의 균형을 이루거나 단순히 사트바를 강화하는 것이 아니라, 세 가지 구나를 초월하는 것이다.

아르쥬나가 전사로서 곧 전쟁터에 나갈 것이므로, 크리슈나 왕은 그가 성공적이면서도 발전적인 행동을 하도록 높은 가르침을 주고자 한다. 그는 아르쥬나에게 세 가지 구나의 영역에서 완전히 벗어나고, 이원성을 초월해서 요가의 영역인 합일과 일치의 영역, 진정한 자아the Self의 영역으로 들어가라고 한다.

> 아르쥬나, 세 가지 구나를 벗어나고 이원성으로부터 탈피해서, 순수함을 확고하게 유지하고, 물질적 재산으로부터 벗어나 너의 진정한 영혼을 수호하라. (2:45)

그리고 크리슈나는 그러한 상태가 되었을 때 행동하라고 말한다.

> 요가의 평온 속에서 행동하고, 집착을 버리고, 성공과 실패
> 에 흔들리지 말라. 마음의 평정이 요가이다. (2:48)

크리슈나는 이것이 '행동의 기술'이라고 말한다. 이러한 깨달음의 상태에서 인간은 행동에 개입하지 않고 관찰자가 된다. 그렇게 되었을 때, 인간은 손해와 이익, 성공과 실패, 기쁨과 고통 속에서 확고해지고 스스로 흔들리지 않게 된다. 왜냐하면 위대한 영원한 실체인 자신의 진정한 영혼이 있다는 것을 알기 때문이다. 프라바바난다는 '그러한 사람은 구나에 관심이 없고 구나에 의해 흔들리지 않는 자이다. 그는 행복과 고통을 하나로 보면서 아트만Atman의 내적 평정을 유지한다.'라고 말한다. 이것이 카르마 요가의 완성, 신(요가)과의 일치 안에서 취하는 행동(카르마)이다.

카르마에 대해서

인과의 법칙은 피할 수 없는 것이다. 과거에 악의 씨앗을 뿌린 사람은 고생과 가난, 고통과 슬픔을 거둔다. 선한 씨앗을 뿌린 사람은 풍요와 축복의 결실을 거둔다.

-시바난다Sivananda

하늘 높은 곳으로, 바다 저 멀리로, 또 깊은 산골짜기로 도망가도 자신의 악행의 결과를 피할 수 없다. 선행에는 반드시 축복이 온다.

-가우타마 붓다Gautama Budha

다른 사람을 도와주면 다음날, 또는 백년 후에라도 반드시 도움을 받는다. 자연은 반드시 빚을 갚아야 한다. 이것은 수학적 법칙이며, 모든 생명은 수학이다.

-구디제프G. I. Gurdjief

무화과 나무에서 무화과가 열리는 것을 보고 놀라는 것은 바보 같은 일이다.

-마르쿠스 아우렐리우스Marcus Aurelius

우리는 스스로 자신의 삶을 만들어간다. 운명은 없다. 삶은 자신의 카르마, 과거의 행동의 결과이며, 우리가 우리 자신의 카르마를 만들었으므로 자연스럽게 카르마를 없앨 수도 있다.

-비베카난다Vivekananda

6 해탈 : 고통 없는 행동

천국의 새는 자기를 움켜잡지 않는 손에 내려앉는다.
—존 베리 John Berry

나의 멍에가 느슨하므로, 나의 짐도 가볍다.
—예 수 Jesus

    자그디시는 유명한 배우로 이름 있는 극단에서 일하고 있었다. 최고의 연기자로 그는 거지의 역할이나 대기업가의 역할도 문제 없이 소화했다.

    어느 날 저녁, 자그디시는 왕의 역할을 연기하고 있었다. 훌륭한 연극이었고 그는 최상의 연기를 보이고 있었다. 객석은 꽉찼고, 관중들은 공연 중간에 여러 번 박수를 쳤다. 연극의 마지막 장면에서 관중은 기립 박수를 보냈다.

    막이 내렸는데도 자그디시는 여전히 머리에 왕관을 쓰고 왕좌에 앉아 있었다. 이것을 보고 막을 내리는 아이, 프롬프터, 그리고 다른 연기자들이 그에게 '연극은 끝났어요. 이제 내려 오세요.' 하고 말했다.

자그디시는 불쾌감을 표시하며 이렇게 말했다. '나는 빈가라잔 Bingarajan 왕이다. 너희들은 왕에 대한 예의도 모르느냐? 너희 모두를 감옥에 보내겠다.'

사람들은 할 수 없이 강제로 그를 왕좌에서 끌어내렸다. 그는 자신이 왕의 역할을 하는 자그디시라는 것을 완전히 잊고, 자신을 자신의 역할인 왕과 완전히 동일시했던 것이다.

세상은 무대, 세상의 모든 사람은 배우

실제로 현실 생활에서 이와 똑같은 일이 우리 모두에게 일어난다. 이것은 불행과 슬픔의 원인이다. 우리는 종종 기쁨에 찬 무한한 진정한 자아Self를 잊어버리고 자신을 시간과 공간의 제약을 받는 한 개인으로서의 역할과 동일시하며, 자신의 성격과 상황 속의 자신을 자기 자신으로 생각한다.

셰익스피어는 '세상은 무대이며, 세상의 모든 사람들은 배우일 뿐이다.'라고 말했다. 우리는 현재의 생과 과거의 생, 그리고 미래의 생에서 많은 역할을 한다. 그러므로 현재 자신이 맡고 있는 역할에 집착해서는 안됨에도 불구하고, 대부분의 사람들은 그렇지 못하다.

배우 데니스 위버Dennis Weaver는 이렇게 말한다. '우리가 영화나 연극에서 연기를 할 때 대사, 소도구, 알맞는 의상, 분장, 그리고 감독과의 우호적인 관계 등 연기에 필요한 모든 것이 갖추어지지만, 배우는 연기를 하고 있기 때문에 현실이 아니라는 것을 안다. 막이 내려지면 배우는 소도구를 소도구 담당에게 돌려주어야 하고, 의상을 의상 담당에게 주어야 한다는 것을 알고 있다.'

위버는 세상에서의 우리 삶도 이와 마찬가지라고 말한다. 우리가 사용하는 집이나 자동차, 옷 등은 우리 소유가 아니다. 그것들은 우주에 속한다. 그것들은 우리가 우리의 역할을 잘 연기하도록 선물로 주어진 것들이다. 마지막 막이 내려질 때 우리는 그 소도구들을 '하늘에 계신 위대한 소도구 담당'에게 돌려주어야 한다는 것을 기억해야 한다.

그리고 연극 무대에서와 마찬가지로 현실 생활에서 자신의 역할을 잘해내려면, '연출자'와 좋은 관계를 유지해야 한다. 자신의 의지와 아이디어 그리고 요구를 버리고 연출자와 협력해 여러 인물과 장면이 등장하는 연극 전체가 성공하도록 만들어야 한다.

물건의 세계는 그 물건을 중요시하는 사람을 질식시킬 수 있다. 그가 부여하는 중요성이 그 물건들에게 힘을 준다. 누군가가 물건들을 그 사람으로부터 빼앗으려고 하거나 그가 물건을 소유하는 것을 방해한다고 생각하면, 그는 화를 내거나 두려워하게 된다. 그의 부정적인 감정이 야기한 정신적 스트레스가 그의 지성과 그 자신을 지배하게 된다. 그의 두려움이 '외부' 현실에서 실제 근거를 갖고 있는지의 여부와 누군가가 정말로 그가 상상하는 대로 그의 적이 되었는지의 여부와 관계 없이 그는 스트레스를 받는다.

『기타Gita』는 이렇게 말한다. '감각의 대상인 물질에 대한 집착 혹은 반감에서 벗어나서 사는 사람은 순수한 정신을 얻는다. 그리고 이 순수한 정신 안에서 그의 슬픔은 종식된다.' (2:64-65) 물건들 속에서 집착이나 반감 없이 사는 법을 배운 사람은 마음의 평화를 얻는다. 돛을 높이 올린 배에 조정하는 사람이 없다면 그 배의 운명은 사나운 폭풍과 파도에 맡겨지게 되고, 결국 항구에 도착하지 못할 것이다. 자제력이 없는 사람에게는 이와 같은 일이 발생하고, 반면에 진정한 자아에 뿌리를 둔 사람은 한없이 평화로운, 목적 있는 삶을 살게 된다.

기뻐하거나 자만하는 기분을 파도라고 한다면, 고통이나 슬픔의 느낌은 이와는 다른 파도이다. 이 두 가지는 모두 마음의 평온을 어지럽히는 불안의 요소이다. 자아가 확고한 사람은 폭풍과 파도에 휩쓸리지 않는다. 그는 무한하고 영원하며, 평온하고 어떤 상황에서도 균형을 잃지 않는 초월적인 실체Reality가 발하는 빛을 잘 알고 있다.

기쁨과 고통, 즐거움과 슬픔, 이익과 손해가 주는 느낌은 일시적인 것이다. 이것은 자신의 행동의 결과로 돌아온 기쁨을 외면해야 한다거나, 자신의 행동의 결과에서 오는 고통을 어떻게든 피할 수 있다는 의미가 아니다. 『기타』와 다른 경전들은 우리가 즐거움이나 고통에 집착해서는 안 된다고 말한다. 삶의 강물이 자연스럽게 흐르도록 놓아두라는 것이다.

슬픔이나 고통을 피할 수는 없지만 그것들이 영원한 것도 아니다. 고통과 슬픔은 지나갈 것이며, 마음의 자세에 따라서 고생을 할 수도 있고 그렇지 않을 수도 있다. 누군가가 말했듯이, '통증은 피할 수 없지만, 통증으로 고통받는 것은 선택할 수 있다.'

그렇다면 우리의 목표는 기쁨이 올 때는 이를 받아들이고, 고통이 올 때는 저항하지 않는 것이다. 기쁨과 고통은 모두 왔다가 가는 것이다. 기쁨sukha을 오래 붙들어 두려고 안간힘 쓰지 말고, 고통 dukha을 더 이상 미워하지 말라. 흔들리지 말고, 균형을 잃지 말며, 자유로워져야 한다.

그러한 자세에 이르고 그런 다음 그 상태를 유지하기란 쉽지 않지만, 명상과 진정한 자아Self에 대한 직접적인 경험은 큰 도움이 된다. 영혼에 대해 더 많이 알면 알수록 평정을 깨고 마음의 평화를 어지럽히는 기쁨과 고통의 힘은 더 작아진다.

해탈과 카르마 요가

사욕 없이 어떤 일을 완수할 때, 그 일은 우주적, 정신적 행동이 된다. 그러한 일은 동물적인 수준의 생활 특성인 기계적이거나 본능적인 행동과 다르며, 또 평범한 사람들의 자기 중심적인 행동과도 다르다. 사람은 자기 중심적인 방식으로 부를 축적해서 큰 집과 냉방 장치가 된 자동차, 돈이 많이 들어 있는 통장을 가질 수 있지만, 내적으로는 공허를 느끼고 행복하지도 않다.

일반적으로 카르마는 구속하는 성질이 있다. 카르마는 잘 보이지 않는 인상을 남기는데, 이것이 미래에 적당한 시기가 오면 새로운 행동을 일으키는 원인으로 작용한다. 이 새로운 행동은 또 일련의 다른 인상을 만들고, 이것이 또 다른 행동의 원인이 된다.

어떻게 이 인과의 법칙을 피해서 자유롭게 행동할 수 있는가? 해법은 카르마 요가에 있다.

『바가바드 기타』는 카르마 요가를 이렇게 설명한다. '사람은 자신의 행동에 대한 권리만 있을 뿐, 그 결과에 대한 권리는 없다.' 이것은 사람은 최선을 다해 행동하고 결과가 무엇이 되든 받아들여야 한다는 것을 의미한다. 자신의 행동에 대해서는 상당한 통제력을 가하고 방향을 조정할 수 있지만, 행동의 결과에 대해서는 전혀 통제권이 없기 때문이다. 그 결과가 어떻게 될지 우리는 전혀 모른다. 우리가 현재의 역할을 아무리 잘하더라도, 우리의 과거 카르마가 반드시 그 결과에 영향을 미친다.

행동할 때에는 흔들림 없이 집중하고, 마음을 완전히 통제해야 한다. 결과에 대해 생각하지 말고, 하고 있는 일에 완전히 주의를 집중시키는 것이 중요하다. 최선을 다해서 일하고 그 일에 헌신해야 한다. '목표 중심'이 아니라 '과정 중심'이 되어야 한다. 큰일이든 사소한 일이든 실패의 원인은 세부 사항이 많이 개입되는 과정을 소홀히 했기 때문인 경우가 많다.

카르마의 법칙은 사람이 만든 것이 아니며, 이 법은 잘못 된 경우가 없다. 모든 결과는 나름대로 합당한 것이다. 그러므로 걱정할 필요가 없다. 최선을 다했으면 결과는 자연에 맡기고 휴식을 취하면 된다.

이것은 결과에 대해 기대해서는 안 된다는 의미가 아니다. 해탈은 좋은 결과를 바라고 행동하지 말라는 의미가 아니다. 이것은 비현실적이다. 사실, 최종 목표를 분명히 하는 것은 좋은 일이며, 그렇게 함으로써 노력의 목적을 정확하게 알 수 있다. 현실을 이상화하면 이상을 실현할 수 있다. 그러나 일단 목표에 대한 비전이 분명해지면, 더 이상 생각하지 말고 일에 착수해야 한다. 마음으로부터 행동의 결과에 대한 생각을 그치면 행동에 세부적인 주의를 더 잘 기울일 수 있다.

일단 행동이 끝나면 그에 따르는 결과를 얻을 것이고, 그 결과가 반드시 자신이 원했던 것이 되리라는 보장은 없다. 그 결과는 그 사람의 현재 행동뿐만 아니라 과거의 모든 카르마를 토대로 해서 나오게 될 것이다. 그리고 다른 사람이 개입된 부분에서는 그들의 카르마도 결과에 반영될 것이다.

결과가 자신이 기대했던 것과 다를 수 있다. 그래서 좌절하고 실망하고 분노할 수 있다. 이처럼 스트레스가 담긴 반응은 그 사람의 마음과 몸에 부정적인 영향을 미친다. 그러므로 화를 내고 실망하지 말고, 다시 생각해보면 어떨까? 빠뜨린 부분이나 실수한 부분이 있을지도 모르는 일 아닌가? 아니면 다음을 위해 배워두어야 할 교훈이 담겨 있을 수도 있다. 어쨌든 좌절할 필요는 없다. 가능한 한 기꺼이 결과를 수용해야 한다.

결과가 기대에 부응하지 못했다고 그 사람이 실패할 것도 아니고, 그의 행동이 실패한 것도 아니다. 다만 기대가 잘못되었을 뿐이다. 잘못 된 기대를 하게 되는 이유는 결과를 만드는 데 개입되는 모든 요소를 알지 못하기 때문이다. 그리고 사실 그 요소들을 다 알 수는 없다. 그 원리는 인간이 이해하기에는 너무나 복잡하다.

그렇기 때문에 『바가바드 기타』는 우리에게 모든 영역에서 최선을 다하고, 그것을 신에게 바치라고 말한다. (신에게 차선을 바쳐서는 안 된다) 최선을 다했으면 그 일이 실망스런 결과를 낳았거나, 그 일이 비난 받거나 무시당해도 절망해서는 안 된다. 반면에 그 행동의 결과가 매우 좋았고 사람들의 칭송을 받았다고 하더라도 자만해서는 안 된다. 우리가 최선을 다했다면 자신이 최선을 다했다는 것을 알 것이고, 그것을 아는 그 자체가 보상이다.

전통 종교를 믿든 믿지 않든, 개인적으로 섬기는 신이 있든 없든, 모든 사람은 비이기적이고 헌신적인 행동을 함으로써 카르마 요가를 실천할 수 있다. 명상가가 명상을 통해서 평화를 얻듯이 이러한 방법으로 서서히 평화와 자유를 얻을 것이다.

이기심 없는 바른 행동을 함에 따라 사람의 마음은 정화되고, 그 사람은 자발적으로 보다 숭고한 가치 있는 삶을 살기 시작한다. 그 사람의 감정과 사고의 본질이 변하게 된다. 즉시 나타나는 보상이 없는 듯하면, 선행이란 마치 씨앗처럼 싹트기에 알맞은 조건을 기다린다는 것을 기억하라. 절대자와의 관계를 염두에 두고 신의 은총을 기원하면서 행동하면, 모든 일이 쉬워진다. 사심 없는 노력에는 언제나 신이 함께한다. 스리 라마크리스나Sri Ramakrishna는 '신의 은총의 바람은 언제나 불고 있으니, 돛을 높이 올려 그 바람을 타기만 하면 된다.'라고 말한다.

스와미 비베카난다는 '자기 중심적인 욕망에서 완전히 멀어지는 것은 불가능하다.'라고 말한다. '가장 높은 경지인 무욕에 도달하는 유일한 방법은 신, 즉 자신의 진정한 자아에 가까이 있는 것이다. 그렇게 하면 더 큰 성공을 누릴 것이다.'

파라마한사 라마크리스나Paramahansa Ramakrishna는 사람은 인생의 드라마에서 최선을 다해 자기 역할을 하면서, 마음은 언제나 신에게로 향하고 있어야 한다고 가르쳤다.

크리스나는 『기타』에서 신을 향한 마음 없이 행동하는 사람은 시간을 낭비하고 있는 것이라고 말한다. 개인적인 이익을 염두에 두지 않은 행동은 그 행동을 하는 사람에게 모든 상황에서, 즉 우호적이든 비우호적이든, 이익이 나든 손해가 나든, 성공하든 실패하든 모든 상황에서 마음의 평정을 준다. 왜 그럴까? 이유는 그 사람의 이기적 자아ego가 결과에 개입되지 않기 때문이다.

자기 완성—해탈

해탈인 것과 해탈이 아닌 것을 살펴보면서 논의를 마감하기로 하자.

해탈은 무관심이 아니다. 해탈은 일부러 냉정하게 모든 사람과 사물을 피하는 것이 아니다. 한때 비베카난다는 대부분의 시간을 명상을 하면서 보내고자 했지만, 그의 스승 라마크리스나는 그에게 개인적인 구원을 위해서 모든 것에 무관심한 채 세상을 등한시하는 것은 비인간적이라고 말했다.

삶과 삶의 의무에서 도망치고, 자신의 재산을 포기하며, 친족 관계와 책임을 무시하는 것은 극기나 해탈이 아니다. 해탈은 일종의 운명론이 아니다. 운명론자는 자신이 일을 열심히 하거나 하지 않거나 차이가 없다고 생각한다. 운명론자는 '일어나야 하는 일이 일어날 뿐이다.'라고 말한다. 행동의 결과에 대한 운명론자의 태도는 해탈이 아니라 무관심이다.

해탈은 또한 행동의 자제를 의미하지 않는다. 『기타』는 행동을 억제하면서 속으로 물질만을 생각하는 사람은 자신을 기만하는 위선자라고 말한다. 깊은 명상의 침묵 속에 빠져 있을 때를 제외하고 사람이 행동을 억제하는 것은 불가능하다. 제5장에서 말했듯이 우리가 깨어 있을 때나 자고 있는 동안에도 행동은 계속되고, 우리는 계속 생각하고, 말하고, 꿈꾸고, 소화하는 등의 행동을 한다. 해탈에는 분별력이 따른다. 영혼을 깨달은 사람에게 행동의 결과에 대한 집착은 자연스럽게 사라진다. 그러한 사람은 갈망이나 '나' 또는 '내 것'이라는 의식 없이 마음의 평화 속에서 일하면서 자유롭게 행동한다.

해탈은 달성하기 어려운 듯이 보이지만 그렇게 어렵지는 않다. 마음이 그 자신의 진정한 자아에 닿았을 때, 해탈은 저절로 이루어진다. 명상에서 자신의 진정한 자아를 경험한 초기 단계 직후부터, 속도는 느리지만 해탈이 진전되기 시작한다. 처음부터 해탈은 새로운 느낌의 자유와 평화를 준다. 확장된 자신의 의식을 통해서 그 사람은 자신의 제한된 인격이 아닌 자신의 영혼과 점점 더 동일시하게 된다.

자기 완성을 이룰 때 가장 심오하고 순결하고 완성된 해탈을 경험한다. 만약 우리가 바다라면, 수없이 많은 파도가 일어나서 바다 표면을 출렁이게 할 것이고, 수없이 많은 강이 우리를 향해 흘러들어올 것이지만, 바다로서의 우리의 지위는 그대로 남아 있다. 『바가바드 기타』는 이렇게 쓰고 있다.

강물이 끊임없이 바다로 흘러들어가지만
바다는 조금도 변함이 없다.
선각자의 마음에 욕망이 흘러들어가도
그는 전혀 흔들리지 않는다.

선각자는 평온함을 알고 있다.
그는 욕망을 잊고 사는 평온을 알고 있다.
그는 욕망 없이 산다,
자아와 자만으로부터 해방되어.

7 자기 완성 : 건강과 행복으로 들어 가는 문

모범적인 삶은 자신을 초월하는 삶이다. 이것이 궁극적인 다르마이다.
—차투르베디 바드리나스Chaturvedi Badrinath

위대하고 신성한 영혼의 진리, 최고의 실체Supreme Reality가 가장 신비한 것 보다 더 신비하게, 가장 멀리 있는 것 보다 더 멀리서 빛난다. 그것은 가장 가까운 것 보다 더 가까운 우리 몸 안에 있다. 현자들은 그것이 바로 우리 마음의 동굴 속에 있다는 것을 깨닫는다.
—『문다코파니샤드Mundakopanishad』, 111, 1:7

아쉬타바크라Ashtavakra는 열두 살에 이미 현지기 되었다. 그는 아버지 카보르Kabor와 함께 지혜로운 왕 자나카Janaka의 왕국에 살고 있었다. 당시에는 자주 있었던 일로, 자나카는 그의 왕궁에 카보르와 스리 반딘Sri Vandin 두 사람의 저명한 경전 전문가를 불러 토론을 벌였다. 아버지가 자나카 왕이 던진 질문에 답을 하지 못했다는 소식을 들은 아쉬타바크라는, 왕궁으로 가서 입궁 허가를 받은 후 왕 앞에 섰다. 왕은 그에게 그 어려운 질문을 던졌다.

어느 날 점심 식사 후에 왕은 시종들이 부채질을 하고 있는 가운데, 꽃잎이 뿌려진 왕실의 침대에서 낮잠을 자고 있었다. 잠이 들자 왕은 꿈을 꾸었는데, 이웃 나라 왕이 그의 왕국을 침략해 자신이 패전하는 꿈이었다. 왕은 궁을 빠져나와 도망했고, 굶어 죽을 위험에 처하게 되었다. 왕은 옥수수밭으로 들어가 옥수수 두 자루를 따서 먹으려고 했다. 그때 옥수수밭 주인이 갑자기 나타나 왕을 심하게 때리기 시작했다. 아파서 비명을 지르며 꿈에서 깨어났는데, 자카나 왕은 여전히 침대에 누워 있었고 시종들은 부채질을 하고 있었다.

'내가 묻고 싶은 것은 꿈과 꿈에서 깨어나서 본 것 중 어느 쪽이 현실이냐는 것이다. 이 질문에 시원하게 대답한 신하나 스승이 아무도 없구나.'

아쉬타바크라는 이렇게 대답했다. '오, 왕이시여, 깨어 있는 상태도 꿈의 상태도 모두 현실이 아닙니다. 깨어 있을 때는 꿈의 상태가 존재하지 않고, 꿈을 꾸고 있을 때는 의식의 세계가 사라집니다. 그러므로 둘 다 분명히 실재하지 않습니다. 실재하는 진실은 그처럼 사라지지 않습니다.

'깨어 있는 상태에서 우리는 완전히 외부 경험과 활동에만 빠져서 그것이 실재한다고 생각합니다. 우리가 꿈을 꿀 때 우리의 인식과 활동은 완전히 다릅니다. 꿈속에서 어린 시절부터 노년기까지 평생을 경험하면 그것이 현실이라고 생각하는데, 깨어나서는 단지 몇 분만이 지나갔다는 것을 깨닫습니다.

'세 번째 상태는 수면입니다. 이것도 현실이 아닙니다. 왜냐하면 잠을 잘 때 우리는 깨어 있지도 꿈을 꾸지도 않습니다. 그러므로 우리는 주변 세상도 의식하지 못하고 꿈의 세계도 의식하지 못합니다.

'우리는 보통 이 세 가지 의식의 상태에서 살지만, 어느 것도 현실이 아닙니다. 명상 속에서는 이 세 가지 상태를 초월할 수 있습니다. 깨어 있지만 마음은 우주 만물의 근원인 최고의 의식, 진정한 자아Self와 완전히 결합되어 있습니다. 일단 이것을 알게 되고 이 최고의 실체를 경험하게 되면, 그 사람은 더 이상 자신을 물리적 신체와 동일시하지 않습니다. 앞의 세 가지 상태는 왔다가 가는 일시적인 것이지만, 우리는 그것으로부터 분리되어 자신의 진정한 자아에 닿을 수 있습니다.

'모든 사람의 몸속에 같은 생명의 강이 흐르고 있고, 우주의 모든 존재는 진정한 자아Self, 의식Consciousness, 신God의 현시라는 것을 우리가 깨달을 때, 우주적 형제애를 느끼게 됩니다. 오 왕이시여, 실재하는 것은 그러한 의식의 상태이지 깨어 있는 상태와 꿈의 상태와 수면의 상태는 현실이 아닙니다.'

행복 찾기

진리를 탐구하고 진정한 실체를 탐구하는 것은 순수한 활동이다. 대부분의 사람들은 주어진 삶을 살며 가족을 부양하는 데 만족한다. 자나카 왕처럼 의식적으로 진실을 찾는 사람들은 어느 시대에나 흔하지 않은 존재들이다. 그러나 이 소수의 사람들이 인간의 정신과 영혼 보다 높은 존재를 찾고 이를 다른 사람들에게 일깨워준다.

그러나 현실에서는 진리를 탐구하는 사람들도 나름대로의 방법으로 다른 사람들과 마찬가지로 행복을 추구한다. 행복을 보다 큰 성공, 보다 큰 사랑, 더 많은 돈, 더 높은 지위, 더 좋은 건강, 더 만족스러운 가족 생활, 더 많은 지식 중 그 어느 것으로 생각하더라도, 모든 사람이 추구하는 것은 궁극적으로 행복이다. 영원한 행복이 세속의 일상적인 경험으로는 얻어지지 않는다는 것을 깨달았을 때, 사람은 진리를 탐구하기 시작한다.

아무리 노력해도 우리에게 영원한 안정감과 행복을 가져다 줄 물질이나 사람, 상황을 발견하지 못할 것이다. 어떤 사람이나 어떤 업적이 즐거움과 만족, 기쁨과 위안을 줄 수는 있지만, 영원한 행복이나 기쁨은 주지 못한다. 속세는 사람에게 흔들리지 않는 행복을 결코 가져다줄 수 없다.

세상의 모든 가치는 온기와 냉기처럼 상대적이다. 이것들은 외부 세계에서의 우리의 경험을 형성하는 서로 반대가 되는 요소들이다. 씁쓸함 없이는 달콤함도 없고, 고통이나 손실 없이는 기쁨도 없으며, 실패 없이는 성공도 없다.

아기를 낳는 어머니는 통증을 느끼면서도 이를 슬퍼하지 않는다. 이 통증에는 즐거움과 기쁨이 함께한다. 자녀가 다른 도시로 거처를 옮길 때 부모는 이별의 고통을 느끼지만, 자녀가 독립해서 잘 살고 있음에 만족해 하고 자랑스러워 한다. 딸이 결혼해서 곧 남편과 시댁 식구들에게 간다고 가정해보자. 딸이 태어난 이후 한번도 딸과 떨어져 지낸 적이 없다. 이별의 슬픔을 감당할 수 있을지 알 수 없고, 시집 식구들이 딸에게 자신들처럼 잘해줄지 몰라서 부모는 울고 있다. 그러나 동시에 부모는 딸의 결혼으로 행복을 느낀다. 아들이 기회의 땅, 미국으로 가는 이민 비자를 받았다고 하자. 그는 총명한 청년으로 미국에서도 잘 지낼 것이고 부모는 이를 기쁘게 생각한다. 그러나 동시에 부모는 슬프다. 부모가 늙고, 병약하고, 아플 때 누가 이들을 돌볼 것인가?

이것이 인생이고, 인생은 쓰고 동시에 달콤한 경험들이다. 긍정적인 일이 많아도, 우리는 긍정적이고 좋은 일이라고 생각하는 달콤함, 기쁨, 성공, 이 모든 경험이 일시적이라는 것을 안다. 이것들은 결코 오래가지 않는다.

유일하고 진정하며 영원한 행복은 자신의 진정한 자아Self, 아트만과 하나가 되는 것이다. 그 외의 다른 행복은 상대적이고 일시적인 것이므로, 진정한 행복이 아니다. 진정한 행복은 자신의 내부에서 온다.

진정한 자아란 무엇인가

『바가바드 기타』와 다른 고전 경전들은 생명을 외형에서 신비한 내면에 이르기까지 여러 층으로 나눠 묘사한다. 우리 몸은 가장 바깥에 있는 우리의 껍질이다. 듣고 보고 만지는 감각 기관이 있는 몸은 유용한 도구로서, 감각을 통해서 우리는 행동하고 욕구를 충족시킨다. 그러나 '나의' 몸은 '우리의' 도구이지 나의 심오한 자아가 아니다. 몸은 계속해서 변한다. 그것은 아기에서 늙은 모습으로 변해간다. 이것이 '자아Self'라면 어떤 상태의 몸이 나란 말인가? 내가 나의 몸이라면 몸이 아프거나, 불구가 되거나, 팔다리를 잃었을 때도 나는 여전히 나인가? 분명히 이보다 더 심오한 무엇이 있지 않겠는가?

몸과 감각보다 더 눈에 띄지 않는 것이 마음이다. 빠르게 변하는 생각의 유형, 기억, 욕망, 인식 등은 몸보다 더 가깝게 느껴지지만 이것도 역시 믿을 만한 것은 못 된다. 어제 믿었던 것을 오늘은 실수였다고 생각한다. 어떤 생각이나 느낌이 내 마음속을 지나갔어도 '나'는 그 감정이나 생각과 분리되어 있다. 마음속에 있었던 일과는 관계 없이 나는 어제는 저기에 있었고, 오늘은 여기에 있다. 그러므로 '나'는 이 시시각각 변하는 마음이 아닌 다른 무엇임이 분명하다.

마음의 정제된 차원에는 지성이 있고, 지성은 분별하고 결정한다. 지성은 우리의 사고와 행동에 방향을 제시한다.

그러면 지성 위에는 무엇이 있는가? 생각이 깜박거리기도 전의 조용한 지성의 근원인 진정한 자아, 우리 삶의 근본인 실체Reality가 있다. 경험과 경전의 표현을 빌리면, 이 자아는 영원한 희열의 의식, 순수한 의식, 순수한 존재로 표현될 수 있다. 이것은 하나의 전체, 우주적 지성, 나와 모든 존재의 근본이 되는 진리이다.

명상을 통해 이 진정한 자아를 경험할 수 있다. 조용히 앉아서 마음의 끊임없는 활동을 가라앉히고, 마음을 생활의 잡다함으로부터 벗어나게 하여 내부적인 일치에로 향하게 하면, 자신의 가장 깊은 내부에 있는 자아를 알게 된다. 이 영역은 우주 전체의 질서를 책임지는 지성이다. 계속되는 명상 속에서 사람의 지성은 이 무한한 지성의 빛과 결합되고, 삶은 보다 확고하게 발전적인 방향으로 나아가게 된다. 사랑, 자비, 행복, 건강, 그리고 평화로의 문이 열리게 된다. 이렇게 되면 삶은 점점 더 완전한 것이 된다.

그러므로 진정한 자아를 깨닫는 첫 번째 원리는 실재와 허상을 구분하고, 일시적인 것과 영구적인 것을 구분하는 것이다. 진정한 자아란 시간의 제약을 받지 않고 삶과 죽음을 초월하는 것임을 깨달아야 한다. 필요할 때까지 신체는 살아남을 것이다. 신체가 오래 사는가는 중요하지 않다. 우리가 성장하고 발전해서 삶의 궁극적인 목적인 자아를 깨닫는 자연의 법칙에 따라서 필요할 때까지만 신체는 살면 된다.

인간의 삶은 증오에서 사랑으로, 속박에서 자유로, 무지에서 지혜로, 암흑에서 광명으로, 약에서 강으로, 고통에서 희열로 가는 여정이어야 한다. 『바가바드 기타』의 중심이 되는 가르침, 요가 바시스타Yoga Vasistha와 그 밖의 위대한 경전들은, 사람은 세상에서 자신의 의무를 다하고 살면서 진정한 자아를 깨달음으로써 이 발전 과정을 즐길 수 있어야 한다고 말한다.

진화의 긴 여정

진정한 자아를 깨닫는 것이야말로 긴 진화 과정의 종착점이다. 서구식(다윈의) 진화의 개념은 단순히 돌, 식물, 동물, 인간, 그리고 그 밖의 자연에 나타나는 진화의 여러 단계를 설명할 뿐이다. 인도의 진화 개념은 개인의 영혼이 진화 단계를 거쳐서 순수한 의식, 우주의 신성한 존재로서의 자신의 진정한 본질을 깨달았을 때 자유로워진다는 것이다.

진화의 상태는 사물이나 사람이 자신의 신체적, 정신적 능력을 통해서 나타낼 수 있는 의식의 정도에 따라 다르다. 돌은 의식을 드러내지 않으며 활동하지 않는다. 식물은 돌보다 훨씬 더 의식이 있다. 식물을 그늘에 놓으면 곧 가지가 빛이 있는 쪽으로 기운다. 해바라기는 수백만 마일이나 떨어져 있는 태양을 따라다닌다. 많은 실험 결과 식물도 음악에 분명하게 반응하는 것으로 알려졌고, 소리가 달라지면 반응도 달라진다. 진화 단계에서 식물보다 한 단계 더 높은 동물은 훨씬 더 높은 의식을 갖는다. 동물은 말소리에 반응을 보이고, 감정을 나타내며, 새로운 행동을 학습한다.

인간은 더 높은 진화 단계에 있다. 사람은 동물처럼 단순히 본능과 충동에 의해 살아가지 않는다. 사람은 보다 폭넓은 범위의 행동과 그 결과를 수용할 능력이 있고, 그 능력을 필요로 한다. 인간은 분별력을 이용해서 감정과 욕망, 습관을 조절할 수 있다. 또한 논리를 따지고 결정하고 창조하고 심지어는 달에도 날아갈 수 있다. 그리고 자신의 생각과 거리를 두고 그 생각을 지켜볼 수 있다.

인간은 지상의 모든 생물 중에서 가장 높은 단계에 있는 것이 분명하다. 그러나 주위를 둘러보면 모든 사람이 다 같은 단계에까지 진화하지 않았다는 것은 분명하다. 사람의 지성, 사랑, 도덕성, 그리고 그 밖의 중요한 측면은 사람마다 크게 다르다.

어떤 사람들은 상황을 냉정하게 분석하지 못하며, 옳고 그름을 판별하지 못한다. 모습은 사람이지만 진화의 초기 단계에도 도달하지 못한 듯이 보이는 사람도 있다. 바위처럼 비활동적인 성향의 사람도 있고, 또 배추 머리와 호박의 몸을 한 식물 인간들도 있다. 이들은 마치 식물이 태양을 향해 움직이듯이 행동하며, 타마스의 지배를 받는다.

또 어떤 사람들은 동물-인간으로서 다양한 기질을 가지고 있으며, 주로 라자스와 타마스의 지배를 받는다. 뱀-인간, 전갈-인간, 호랑이-인간도 있으며, 이들은 그러한 동물들과 비슷하게 행동한다. 이들은 분별력이나 동족에 대한 사랑은 배우지 못했다.

사람-인간의 단계에 도달한 사람들 중에는 두 가지 유형, 즉 매와 비둘기가 있다. 매 타입의 사람은 재산, 쾌락, 권력을 위해 노력한다. 이들은 자신들의 목적 달성을 위해서라면 다른 사람들이 고통받아도 개의치 않는다. 반면에 비둘기 타입의 사람은 진정한 인간으로서, '나도 살고 다른 사람도 살게 한다.'는 법칙을 믿는다.

마지막으로 신성이 구현되는 부류의 사람이 있다. 이런 이들을 완전히 발전한 존재, 또는 신-인간으로 생각할 수 있다. 스와미 친마야난다Swami Chinmayananda는 이러한 사람은 주위의 다른 사람에게 어둠을 밝혀주고 삶과 생활에 대한 지식을 알려준다고 말한다.

누구나 이 단계에 도달할 수 있다. 건강하고 순수(사트빅)한 삶을 유지하고 마음의 빛을 밝히기 위해서, 규칙적으로 명상함으로써 깨달음을 얻은 존재의 상태로 나아갈 수 있다.

한사Hansa는 히말라야에서 발견된 위엄 있는 물새이다. 백조과에 속하는 한사는 백설같이 희고 그 목은 우아하고 길다. 한사는 많은 전설에서 잉꼬처럼 쌍으로 등장한다. 시인과 학자들은 고대 인도 문학과 경전에서 한사에 관한 사랑 이야기와 동화를 썼다.

여러 전설에서 한사는 대단한 분별력을 가진 것으로 묘사된다.

한사는 우유와 물이 섞인 그릇에 부리를 담그고 물을 남기고 우유만 마실 수 있다고 한다.

대부분의 사람들은 다종 다양한 사물들을 구별할 수 있고 물질적인 손해와 이익을 구분한다. 그리고 옳고 그름의 도덕적 가치를 인식할 수 있다. 그러나 극소수의 사람만이 영혼의 분별력을 갖고 있으며, 이 분별력으로 허와 실, 불변의 진리와 거짓, 희열과 일시적인 쾌락을 구분한다. 이런 사람들은 신에 가깝다.

파람 한사Param hansa나 파라마한사(Paramahansa, 최고의 한사)는 진정한 행복, 즉 진정한 자아의 기쁨을 아는 사람에게 주어지는 이름이다. 이러한 이는 모든 인간의 본보기이며 안내자이자 스승이다.

생과 일치된 삶

명상에 더 깊이 빠질수록 더 높은 곳으로 오른다. 보이지 않는 근원에 더 가까이 갈수록 치료력은 더욱 커진다. 진정한 자아의 고요 속에 확고하게 자리 잡은 사람은 좋고 나쁜 모든 상황에서 마음의 평온을 유지한다.

이때 모든 사람의 몸에 하나의 생명의 강이 흐른다는 것과, 신이 모든 사람의 가슴속에 존재한다는 것을 깨닫는다. 우주 전체가 살아 있다. 우주는 부서지지 않은 하나의 전체이다. 존재하는 모든 것은 하나이다. 하나의 우주가 자신을 바라보고 자신과 상호 작용한다. 우주적 자아인 브라만 이외의 다른 존재는 없으며, 이 브라만은 여러 형태로 나타난다고 옛 성인은 말한다.

> 당신은 남자이고 당신은 여자이고 당신은 젊은 처녀이기도 하다. 당신은 지팡이를 짚고 가는 노인이다. 당신은 모든 방향으로 돌아가는 얼굴을 가지고 태어난다. 당신은 짙은 파란 나비이고 붉은 눈을 가진 초록 앵무새이다. 당신은 어두운 구름이고 계절이고 바다이다. 당신은 시작되지 않았고 공간과 시간을 초월한다. 당신은 '신'이며 온 세상이 당신에게서 시작된다.
> ―『스베타쉬바타라 우파니샤드Shvetashvatara Upanishad』, 4:4

마음이 다양한 겉모습만을 인식한다면, 이 겉모습의 상이함으로부터 부조화와 갈등이 일어날 것이고, 슬픔은 우리를 떠나지 않을 것이다.

모든 차이와 모순은 초월적 합일의 의식 속에서 해결된다. 불순함과 스트레스는 씻겨나가고, 무지가 사라지며, 깨달음이 온다. 그 깨달음의 결과 진정한 자아의 순수함 속에서 작은 자아가 빛난다. 명상의 목적은 일치 의식을 깨닫는 데 있다. 일치 의식의 결과, 하나와 전체를 향해 사랑이 흘러넘친다.

다양함 속에서의 합일은 베다 경전의 위대한 주제 중의 하나이다. 베다 경전 내용 중 중요한 것 가운데 하나는 정신적 측면에서 '모든 것(다양성)은 하나이다.'라는 개념과, 사회적 측면에서 '온 세상이 나의 가족이다.'라는 개념이다. 베다의 기도는 이렇게 계속된다. '우주의 모든 사람들이 행복해지고 번영하게 하라.'

자신에게서 모든 존재를 발견하고
모든 존재로부터 자신을
발견한 사람은
무슨 일이 있어도 화내지 않는다
이때 지혜로운 자아는
모든 살아 있는 존재가 되고
일치를 깨달은 사람에게
실수나 고통은 없다.

―『이사바시 우파니샤드Isavasy Upanishad』, 6과 7

Your Life is in Your hands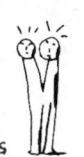

제3부 행복한 사람들의 건강한 습관

8 성공에 이르는 가장 효과적인 방법

> 자기 수양이 되었고, 마음에는 굳은 의지가 있으며, 지극히 높은 자아에로 지성이 향한 사람은 세상을 흔들지 않고 세상에 의해 자신이 흔들리지도 않으며, 기쁨, 시기, 불안으로부터 자유롭고, 그러한 사람은 나에게 소중한 존재이다.
>
> ―『바가바드 기타』. 12:14-15

어떤 분야에서든 발전을 위해서는 자기 수양이 필수적이다. 수양을 거치지 않은 삶은 발전하지 않는다. 축구 경기에서 이기려면 선수들은 감독의 치밀한 계획에 따라 경기를 해야 한다. 풀백이나 골키퍼의 위치가 맡겨지면 그 역할에 맞게 충실히 뛰어야 한다. 무신경하게 경기장 전체를 휘젓고 돌아다니면서 경기를 하면 반드시 지게 된다.

어떤 젊은이가 경기에서 우승하기 위해 규칙적으로 잠자고 식사를 조절하고 훈련을 하는 등 힘든 수련 과정을 택한다면, 모든 사람은 이것을 당연하게 생각한다. 그런데 일상 생활에서의 수련에 대해 말하면 의아하게 여기는 사람이 많다. 사람들은 규칙적으로 잠자거나 운동하거나 일하지 않고, 원할 때 원하는 것을 먹는 것이 더 자연스럽고 재미있다고 생각한다. 그러나 불규칙적이고 변덕스러운 생활 습관은 신체를 약화시키고 질병을 부른다.

 자연을 관찰해보라. 자연에는 질서 속에 규율이 있다. 행성의 운행에도 규칙이 있어서 빠른 속도로 회전하면서도 주어진 질서와 관계를 유지한다. 계절에도 규칙이 있어서 때가 되면 절기가 바뀐다. 낮과 밤의 변화에도 규칙이 있다. 이와 마찬가지로 모든 생명의 성장에는 나름대로의 질서가 있다.

 『바가바드 기타』에서 크리슈나 왕은 절제와 규율은 건강하고 행복한 그리고 성공한 삶을 위한 필수 요소라고 말한다. 그가 요가에 대해서 한 말은 삶의 모든 측면에 적용된다. '과식하거나 지나치게 단식하는 것은 좋지 않다. 너무 많이 자거나 밤을 새우는 것도 좋지 않다. 식사 습관이나 여가 생활, 활동, 수면, 깨어 있음을 절제하도록 해야 한다.'

 그리고 선각자, 스승, 현자에 대해 존경심을 가져야 한다. 솔직해야 하고, 남을 해치지 말며, 몸을 깨끗이 하고, 성적으로 순결해야 한다. 언행도 절제해야 한다. 언제나 친절하고 자비로운 말을 쓰며, 고통을 주는 말을 해서는 안 된다. 속담에서 말하듯이 '혀는 칼은 아니지만 상대를 다치게 한다.' 절제는 언제나 힘이 되어준다.

수련은 에너지를 조절한다

인도 전통에 수련과 수련의 필요성을 상징하는 잘 알려진 그림이 있다. 전차 그림으로 여러 마리의 말이 전차를 끌고 전사가 말들을 몰고 있다. 말은 감각을 뜻한다. 그들이 달리는 길은 욕망의 길이다. 전사는 마음, 내적 인간이다.

수양이 없으면 그의 마음은 통제되지 않고, 감각은 부주의한 야생마처럼 통제 불능이 된다. 그러나 자기 수양이 되었을 때 그의 감각은 훌륭한 전사의 말과 같다. 건전한 의식과 절제된 마음을 가진 자는 여행의 목적지에 성공적으로 도달할 것이다.

마음은 또 힘센 강물에 비유될 수 있다. 강물을 통제하지 않으면 홍수의 원인이 되어 위험과 재난을 불러온다. 통제받은 강물은 전기를 제공하고 수로를 통해서 광활한 들판에 물을 댄다.

『요가 수트라스』에서 파탄잘리가 수양의 의미로 사용한 산스크리트 어는 타파스tapas이다. 타파스의 원래 의미는 열과 에너지를 만든다는 뜻이다. 타파스는 자기 수양의 실천과, 신체의 탐욕과 열정을 통제한다는 의미이다. 그렇게 함으로써 에너지를 만들고, 이 에너지를 올바른 목적의 달성, 자아 즉, 아트만과의 궁극적인 합일의 달성에 사용한다.

수련은 못 침대에 누워 있거나 그 밖의 다른 수련들처럼 무섭고 끔찍한 것이 아니다. 그러한 수련은 모두 자연스럽지 않다. 극단적인 수련은 몸과 감각 기관을 약화시킨다.

수양은 무엇인가? 수양은,

— 자신의 생활에 질서를 가져오고
— 나태(타마스)를 극복하며
— 열정(라자스)이 자신의 행동을 지배하지 못하게 하고
— 사고와 행동을 신중하게 주시하며, 지성적으로 통제하고
— 인내하는 힘이며
— 건강과 행복을 위해 일상 생활(식사, 운동, 휴식)을 조절하는 것이다.

마음을 수양하고 부정적인 생각과 감정을 통제하면 긍정적인 생각이 마음을 지배하게 되고, 인간이 자연적으로 타고난 잠재된 놀라운 능력을 이용할 수 있게 된다. 그렇게 되면 사회에 유용한 일을 할 수 있으며, 불가능은 없게 된다.

시간 만들기

일할 능력이 있고 절제와 헌신으로 그 일을 한다면, 언제나 그 일을 할 시간이 주어질 것이다. 게으른 사람은 시간이 없지만 부지런한 사람은 언제나 시간이 있다. 자신을 절제하고 일에 헌신하며 결과에 연연하지 않는다면, 그 사람은 만족스럽고 자유롭고 행복할 것이다.

칼을 갈 때는 숫돌과 일정한 각도를 유지하며 갈아야 한다. 그렇지 않으면 칼은 갈리지 않고 오히려 무뎌질 것이다. 시타르를 연주할 때 올바른 방법으로 섬세하게 줄을 뜯으면 아름다운 음악이 흘

러나온다. 어떤 분야에서든 바른 행동을 수행하려면 수련이 필요하다. 산만한 마음을 집중시키도록 해야 한다. 그러고 나서 절제와 헌신으로 일을 한다면 스스로도 그 성과에 놀라게 될 것이다.

인도 전통의 위대한 경전 중의 하나인 『요가 바시스타Yoga Vasistha』에는 성장과 성공, 그리고 영적 발전을 위한 자기 수양과, 스스로의 노력의 중요성에 대한 성자 바시스타의 설득력 있는 주장이 담겨 있다. 아직 읽지 않은 독자들을 위해 제5장에 나오는 그의 가르침을 인용한다.

수련에 관한 몇 가지 생각

어떤 상황에서 도망치는 것은 결코 도움이 되지 않는다. 평온한 마음은 어떤 상황이라도 직시하고 해결책을 찾을 수 있다.

넘어지거든 일어나서 옷에 묻은 먼지를 털고 계속 나아가라. 일시적인 후퇴는 패배가 아니다.

'단기적으로 보든 장기적으로 보든 실패란 없다. 생은 힘들고 먼 길을 여행하는 것과 같다. 수없이 많은 걸음들 중에서 당신을 목적지에 닿게 해줄 마지막 발걸음이 있을 것이다. 그러므로 장애물 때문에 돌아갔던 걸음과 그 이전의 모든 걸음들을 실패로 여기지 말라. 한 걸음 한 걸음이 당신을 목적지에 보다 가깝게 다가가게 해준다. 당신은 항상 걸어야 한다. 배우고 발견하고 발전하는 그 자체가 당신의 영원한 목적지이다.'

―니사르가다타 마하라즈 Nisargadatta Maharaj

9 많이 먹을수록 일찍 세상을 떠난다

음식에서 모든 존재가 태어나고, 태어난 후에는 음식으로 모든 존재가 성장한다. 모든 존재는 음식을 먹으며, 마지막에는 음식이 모든 존재를 먹는다.
―『타이티리야 우파니샤드Taittiriya Upanishad』

저녁 파티에서 너무 잘 먹지 말고 현명하게 먹어야 하며, 말을 할 때는 너무 현명하지 않게 잘 말해야 한다.
―서머셋 몸Somerset Maugham

수레시는 나의 오랜 친구이다. 우리는 같은 학교와 같은 의과 대학에 다녔다. 그리고 함께 군의관으로 근무했다. 오랜 기간 우리는 푼에서 살았다. 그리고 지금은 둘 다 델리에 살고 있다. 수레시와 그의 아내 샤쿤탈라 사이에 아들이 둘 있는데, 우리 아이들과 거의 같은 시기에 태어났다. 수레시의 두 아들은 총명하고 공부도 매우 잘했다.

수레시와 나는 생활 방식은 약간 달랐지만 우리 둘은 늘 잘 지냈다. 수레시는 언제나 낙천적이고 활기와 웃음이 넘치는 사람이었다. 그는 사교적이어서 저녁 파티를 무척 즐겼다. 과식은 하지 않았지만 좋은 음식을 즐겼다.

수레시는 얼마간 나에게 좀 화가 난 적이 있었다. 이유는 그가 우리를 초대할 때마다 늦은 밤의 파티를 싫어해서 푸쉬파와 내가 이런저런 핑계를 대고 초대에 응하지 않았기 때문이었다. 이런 점에서 델리의 사교계는 끔찍하다. 저녁 만찬에 친구 몇 사람을 초대하면 보통 9시가 넘어야 도착하고 심지어는 10시가 넘어서 오는 사람도 있다. 칵테일과 음료는 11시나 11시 30분까지 계속된다. 저녁 식사는 늦은 밤에야 차려지고, 현실적으로 자정 전에 집으로 돌아가기를 바라는 것은 어렵다. 그런 생활은 우리에게 맞지 않는다.

얼마 전에 마침내 우리는 델리 남부에 있는 수레시의 아름다운 집으로의 초대에 응했다. 몇몇 가까운 부부들을 포함해서 열둘 내지 열세 쌍의 부부가 초대되었다. 모두들 즐거운 듯이 보였고 여기저기서 스카치 위스키를 마시고 있었다.

아브나쉬 찬드라는 내 옆에 앉아 있었다. 나는 지난 2년간 그를 환자로서 돌보고 있었다. 찬드라는 서른여덟 살이다. 그는 비만으로 배가 나왔고 실제 나이보다 더 들어 보였다. 그는 고혈압과 협심증 치료를 받았으며, 파티가 있던 날부터 약 2개월 전에 벌룬혈관성형술을 받았다.

수술은 성공했고 협심증은 사라졌다. 이제 통증이 없어지자 아브나쉬는 자신이 새 심장을 갖고 있고 전처럼 다시 몸을 학대해도 된다고 생각하는 듯했다. 그는 식사와 음주에 대해서 그가 지키기로 약속한 것을 모두 잊었다. 그는 기분이 좋아서 위스키를 마시고 감자 웨이퍼, 소금 뿌린 캐슈 너트, 양고기 꼬치 요리 등을 마구 먹고 있었다. 이 음식들은 그의 비만, 높은 콜레스테롤, 고혈압, 그리고 협심증 때문에 내가 먹지 말라고 한 음식들이었다.

아브나쉬 찬드라의 형은 과음 때문에 발병한 간질환으로 병원에 입원했다. 아브나쉬는 그의 형에게 병이 생길 줄 알았다고 나에게 말했다. '우리 형의 문제는 과음이 아니라 좋은 음식을 먹지 않는다는 것입니다. 나도 형과 주량이 비슷하지만 나는 잘 먹어서 문제가 없어요. 파티에 가기 전에 저는 빵을 얇게 썰고 그 위에 버터를 두껍게 발라 먹어요. 그렇게 하면 위스키가 내 머리까지 오르지 못하거든요. 그러면 술을 먹고 싶은 대로 마시고도 간에는 아무 문제가 생기지 않아요.'

아브나쉬의 간에는 아직 문제가 있는 것 같지는 않았다. 그러나 심장은 정말 심각했다. 그럼에도 불구하고 그는 그 순간에도 자신의 행동이 그의 좁아진 동맥에 응혈을 진행시켜 심장 발작을 초래할 수도 있다는 것을 알지 못하고 관심도 두지 않은 채, 먹고 마시면서 자기 생각에만 빠져 있었다.

더 적은 것이 더 많다

아브나쉬의 과식은 결코 특별한 경우가 아니다. 집에서든 음식점에서든 온 세상 어디에서나 여유만 있다면 사람들은 엄청난 양의 음식을 먹는다. 동물과 인간을 대상으로 한 많은 연구에서 더 적은 칼로리를 섭취하는 사람이 더 많은 칼로리를 섭취하는 사람보다 장수한다는 결론이 나왔다.

한 예로, 정상적인 쥐는 노화로 죽을 때까지 30개월을 산다. 그러나 미네소타 대학의 유전학과 세포 생물학 교수인 아크하우리 신하 Akhouri A. Sinha 박사는 쥐의 칼로리 섭취량이 많이 증가하면 쥐의 수명은 20개월이나 24개월로 줄어들고, 여러 가지 질병과 기타 건강 문제를 겪게 된다고 말한다.

반대의 경우, 칼로리 섭취량이 줄어든 쥐는 건강을 유지하면서 평균 36개월을 산다고 한다.

사람을 대상으로 한 연구도 이 결과를 뒷받침한다. 체중이 65킬로그램(약 143파운드) 이하인 사람이 95킬로그램(약 209파운드) 이상인 사람보다 더 오래 산다. 과식은 사람의 생명력을 약화시키고, 건강을 해치고, 질병을 유발하고 결국에는 사망에 이르게 한다.

미치오 쿠쉬Michio Kushi와 스테펜 블라우어Stephen Blaur는 그들의 책에서 윌리엄 두프티William Dufty의 책을 인용해 이렇게 말한다. '설탕은 독이다. 몸에는커녕 집에도 들여놓아서는 안 된다. 설탕은 아편보다 더 치명적이고 원자 폭탄의 낙진보다 더 위험하다.' 이 말은 좀 겁을 주는 듯이 들리지만, 사람들은 케이크나 페이스트리, 단 과자 대신 알곡식, 과일, 푸른 야채로 음식을 바꿨을 때, 훨씬 기분이 좋아지고 가벼운 느낌을 받는다는 것을 알고 있다. 이 점에 대해 현대 과학의 대답은 무엇인가?

타임지가 「과학은 노화를 늦출 수 있는가」(1997년 1월 20일자)라는 기사에서 보도했듯이, 연구원들은 '당은 프로틴과 결합하면 더 많은 프로틴을 끌어 모은다. 이 프로틴이 거미줄 같은 끈끈한 물질을 형성하고, 이 물질은 관절을 뻣뻣하게 하며, 동맥을 막고, 안구의 수정체를 가려서 백내장이 생기게 한다.'라고 말한다. 당뇨병에서도 같은 증세가 나타나는데 속도는 더 빠르다. 비—당뇨 세포들이 당을 변형시키므로 같은 포도당화 과정이 일어날 수도 있다. 속도만 훨씬 느릴 뿐이다.

포도당화 과정은 통제 불능의 파행적 과정이다. 뉴욕의 마운트 시나이 메디컬 센터 연구소 소장 로버트 버틀러Robert Butler 박사는, 당분이 사람에게 활력을 주지만 노화를 진행시키고 질병을 유발하는 것은 당분의 자연스러운 신진 대사 과정이라고 말한다.

정상적인 신진 대사중에 산소는 세포의 미토콘드리아내에서 불안정한 산소 알갱이로 쪼개진다. 이 불안정한 산소 분자를 통제가 안 되는 자유 래디컬free radical이라고 한다. 이 산소 분자는 신진 대사에 도움이 되지만, 지나칠 때에는 정상 조직과 혈관 내부, 그리고 DNA를 손상시킨다. 시간이 지나면서 이것은 노화 촉진, 심장 질환, 암, 그리고 백내장과 관절염 등 기타 질병을 유발할 수 있다. 산소는 생명을 주지만 동시에 노화를 촉진하고 질병을 일으켜 사망에 이르게 할 수도 있다.

지나친 당 신진 대사를 줄이는 유일한 방법은 설탕 섭취량을 줄이고, 신진 대사할 영양소를 적게 제공하는 것이다. 가공되지 않은 설탕을 먹되 양을 줄이고, 정제된 백설탕은 절대 먹지 말아야 한다. 정제나 표백은 보호 작용을 하는 효소, 미네랄, 비타민, 트레이서 원소들을 완전히 제거하기 때문이다.

연구 결과 통제 집단의 칼로리 섭취량보다 30퍼센트 적게 칼로리를 섭취한 쥐들이 30~40퍼센트 더 오래 사는 것으로 나타났다.

이것은 하루에 1,400칼로리로 엄격하게 식사를 조절하면 사람이 30년을 더 살 수 있다는 것을 의미한다. 쥐에 대한 실험 결과가 그대로 사람에게 적용될 수 없을지도 모르겠다. 그러나 메릴랜드 베데스다의 미국립 노화 연구소National Institute on Aging의 분자 생리 학자 조지 로스George Roth는, 음식 처리량이 적을수록 신진대사가 덜 활발해져 수명을 늘일 수 있다고 생각한다. 일본에는 현재 1백 살 이상 장수하는 사람이 약 7,400명 정도 되지만 이중에서 비만인 사람은 거의 없다.

현재 우리가 갖고 있는 지식으로 말할 수 있는 건강과 장수에 대한 해답은 설탕 섭취량, 특히 정제된 흰설탕 섭취량을 줄이고, 정제된 탄수화물을 피하며, 일일 칼로리 섭취량을 줄이고, 신선한 과일, 녹색 야채, 싹 틔운 야채를 많이 먹으라는 것이다. 이들 야채에는 산화 방지제가 풍부하게 들어 있어서 해로운 과잉 자유 래디컬을 무력화시킬 수 있다. 이렇게 해서 수명을 연장할 수 있다.

인간의 신체는 부모가 섭취한 음식에서 태어난다. 태어난 사람이 먹는 음식으로 신체가 유지되고 영양을 공급받는다. 그리고 결국 모든 사람의 신체는 다른 사람을 위한 음식이 되기 위해서 땅으로 돌아간다.

생명력(프라나, prana)은 음식과 공기를 통해서 우리 몸에 들어온다. 프라나는 우리 몸에서 그 생명력을 표현한다.

알맞은 양의 음식은 축복이지만 과식은 질병과 사망의 원인이다. 더 많이 먹을수록 우리는 더 빨리 이 세상에서 사라지게 된다. 자제력이 있어서 자신이 원하는 만큼이 아니라 필요한 만큼만 먹는 사람, 자기 에너지와 생명력의 사용을 조절하는 사람, 불필요한 에너지 사용을 피하는 사람은 자기 수명이 다할때까지 오래 건강하고 행복한 삶을 누린다.

채식의 좋은 점

50조 개의 체내 세포는 끊임없이 노화되어 사라지고 그 자리에서 새 세포가 자란다. 인체의 창조, 유지, 해체의 지속적인 과정인 '브라마Brahma, 비스누Vishnu, 마헤쉬Mahesh'를 유지하기 위해서는 알맞은 영양소가 지속적으로 필요하다. 이 영양분을 자연 식품 채식에서 얻는 것이 가장 좋다. 채식이 심장병을 예방한다는 것은 잘 알려진 사실이다. 미국의 의사 딘 오니쉬Dean Ornish 박사는 식사와 운동, 명상으로 심장병을 치료하는 대표적인 연구를 실시했다. 오니쉬 박사는, '저지방, 저콜레스테롤 채식을 하는 사람들은 혈압과 콜레스테롤 수치가 낮고, 심장병 발병률도 낮다.'라고 말한다. 그리고 많은 인류 학자들은 인간의 조상은 원래 채식 주의자로, 치아와 장이 고기보다 '섬유질이 많은 식물성 음식을 천천히 소화시키기'에 알맞게 만들어졌음을 믿는다고 말한다.

중국의 음식을 오랫동안 연구해온 코넬 대학의 콜린 캠벨T. Colin Campbell 박사는, '사람은 본래 채식을 하는 동물이며, 동물성 음식 섭취량을 최소화하고 다양한 종류의 식물성 음식을 먹어야 한다. 동물성 음식을 많이 먹을수록 암의 위험은 더 커진다.'라고 말한다.

미국 당뇨병 협회는 채식에 대해 다음과 같이 강조한다:

상당한 분량의 과학적 자료가 채식이 비만, 관상 동맥 질환, 고혈압, 당뇨병, 결장암, 그리고 기타 만성 질병의 발병률을 낮출 수 있다는 것을 보여준다. 채식 주의자들에게서는 골다공증, 폐암, 유방암, 신장 결석, 담석증, 그리고 게실증 diverticular disease의 발병률이 낮다.

역설적으로 인도에서는 채식 주의자들의 심장 발작 발병률이 더 높다. 인도의 채식 주의자들은 지방을 많이 포함하는 사모사와 파코라와 같은 튀긴 음식을 많이 먹기 때문인 듯하다. 그리고 이러한 음식을 튀기는 데 사용되는 기름은 여러 번 반복 사용되어 기름이 산화된다. 산화된 기름은 동맥 경화증을 악화시키고, 암과 심장병, 기타 심각한 건강 문제를 유발하는 자유 래디컬의 형성과도 관련이 있다. 이와는 대조적으로, 서구에서 말하는 채식은 지방질이 덜 들어 있다. 서구의 패스트 푸드(햄버거와 감자 튀김 등)는 인도의 채식인 튀긴 음식과 비슷하다.

인도나 기타 세계 모든 나라에서 사람들은 일단 여유가 어느 정도 생기면 알곡식, 콩꼬투리, 신선한 과일, 녹색 채소로 된 전통적인 소박하고 사트빅한 식사 대신 고기, 가공 치즈, 기름, 지방, 정제 탄수화물과 설탕이 듬뿍 들어 있는 식사를 하는 경향이 있다. 오늘날 이와 같은 음식의 대표적인 것이 패스트 푸드이다. 올바른 채식이 심장병을 예방하는 방법이라는 것을 알고 있으면서도, 음식 때문에 심장병 발병률이 여전히 높다는 것은 비극이 아닐 수 없다.

성경(레위기 7:23-25)에서 하느님은 모세에게 훈계한다. '황소나 양이나 염소의 지방을 먹지 말라. 이러한 동물의 지방을 먹는 사람은 동족으로부터 떨어져나가게 될 것이다.' 이것은 실상과 맞는 훌륭한 조언이었음이 분명하다. '모세는 백이십 살까지 살았고, 죽을 때까지 그의 시력은 좋았으며, 그의 체력은 약해지지 않았다.' (신명기 34:7)

동물도 감정이 있다

사람처럼 동물에게도 느낌과 감정이 있다. 동물이 의학 연구에 사용될 때, 아무리 실험실 조건이 좋아서 적당한 온도가 유지되고 음악을 틀어놓아도(동물은 음악을 좋아한다) 동물의 체내에 해로운 생화학적 변화가 생긴다. 이 현상은 실험하기 전, 동물을 가두어 놓았을 때도 생긴다.

식품으로 사용하기 위해 동물을 도살할 때 훨씬 더 강력한 화학작용이 발생한다. 죽어가는 동물이 느끼는 고통과 공포가 혈관 속에 아드레날린과 노르아드레날린 같은 강력한 생화학 물질을 발생시킨다.

동물이 위험에 처했을 때 심장 박동을 빠르게 하고 근육을 긴장시키는 이 화학 물질은, 사람이 먹는 고기에 포함되어 있으며 사람의 생리에 영향을 미친다. 일정 기간 우리의 심장 박동, 혈압, 평온한 마음에 부정적인 영향을 미칠 수 있다.

나는 비식물성 음식을 계속해서 섭취하면 우리의 마음이 쉽게 흥분된다고 생각한다. 육식은 사람을 더 쉽게 불안하게 만들고 사소한 일에도 싸우게 만든다. 시간이 가면서 내재해 있던 창의적 사고

력의 일부가 뇌에서 사라진다.

바로 이런 이유 때문에 고대 인도의 학자, 사상가, 교사, 작가, 시인 등 브라만들이 대체로 육식을 하지 않고 순수한 사트빅 채식을 했던 것일까? 군인과 전사 계급인 크샤트리아kshatriya만이 육식을 먹도록 허락되었다.

수백 년간 육식을 해온 동물에게서는 특정한 신체의 특성이 발견된다. 호랑이나 고양이의 눈을 보면 얼마나 사납고 잔인하게 보이는지 알 수 있다. 호랑이나 고양이의 눈과 소나 사슴, 말 등 초식 동물의 눈과 비교해보라. 초식 동물의 눈은 정말 평온하고 순진해 보인다. 사람의 눈은 소나 사슴의 눈과 더 닮았다. 아름다운 사람의 눈은 마음의 평화와 가슴속의 사랑을 나타낸다.

눈과 치아의 생김새와 기능, 특히 앞니와 어금니를 비교하고, 소화 기관, 효소 체계, 장의 생김새와 생리를 비교해보면, 사람은 원래 채식 주의자로 탄생되었음이 확실하다. 그러나 우리가 채식을 하지 않고 계속 육식 동물처럼 먹는다면, 모습이나 치아와 내장 기관도 육식 동물처럼 될 것이고 그들처럼 사나워질 것이다. 앞으로 1백만 년 후에는 인간이 다시 정글에서 살게 될지도 모르겠다. 인간의 식사 습관을 포함해서 여러 요소들 때문에 우리 종의 생물학적 도덕적, 퇴화는 이미 시작된 것 같다.

건강한 식사를 위한 정보

식은 질병의 원인이 된다. 식사에 대한 이런 상식적인 가이드라인을 지킨다면, 우리가 먹는 음식이 우리를 건강하고 행복하게 해 줄 것이다.

* 음식은 무미건조해서는 안 된다. 음식은 맛있고 식욕을 돋구고 적당하게 익어야 한다. 가능하면 언제나 신선한 식품을 사용하고, 포장되거나, 상하거나, 먹다 남은 음식은 사용하지 않는다.

* 알곡식을 먹는다. 흰 밀가루로 만든 음식을 먹으면 밀가루가 대장벽에 붙어서 완전히 제거되지 않는다. 이 폐기물이 장에 오랫동안 남아 있으면 해로우며, 결장암과 같은 병의 원인이 된다. 통밀과 같은 알곡식은 혈당과 혈청 콜레스테롤을 조절하는 데 도움이 될 뿐만 아니라, 장을 완전히 비워서 변비를 없애고 많은 질병을 예방한다.

* 식사에 주의를 집중한다. 식사는 성스러운 일이다. 여기저기 다니면서 먹거나 텔레비전을 보면서 먹으면 안 된다. 그렇게 하면 식사에 주의를 집중할 수 없다.

* 감사하면서 먹는다. 식사하기 전에 기도를 한다. '먹고 살기 위해 하루 종일 열심히 일했다. 열심히 일하지 않았다면 먹을 것을 구하지 못했을 것이다. 그런데 왜 내가 감사해야 하는가?'라고 말하는 사람도 있다. 일해서 먹을 것을 구한다는 것은 옳은 말이다. 그러나 신이 태양을 빛나게 하고, 강을 흐르게 하며, 비가 오게 한다는 것을 잊지 말라. 신의 은총 없이는 풀 한 포기도 자랄 수 없다. 그러므로 몇 마디 감사의 말을 하는(또는 조용히 생각하는) 것은 감사하게 받는 마음의 표현이다. 신의 은총을 기원하는 것은 평온하고 평화로운 마음으로 식사하는 데 도움이 된다.

* 매주 한 번 단식을 하면 소화 기관이 휴식을 취할 수 있고 면

역 체계도 강해진다. 단식하는 날에 두세 번 정도 신선한 과일 주스를 마셔도 좋다.

* 자신이 먹는 음식이 자신을 구성하게 된다는 것을 기억한다. 그러므로 신선하고 영양분이 풍부한 사트빅한 음식을 선택해야 한다. 타마스가 강한 사람(둔한 사람)은 잘 익지 않고, 냄새 나고, 먹다 남은 타마스적인 음식을 먹는 경향이 있다. 라자스가 강한 사람(열정적이고 매우 활동적인 사람)은 시고, 짜고, 양념이 강한 라자스적인 음식을 좋아한다. 오직 사트바가 강한 사람(순수하고 선한 사람)만이 순수하고 신선해서 활기와 생명력과 기쁨을 증가시키는 음식을 자연스럽게 좋아한다.

우리는 모두 의식적으로 우리 안의 사트바를 증가시킬 음식을 선택할 수 있다. 전통적으로 이러한 음식은 단지 신선한 음식만 의미하는 것이 아니고 구체적으로 우유, 기(ghee, 물소 젖의 버터 기름—옮긴이), 아몬드, 신선한 과일(특히 오렌지), 그리고 쌀을 의미했다. 대추야자, 꿀, 콩, 코코넛, 그리고 밀도 가장 사트빅한 음식으로 생각되었다.

* 보다 넓은 시각을 가진다. 접시 위에 있는 음식은 단순히 쌀과 채소가 아니라 우주의 위대한 구성 요소의 일부이다.『우파니샤드』는 음식은 브라만이라고 가르친다. '모든 존재는 음식에서 태어나고, 태어나서 음식으로 살고, 죽을 때에는 음식으로 돌아간다.' 최고의 존재 브라만은 모든 변화의 토대이며 그 자체는 변하지 않는다. 음식은 계속 변한다. 음식은 당신이고 나이며 모든 존재이다. 이와 같은 이유로 식사는 성스러운 것이다.

* 배를 꽉 채우지 않는다. 위가 완전히 찼다는 느낌이 들 때까지

먹어서는 안 된다. 위가 꽉 차기 전에 식사를 멈추면, 더 건강하고 더 기분 좋게 느껴진다.

옛날 사람들이 먹을 것을 기르고 거두고 잡기 위해 열심히 일하고 신체적으로 튼튼했을 때, 영양 실조나 심장 질환은 거의 없었다. 현대에는 심장병이 전염병처럼 만연해 있고, 다른 우려할 만한 질병으로는 두 가지 유형의 영양 실조가 있다.

식량이 풍부함에도 불구하고 많은 사람들이 충분한 칼로리, 프로틴 그리고 비타민을 섭취하지 않기 때문에 영양 실조에 걸린다. 또 다른 유형의 영양 실조는 주로 부유한 사람들에게 많이 나타나는 것으로 과식으로 인한 것이다.

자연은 인간의 몸을 현대 식사의 특징인 다량의 지방, 당분 그리고 정제 탄수화물을 소화하도록 만들지 않았다. 인간은 수천 년간 과일, 너트 그리고 식물의 뿌리를 먹으며 살아왔고, 농사라는 것도 최근에 개발한 방법이다. 신진 대사 기능에 케이크, 페이스트리, 사모사, 잘레비, 파라다, 푸리와 같은 음식으로 과부하를 걸면, 곧 심장병이나 그 밖의 질환으로 그 대가를 치러야 한다.

문제는 부유한 사람들은 배고픔을 달래기 위해서 먹는 것이 아니라는 것이다. 그보다는 즐거움을 위해서, 또는 정서적인 이유나 사교적 장소에서 의무감 때문에 먹는다. 이것은 바르게 먹는 방법이 아니다.

사교적인 모임에 가기 전에 무엇을 얼마나 먹을 것인지를 미리 정해야 한다. 집주인의 권유를 뿌리치지 못하고 먹고 싶은 양보다 많이 먹었다면, 그것은 자신을 벌주는 것이다. 만약 이런 일이 정기적으로 발생하면 그 사람은 모임에 가는 일을 멈추거나 줄여야 한다. 병을 얻는 다면 모임에 나가서 얻는 즐거움이 무슨 의미가 있겠는가?

친구와 식사를 할 수 있고, 먹는 데서 즐거움을 찾는 것도 좋은 일이다. 그러나 건강을 증진하고 창조적으로 삶을 오랫동안 누릴 수 있도록 주의해서 먹을 필요가 있다.

음식 선택의 윤리

미국인들이 고기 소비량을 10퍼센트만 줄인다면 가축 사료를 기르고 있는 미국내 땅에서 사람이 먹을 곡류를 연간 1,200만 톤 생산할 수 있을 것이다. 이 정도의 곡물이면 매년 지구상에서 기아나 기아에 관련된 병으로 죽는 6천만 명을 먹이고도 남을 양이다.

> '굶주린 남자와 여자, 어린이의 사진을 보고 마음의 동요가 생긴다면, 그것은 그 사진들이 우리의 부족한 부분을 보여주기 때문이다. 그 사진들은 굶주리고 있는 우리의 일부를 상기시킬 뿐만 아니라, 완전한 존재가 되기 위해서 주어야 할 우리의 일부도 보여준다.'
>
> −존 로빈스John Robbins

이 놀라운 통계는 우리의 식사 습관이 지구상의 모든 생명에 미칠 수 있는 영향을 보여주는 예이다. 그러나 우리의 식습관은 미국 작가 존 로빈스가 그의 저서에서 지적했듯이, 막강한 상업적

힘의 지배를 받는다. 막강한 육류 생산 업계와 이 업계에 우호적인 정치 세력은 맹렬하게 육류 소비를 장려한다. 그러므로 이러한 이익 집단은 부자들로 하여금 점점 더 많이 심장 발작, 골다공증, 그 밖의 식사에 관련된 질병에 걸리게 하는 반면에, 세계의 가난한 사람들로부터 넉넉하고 좋은 음식을 먹을 기본적인 인권을 박탈하고 있다.

수백만 에이커의 농토가 사람이 먹을 식량 대신에 동물 사료용 곡식을 생산하는 데 사용되고 있다. 1파운드의 고기를 생산하는 데 16파운드의 곡식이 필요하고, 1파운드의 빵을 만드는 데는 1파운드의 곡물만 있으면 된다.

붉은 고기와 다른 동물성 지방이 심장병과 몇 가지 암을 유발한다는 증거는 많이 있으며, 고단백질 식사(주로 육류)가 골다공증이나 뼈가 가늘어지는 증세와 관계가 있다는 분명한 증거도 나타났다. 골다공증이 발생하면 노인들은 뼈가 부러지기도 한다. 다량의 육류 섭취는 칼슘(뼈를 이루는 물질)과 마그네슘 등 그 밖의 귀중한 미네랄을 잃게 만든다.

채식 주의 식사(또는 최소한 야채를 많이 먹는 식사)는 자신의 건강과 행복에만 좋은 것이 아니다. 채식을 택하는 사람이 많아지면 더 넓은 농토에서 동물 사료가 아닌 사람이 먹을 곡물을 키울 수 있고, 세계에서 기승을 부리고 있는 기아는 많이 둔화될 것이다.

음식과 자연의 법칙

몇 년 전 나는 아유르베다ayurveda와 대체 의학에 관한 회의에서 프랭크 브라초Frank Bracho 씨를 만났다. 당시 그는 주인도 베네수엘라 대사였으며 저술가이기도 했는데, 인도의 고대 유물에 관한 책도 썼다.

브라초 씨는 고대 문화와 고대 문명의 업적, 그리고 그 유물과 예술에 깊은 관심을 갖고 있었다. 그는 또 일부 고대 문명에서 나타나는 자연에 대한 외경, 그리고 사람과 자연과의 지혜로운 관계를 이해하게 되었다. 자연, 즉 대지와의 이러한 관계를 통해서 사람들은 육체적, 정신적, 영적인 힘을 얻었고, 위대한 문명을 일으킬 지식과 지혜를 얻었던 것이다.

인도에 있을 때 브라초 씨는 아름다운 야채밭과 과수원이 딸린 농장에 살았다. 어느 날 저녁 나는 그와 함께 농장에서 딴 신선할 과일로 만든 주스와 맛있는 야채 요리를 먹었다. 브라초 씨는, 잉카 문명의 샤먼인 루이즈 에스피노자Luis Espinoza는 '식사 시간에는 먹는 사람과 식물의 세계 사이에 빛의 다리가 놓인다. 식사하는 환경이 올바르면 그 다리 위로 신비한 일이 일어나는데, 눈에 보이지 않는 것이 다리를 타고 와서 우리의 몸에 영양분을 공급한다.'라고 설명하고 있다고 말했다.

'사랑으로 음식을 마련하고, 감사하는 마음으로 음식을 먹으며, 소화시키기 전에 에너지를 주입하는 것이 중요하다.' 라고 그는 덧붙였다. '마치 각각의 음식의 영혼과 이야기하듯이 영양분에 대해 알고 생각하는 것이 중요하다. 음식은 사랑으로 경작되었고, 대지와 우리의 관계는 호혜와 사랑의 관계임이 틀림없다. 식물은 사람과 동물 없이 살 수 없지만, 사람이나 동물도 식물 없이는 살 수 없다.'

> 바르게 먹고, 바르게 생각하고, 바르게 행동하라. 밤이나 낮이나 자아에 대해서 명상하고, 성스러운 기쁨과 희열 속에서 생활하라.
> -파라마한사 요가난다Paramahansa Yogananda

우리가 필요로 하는 모든 영양분은 식물에서 온다. 식물은 우리에게 수액, 뿌리, 껍질, 씨앗, 꽃, 잎 그리고 열매로 온갖 종류의 음식을 제공한다. 동물성 단백질은 없어도 좋은 영양분일 뿐더러 건강을 생각하면 바람직하지 않은 영양분이다. 또한 여러 식물성 음식을 결합하면 기초 영양소를 모두 얻을 수 있다.

곡식의 씨앗 뿌리기는 언제나 경배의 대상이었고, 이런 태도에서 지혜가 나왔다. 고대의 사람들은 자연과 평화롭게 사는 법을 알고 있었다. 그들은 식물도 살아 있는 존재로 사람의 목소리를 듣고 이에 반응한다고 믿었다.

지금도 화가 나거나 성질이 나쁜 사람은 씨 뿌리는 동안에 밭에 들어가지 못하게 하는 농부들이 있다. 그런 사람들을 밭에서 쫓아내면서 농부는 '당신은 밭을 망칠거야.' 라고 말한다. 한편, 씨 뿌리기 전에 아이들을 데리고 밭으로 가서 놀게 하는 풍습도 볼 수 있다. 아이들의 순수함은 강력한 에너지로서 흙과 식물과 사람을 위한 귀중한 비료라고 생각하기 때문이다.

나는 프랭크 브라초 씨에게 남아메리카의 콜롬비아 이전에 살던 사람들에게 진리였던 것은, 다른 모든 고대 문명에서도 진리였다고 말했다. 조상들이 했던 것처럼 우리가 산, 숲, 나무, 강과 모든 존재를 존경하고 조화로운 관계를 유지한다면, 그리고 자연의 법칙에 순응해서 산다면, 이 세상은 분명히 훨씬 더 살기 좋은 곳이 될 것이다.

10 숙면

요가는 너무 많이 먹거나 너무 적게 먹는 사람을 위한 것이 아니다. 또한 요가는 너무 많이 자거나 너무 적게 자는 사람을 위한 것도 아닙니다.

―『바가바드 기타Bhagavad Gita』, 6:16

부드러운 잠은 부드러운 자연의 간호사이다.

―셰익스피어Shakespeare

다음은 인도 분리 직후 푼에서 일어난 일이다. 그때 나는 군대 병원에서 일하는 젊은 의사였다. 우리는 프린스 오브 웨일즈 드라이브에 있는 넓은 방갈로에 살고 있었다. 바로 며칠 전 한 영국 고위 장교가 방갈로를 비워주었다. 그 집에는 금붕어가 있는 인공 연못과 꽃이 만발한 아름다운 정원이 있었다.

어느 날 저녁 우리는 베란다에서 차를 마시고 있었다. 그때 비드가 그의 빨간 소형 모리스를 밀면서 현관을 지나 들어왔다. 그는 한 손으로 핸들을 잡고 다른 손으로 자동차 앞 유리를 밀었다. 얼굴에는 땀이 흐르고, 그의 옷도 땀으로 얼룩졌다.

비드는 보험 설계사인데, 나에게 필요도 없는 보험 상품을 팔기 위해 두 번 시도했다가 실패한 후 나와 친구가 되었다. 그는 30대 초반의 소박한 사람으로 나는 그를 무척 좋아했다. 그는 그다지 성공적인 보험 설계사는 못 되었다. 왜냐하면 다른 사원들처럼 고객에게 리베이트를 제공하거나 보험료를 깎아주지 못하기 때문이다. 그것은 그의 원칙이었다. 그러나 그는 행복해 했고 자신의 삶에 만족했다.

비드도 우리와 함께 차를 마셨다. 그때 밝고 빛나는 파란색 신형 힐만 한 대가 방갈로 앞에 서더니, 최신 유행의 파란색 양복을 입은 젊은이가 다가와서 전에 살던 넬슨 대령을 찾는 것이었다. '그는 두 달 전에 인도를 떠났습니다.' 라고 내가 말했다. 비드는 그 사람을 알고 있었다. 그의 이름은 다누카였고, 떠나기 전 비드와 그는 잠깐 이야기를 나누었다고 했다.

두 사람은 같은 학교를 다녔다고 비드가 말했다. 다누카는 멋진 새 집을 지었고, 비드의 고물 모리스 값의 5배가 넘는 새 차를 샀다는 것이다. '사람들은 다누카가 돈을 많이 벌었다고들 말한다.' 고 비드는 이야기했다. 비드는 잠시 말이 없더니 곧 그의 본성대로 웃으면서 덧붙였다. '상관없어요. 나는 정말 행복하고 잠도 잘 자니까요.'

그 순간에 비드는 활력을 주는 건강한 수면의 비밀을 우리에게 말해준 셈이다.

일반적으로 수면은 몸과 마음의 휴식 상태를 의미한다. 수면은 창의적인 과정으로서, 그 과정에서 마음은 휴식을 취하고 다음날을 위해 준비한다. 수면을 통해 휴식은 쉬지 않고 활동하는 두뇌와 몸에 매우 중요하다. 숙면에서 깨어났을 때 우리는 상쾌함을 느끼며 새로운 힘으로 세상을 헤쳐나갈 준비가 되어 있는 것이다.

그런데 피로와 불면증이야말로 가장 만연해 있는 현대병 중의 하나이다. 오늘날 병원을 찾는 사람들이 가장 많이 호소하는 것이 피로와 수면 부족이다. 그리고 이것은 스트레스와 연관되어 있다.

스트레스는 불면의 원인이며 결과이기도 한다. 열이나 신체의 통증, 또는 카페인 등 자극제가 들어 있는 음식도 불면증을 유발하지만, 이보다 더 큰 원인은 스트레스이다. 스트레스를 받고 불안하면 쉽게 잠을 이룰 수 없다. 잠을 자기도 어렵고, 11시쯤 잠이 들었어도 새벽 2시에 깨어나 다시 잠들 수 없게 된다. 제대로 잠을 자지 못하면 상쾌하게 일어나지 못하고 스트레스와 불안을 느끼게 되며, 제대로 일하지 못할지도 모른다는 걱정을 하게 된다. 이러한 악순환은 계속된다.

그러나 이 악순환을 수면제 없이 끝낼 수 있다. 제10장에서는 평화로운 숙면을 취하는 데 도움이 되는, 매우 실용적인 방법들을 보여줄 것이다.

수면의 단계

지난 수십 년 동안 수면에 대한 광범위한 연구가 이루어졌다. 우리가 의식하지 못하지만 수면중에 신체의 여러 기관(심장 혈관 기관, 소화 기관, 호흡 기관 등)처럼 뇌 또한 쉬지 않고 활동한다는 것은 이미 다 알려진 사실이다. 뇌의 활동은 약한 전파를 만들고 이것이 EEG(뇌 파도)에 기록된다.

수면 연구의 수준이 영아기를 지나 여전히 아동기의 수준에 머물러 있기는 하지만, 우리는 수면에 몇 가지 단계가 있다는 것을 알고 있다. 우선 REM(rapid eye movement, 눈이 빠르게 움직임) 단계가 있고, 최소한 네 번의 NREM(non-REM) 단계가 있다. 하룻밤에 우리는 REM과 NREM 수면 사이클을 몇 번 거친다.

우리가 꿈을 꾸는 것은 REM 단계에서이다. 눈꺼풀은 닫혀 있지만 그 속에서 안구는 이리저리 움직이고, 뇌는 매우 활발하게 활동한다. 호흡은 불규칙하고 혈압도 오르내리며, 신체의 움직임이 증가하고, 뇌로의 혈액 공급은 40퍼센트까지 증가하기도 한다. 역설적이게도 우리가 가장 깊은 수면을 경험하는 것은 이 REM 단계에서이다.

REM 수면은 가장 중요한 수면으로 여겨진다. 자신의 REM수면과 꿈의 필요량만 채우면 충분한 휴식과 에너지를 얻게 된다.

REM 수면이 중요한 이유는 아직 명백하게 밝혀지지 않았다. 노벨상을 받은 프랜시스 크릭 경Sir Francis Crick은 REM 수면중에 뇌가 낮에 수집한 정보를 분류해 영구 저장을 위해 대뇌 피질에 '저장' 한다고 추측한다. REM 수면과 기억 사이에 관계가 있다는 것은 알려진 사실이고, REM 수면중에 뇌는 낮에 수집한 정보를 묶어 영구 저장하기 위해 왕성하게 신경 회로를 만들 것이라고 추측된다. '심리적' 관점에서 보면, 꿈을 꾸는 동안 우리는 자신의 숨겨진 생각과 감정, 충족되지 않은 욕망을 표현하며, 이 과정이 우리의 행복에 중요할 것이라고 본다.

이유야 어찌 됐든 건강과 창조적인 삶을 유지하기 위해서는 NREM과 특히 REM 수면 '필요량'을 충족하는 것은 매우 중요하다. 그러나 얼마나 긴 수면이 필요한 것일까? 충분히 잤다는 것을 어떻게 확인할 수 있을까?

수면에 관한 근거 없는 말들

이 문제에 대해서 사람들은 잘못된 많은 생각을 갖고 있다.
다음은 가장 흔한 몇 가지 예이다.

— 모든 사람은 하루 8시간 수면을 취해야 한다.
— 밤에 제대로 잠을 자지 못하면 다음날 제대로 활동할 수 없을 것이다.
— 수면제만이 불면증을 해결할 수 있다.
— 불면증을 치료하지 않으면, 다른 질병에 걸리거나 당분이 많고 지방이 많은 음식과, 숨겨진 지방이 많은 튀긴 음식 등의 바람직하지 않은 식사를 하게 되고, 신경 쇠약에 걸릴 것이다.
— 나이가 들면 불면증을 피할 수 없다.
— 저녁에 약간의 술을 마시면 수면에 도움이 된다.

이러한 생각들은 근거가 없다. 그것은 사실이 아니다.
  * 사람마다 필요한 수면 시간이 다르다: 어떤 사람에게는 건강과 명료한 사고를 유지하기 위해 8시간 이상의 수면이 필요하다.

물론 아기들은 하루 24시간 중 18시간이나 20시간을 쉽게 수면으로 보낸다. (흥미로운 사실은 성장 호르몬을 만드는 데 수면이 중요하다는 것이다. 아기들은 성장 호르몬이 많이 필요하기 때문에 많이 자야 한다) 그런데 6시간이나 4시간만 자도 아무렇지 않은 사람도 많다. 다윈과 나폴레옹 그리고 처칠은 수면 시간은 짧았지만 숙면을 취했다.

발명가 토마스 에디슨은 밤에 1시간이나 2시간밖에 자지 않고, 대신 낮에 짧은 낮잠을 여러 번 잤다고 한다. 에디슨의 수면 방법을 따르면 대부분의 사람들도 잠을 적게 자고 견딜 수 있다. 수면 시간이 얼마가 되든 낮 시간에 몇 분간 짧은 낮잠을 자면 아무 이상 없이 수면 시간을 2시간까지 단축할 수 있다.

너무 오래 자면 수면을 더욱 피상적으로 만들 수 있다. 점차 수면 시간을 줄이면 자연스럽게 숙면을 할 수 있게 된다.

요약해서 말하면, 어떤 사람들은 다른 사람보다 훨씬 덜 자도 아무 문제가 없다.

✻ 하룻밤 못 잤다고 다음날 정상적으로 활동할 수 없다는 증거는 없다: 캘리포니아의 한 학교에서 몇 년 전에 실시된 실험에서 한 학생은 11일 동안 잠을 자지 않고 정상적으로 활동한 예가 있었다. 대부분의 사람들은 이틀이나 사흘 동안 연속해서 자지 않을 경우, 피로감을 나타내고 활동 능력이 저하됨을 보였다. 숙면은 신체를 피로에서 회복되게 만들므로 건강한 몸과 마음에 필수적인 요소이다. 꿈은 이 피로 회복 과정을 촉진한다.

✻ 불면증 치료에 자연 요법이 수면제보다 더 낫다: 수면제는 해결책이 되지 못한다. 대부분의 사람들은 자연적이고 간단한 숙면의

법칙을 모른다. 일단 알고 나면 가장 극단적인 경우를 제외하고는 수면제가 필요 없게 된다.

사람들은 수면제나 진정제를 자주 복용하지만, 약은 매우 해로울 수 있다. 약을 복용하면 숙면을 취하기보다 멍해지고 졸리게 된다. 그리고 잠을 깰 때 두통 따위가 수반된다. 8주 동안 수면제나 진정제를 복용하면 대부분의 경우 숙면 시간은 더 짧아진다. 더 오래 잘 수 있겠지만 수면의 질이 좋지 않으며, 약을 계속 복용함에 따라 수면의 질은 점점 더 악화된다. 몸을 뒤척이면서 잠을 설치게 되면 사람들은 많은 양의 수면제를 복용하고, 이렇게 해서 수면제에 중독이 된다.

불행하게도, 의사들은 수면 유도 물질이나 자연 수면에 대해 별로 많이 배우지 않는다. 대부분의 현대 의사들은 일종의 합법적인 '약장수'가 되어, 환자와 상담할 때 자연 수면에 대해 가르치기보다 수면제를 처방하는 것이 더 편리하다고 생각하는 것 같다.

자연은 인간에게 취침 시간을 알려준다. 뇌가 '취침 시간입니다.'라는 메시지를 보내지만 우리는 인식하지 못한다. 우리는 하품하고 머리가 무거워지는 것을 느끼며, 눈꺼풀이 내려오고, 집중력을 잃게 된다. 메시지는 명확하지만 우리는 이를 무시하거나 지키지 않으려고 안간힘을 쓴다.

숙면의 비법은 이와 같은 메시지와 신체의 자연 리듬을 잘 감지하고, 그 뒤에 숨어 있는 자연의 법칙을 존중하는 것이다. 사람에 따라 취침 시간은 다르다. 신체 시계가 '일어나라.'라고 말할 때 잠을 잘 수는 없다. 졸리기 시작하는 때가 가장 좋은 취침 시간이다. 생체 리듬과 자연의 법칙에 따라 자면 그 잠은 기분 좋은 숙면이 된다.

　＊ 불면증으로 심각한 정신적, 신체적인 질병이 발병하지는 않는다: 캘리포니아 미션 힐에 있는 노스밸리 수면장애센터North Valley Sleep Disorders Center의 마이클 스티븐슨Michael Stevenson 소장은 불면증으로 죽은 사람은 없다고 말한다. 뿐만 아니라, 불면증은 사람에게 장기적 또는 영구적 장애를 주지 않는다. 오랫동안 잠을 자지 못하면 사람은 졸게 된다. 잠들기 전에 뇌의 인지 활동이 멈추지 않는 등 어려움을 겪을 수 있지만, 몇 시간 자고 나면 정상으로 돌아간다.

　불면이나 불면의 가능성, 불면으로 인해 생길 것이라고 예상하는 결과에 대한 두려움을 없애는 것이 중요하다. 불면증으로 신경 쇠약이나 기타 질병이 발병할 것이라는 우려는 근거 없는 것이다.

　＊ 나이가 들면 필요한 수면 시간이 줄어든다: 노년기에 접어들면 필요한 수면 시간이 실제로 줄어드는 것 같다. 신체의 신진 대사가 달라지므로 필요한 수면 시간도 달라질 것이다. 일부 노인들은 적당한 수면을 취하는데도 수면이 부족하다고 호소한다. 그러나 미국립건강연구소National Institute of Health가 실시한 연구에 따르면 미국인의 16퍼센트가 불면증에 시달리고 있고, 60세 이상 노인의 25퍼센트가 불면증에 따른 불안감과 기타 증세로 고생한다고 한다.

　많은 사람들이 불면증에 대한 장기적 해결책으로 수면제를 복용한다. 그러나 수면제는 몇 개월 지나면 그 효과가 사라질 뿐만 아니라 복용자의 수면 패턴에 장애를 주고 불면증을 악화시킬 수 있다. 물론 가장 효과적인 방법은 불면증의 원인을 규명하는 것, 즉 문제를 규명하고 해결하는 것이다.

예민한 사람들은 불안과 초조 외에 스트레스와 걱정, 흡연, 과음과 커피, 차, 콜라 등 지나친 카페인 섭취로도 잠을 이루지 못할 수 있다. 호흡 장애, 코나 기타 신체 부위의 장애도 불면증을 유발할 수 있다. 극단적인 온도나 조명의 변화도 수면 패턴에 장애가 된다.

* 알콜은 정상 수면 패턴에 장애가 된다: 많은 사람들은 저녁이나 취침 전에 약간의 알콜을 마시면 숙면에 도움이 된다고 믿고 있다. 이것은 사실이 아니다.

알콜은 중추 신경계를 억제한다. 처음에는 졸리게 하고 잠들게 할 수도 있지만, 밤늦은 시각에 정상 수면 패턴을 방해한다. 일단 알콜의 효과가 떨어지면 잠에서 깨어나게 된다. 어떻게 해서 수면을 유지한다고 해도 숙면 시간이 짧거나 방해를 받게 된다. 취침 2시간 전에 술을 마시면 이러한 역효과가 생길 가능성이 훨씬 더 높다.

숙면의 비법

바람직하지 않은 수면 패턴을 바꾸려면 약을 먹지 말라고 권하고 싶다. 약의 처방은 단기간 동안에 증세가 심한 환자로 제한해야 한다. 약 대신 긴장 이완을 위한 자연 요법을 사용하면서 식사량과 주량을 줄이고, 수면에 방해가 되는 생활 습관을 바꿔야 한다.

깊은 호흡pranayama과 명상 등 자연 긴장 이완 요법은 수면에 큰 도움이 된다. 콧구멍을 번갈아가며 숨쉬기를 몇 분만 하면 긴장 이완에 큰 효과가 있고 수면에 도움이 된다. 만트라나 신의 이름을 반복하는 자파japa는 마음을 평온하게 해주고 잠에 빠져들게 한다.(제15장 참조) 시인 테니슨Tennyson이 하루는 잠을 이룰 수가 없었다. 그는 '테니슨…… 테니슨…… 테니슨' 하고 자신의 이름을 반복해서 불렀고 그러자 잠이 들었다고 한다.

콜라, 차, 커피의 카페인 섭취량, 특히 오후의 섭취량을 없애거나 줄이면 큰 도움이 된다. 카페인은 많은 사람들이 알고 있는 것보다 훨씬 더 강력한 자극제이며 그 효과는 여러 시간 지속된다. 어쩌면 카페인만 섭취하지 않아도 불면증이 해결될 수 있다.

앞에서 말했듯이 알콜은 잠을 방해하는 주요 요소 중의 하나이다. 저녁이나 밤에 마시는 술은 몇 시간 후에 깨면서 수면의 효과를 줄이고 가장 중요한 수면 단계를 방해한다.

침실에는 텔레비전을 놓지 않는 것이 좋다. 빠르게 움직이는 화면은 수면에 방해가 될 수 있다. 침대에 들기 바로 전에는 아예 텔레비전을 보지 말라고 권하고 싶다. 특히 액션 영화는 좋지 않다. 텔레비전보다는 책을 읽거나 조용한 음악을 듣는 편이 좋다.

일단 침대에 들어가면 시계를 쳐다보지 않는다. 왜 잠에 들지 않는 걸까 하는 불안감은 도움이 되지 않는다.

마찬가지로 잠을 이루려고 애쓰는 것도 도움이 되지 않는다. 수면은 기차를 타는 것과 같다. 만약 10시 기차를 놓쳤다고 해도 문제가 될 것이 없다. 곧 다음 기차가 올 것이기 때문이다. 신체 시계가 부를 때까지 편안한 마음으로 있다가 다음 기차를 타면 된다.

규칙적으로 운동을 하면 수면에 훨씬 도움이 된다. 30분 동안 빠르게 걷거나 자전거를 타면 (가능하다면 아침에) 더 깊은 잠을 잘 수 있을 것이다. 운동에 대해서는 제11장을 참조하면 도움이 될 것이다.

불면증의 근본적인 이유는 만족감의 결여에 있다고 본다. 자신이 하는 일을 좋아하고 그 일이 가치 있다고 느낄 때, 그는 '일에 대한 만족감'을 느낀다. 이 만족감은 자신과 평화로운 관계를 유지하는 데 중요한 요소이다. 앞에서 말한 비드의 예에서 알 수 있듯이, 마음의 평온은 불면증을 피하고 숙면을 하는 데 매우 중요하다.

반면에, 옳지 않은 방법으로 재산을 축적하고 다르마와 양심에 따르지 않았다면, 그 삶은 결코 편안한 잠을 얻지 못할 것이다.

정직한 방법으로 돈을 벌 때, 수입의 증가에 수면 시간의 감소가 따르는 경우가 많다. 사람들은 어떻게 하면 재산을 늘릴 것인가 궁리하거나 시간 외 근무를 하면서 수면 시간을 써버린다. 이처럼 과도하게 일을 하면 피로를 피할 수 없다. 어떻게 해서든 잠을 자지 않고 일을 하려는 노력이 그 사람의 능률을 떨어뜨릴 뿐만 아니라, 자고 싶을 때 잠이 오지 않게 된다. 과로와 그에 따른 스트레스는 시간이 지나면서 불면증으로 연결된다. 미국 미시간 대학의 수면장애센터의 마이클 알드리치Michael Aldrich 소장은, 불면증은 성공한 사람에게 자신을 '혹사'시킬 조짐으로 나타나는 경우가 많다고 말한다.

너무 성급하게 서두를 것은 없다. 부를 축적하는 것이 자신의 건강을 해칠 정도로 가치 있는 일은 아니다. 건강이 나빠진다면 그 재산으로 무엇을 하겠는가?

예전에 할머니는 이렇게 말하곤 했다. '잠자기 전에 따뜻한 우유 한 잔을 마시면 잠이 잘 올거야.' 할머니의 충고는 훌륭한 것이었고 그것은 이미 과학적으로 증명이 되었다. 우유는 과다한 위산을 중화시키고 잠의 질을 높인다. 이 점은 약학적으로도 근거가 있는데,

우유에 들어 있는 아미노산 L-트립토페인이 깊은 잠을 자도록 하는 것으로 나타났다. 일부 수면 클리닉에서는 수면을 유도하기 위해서 1,500밀리그램에서 2,000밀리그램의 L-트립토페인을 처방하고 있다. 이렇게 하면 일주일 후쯤에는 수면에 도움이 되는 효과가 나타난다.

최근에 성공을 거둔 또 다른 약은 자연 호르몬 멜라토닌을 합성으로 만든 형태이다. 여기에는 두 가지 약이 있는데, 이 약에서는 대부분의 진정제와 수면제에서 보이는 역효과가 나타나지 않는다. 그러나 나는 약을 먹는 것보다 따뜻한 우유를 마시는 것이 더 좋다고 믿는다.

수면에 관한 몇 가지 궁금증

* 최소한의 수면 시간은 얼마나 될까? 정확하게 말하기는 어렵다. 연구원들은 2시간에서 3시간의 REM 수면과 꿈이면 적당할 것이라고 말한다.

* 아주 늦게 잠자리에 드는 사람은 어떤 편인가? 건강하지 못한 습관일까? 자연의 사이클은 사람에게 일찍 자고 신선한 아침 공기와 함께 일찍 일어나라고 한다. 그리고 대부분의 사람들에게 이것이 가장 건강한 패턴인 듯하다. 그러나 나는 언제나 밤늦게 잠자리에 들고 아침에 늦게 일어나면서 열심히 그리고 능률적으로 일하는 사람들을 알고 있다.

그들은 인생에서 성공했고 매우 건강해 보인다. 그들의 수면 습관에는 문제가 없는 것 같다. 단지 생체 시계가 그렇게 조정되어 있을 뿐이다.

　＊ 전통 요가에서는 수면을 또 다른 형태의 의식으로 보지 않는가? 이 점은 과학적 연구 결과 어떻게 나타나는가? 고대 베다의 시대부터 전통적으로 의식에는 몇 가지 상태나 단계가 있는 것으로 보았다. 일상 생활은 세 가지 의식으로 구성되는데, 의식과 꿈, 그리고 깊은 잠이 그것이다. 현대 뇌 파도 연구는 이 세 가지를 분명하게 보여주고 있다.

　요가의 오랜 교과서인 파탄잘리의 『요가 수트라스』는 '수면은 무無에 대한 생각의 파도이다.' 라고 말한다. 다시 말해서, 깊고 꿈 없는 수면은 마음에 생각의 파도가 없다는 것이 아니라, 무에 대한 긍정적인 경험이다. (연구원들은 실제로 깊은 수면 중에 뇌가 활동을 멈추지 않는다는 것을 보여주었다) 그러므로 수면은 뇌에 뇌파가 없는 상태와 혼동되어서는 안 된다. 생각의 파도가 없다면, 잠을 자는 동안 아무것도 인식하지 못했다는 것을 알면서도 잠을 잘 잤다고 말하며 깨지는 않을 것이다. 수면도 의식의 한 상태이다.

　잠을 잘 때 사람은 행복하다. 과거를 기억하지 못하고 미래에 대해 걱정하지도 않는다.

　밤늦게까지 일하거나 잠이 오지 않도록 자극제를 사용하는 것은 자연스러운 숙면에 장애가 된다. 왜 자연의 법칙을 거스르려고 하는가? 새벽부터 해가 질 때까지 할 일을 했다. 그렇다면 하루를 마감하고 편안한 수면을 취하라. 시인 셸리Shelley는 '수면은 먼 나라의 빛이 우리의 영혼을 찾아오는 시간' 이라고 말했다.

숙면에 도움이 되는 정보

* 잠자리에 들기 전에 불안해 하지 말고 책을 읽어라.
* 신체적 심리적 특성 때문에 흥분을 잘하고, 기분이 쉽게 바뀌며, 쉽게 불안해 하거나 걱정하고 안절부절못하는 사람은 나이가 들면서 불면증에 시달릴 가능성이 더 크다. 아침에 규칙적으로 운동하면 밤에 숙면을 하는 데 도움이 된다. 물론 규칙적인 아침 운동은 모든 사람에게 도움이 된다.
* 잠자리에 들기 바로 직전에는 운동을 해서는 안 된다.
* 잠자리에 들기 2시간 전부터는 술을 마시지 않는다. 과음은 사람을 졸리게 만들고 잠에 들게 한다. 이 잠은 숙면이 아니다.
* 따뜻한 물로 목욕하기, 뜨거운 우유 마시기, 책 읽기 등 전통적으로 잠자리에 들기 전에 하는 행위들은 수면에 도움이 된다.
* 잠자리에 든 시간에 관계 없이 아침에는 언제나 규칙적으로 일어나는 것이 좋다.
* 모든 사람의 수면 사이클은 다르다는 것을 명심하라. 어떤 사람에게는 5시간의 수면이 충분하지만 어떤 사람에게는 8시간의 수면도 충분하지 않다.
* 진정제나 수면제를 마음대로 복용해서는 안 된다.
* 규칙적으로 명상을 하면 수면 장애 따위는 없을 것이다.

11 규칙적인 운동 : 건강한 삶의 열쇠

나름대로 기능을 갖고 있는 신체의 모든 부분이 알맞게 사용되고, 또한 운동을 하게 되면 건강해지고 더욱 발달하게 되며, 노화도 느리게 진행된다. 그러나 사용하지 않고 방치하면 질병과 장애가 쉽게 오고, 노화도 빠르게 진행된다.

−히포크라테스Hippocrates

신체 운동으로 사람은 가벼워지고, 일할 능력과 의지, 어려움을 참는 인내력을 얻는다. 또한 운동은 소화와 신진 대사에 자극이 되고 불순물을 감소시킨다.

−『샤라카 삼히타Charaka Samhita』, 5:32

사람들은 언제나 운동을 잘하는 사람을 칭찬한다. 『바가바드 기타』에서 크리슈나 왕은 아르쥬나를 '오 마하 바호O Maha Baho', 즉 힘센 팔을 가진 사람이라고 부른다. 고대 그리스 역사의 영웅들은 모두 체력이 강하고 용맹한 사람들이었다. 운동을 하면 건강이 증진되고 더 오래 살았으므로, 유사 이래로 현자들은 운동을 하나의 덕목으로 생각했다.

수백만 년 동안의 진화를 통해서 인간의 심장 혈관계와 신진 대사는 왕성한 신체 활동에 사용되어왔다. 식량을 구하기 위해 사냥하거나 종종 맹수나 적으로부터 도망치기 위해서는 상당한 수준의 지구력이 필수적이었다. 19세기까지 왕성한 신체 활동은 생존, 여행, 가사 그리고 여가에 필요한, 일상 생활에서 요구되는 중요한 수단이었다.

그러나 산업 혁명은 동력화된 교통 수단과 온갖 종류의 노동력을 절감하는 장치를 제공했고, 신체 활동은 최소한으로 줄어들었다. 여가 시간에 사람들은 예전에는 게임이나 스포츠를 했지만 지금은 텔레비전을 본다. 리모콘이 있으므로 가끔 일어나서 채널을 바꾸던 약간의 움직임도 필요가 없어졌다. 사람들은 계단을 오르는 대신에 엘리베이터를 타고 오르내리는 데 익숙해졌다. 쇼핑 할 때는 상점 바로 앞에 주차해서 조금도 걷지 않으려고 한다.

내가 사는 델리에서는 단지 극소수의 사람들만이 이른 아침 공원에서 걷거나 조깅하는 것을 볼 수 있다. 대부분의 사람들은 침대에 누워서 아마도 아침 뉴스를 보고 있을 것이다.

사람들은 운동할 시간이 없다고 핑계를 댄다. 어떤 이들은 운동할 여력이 없다고 말한다. 사실을 말하자면 우리는 비활동적이고 게을러졌다. 테니스를 직접 치기보다 구경꾼이 되어 텔레비전으로 테니스 게임을 시청하는 것을 더 좋아한다. 많은 사람들이 운동에 대한 흥미와 의지를 잃은 이유는 운동이 건강과 장수에 얼마나 중요한지를 모르기 때문일 것이다.

운동하지 않을 때 오는 위험

'사용하지 않는 것은 사라진다.' 라는 말이 있다. 이 말은 정신적 능력과 신체에 모두 해당되는 말이다. 운동은 건강과 행복에 직접적인 영향을 준다. 그 예로, 런던에서 실시된 한 연구에 따르면 걸어다니면서 요금을 받는 버스 차장보다 운전석에 가만히 앉아 있는 버스 운전자에게서 심장 발작이 더 많이 발생한다고 한다. 우체국 직원과 집배원, 철도청 직원과 철도 근로자들을 비교한 연구에서도 비슷한 결과가 나왔다.

역학 연구들은 신체 활동과 관상 동맥 질환 사이에 반비례 관계가 있음을 보여준다. 활동적인 사람들은 비활동적인 사람들에 비해 심장 발작에 걸릴 확률은 절반이고, 사망률은 3분의 1이다. (엄밀하게 말하면 운동이 주는 영향만을 정확하게 측정하기는 어렵다. 왜냐하면 운동을 하는 사람들은 식사 습관이 바르고 흡연을 하지 않는 경향이 있기 때문이다)

건강한 사람을 실험으로 몇 주일 동안 침대에 눕혀 놓으면, 그의 심장 기능과 호흡 기능이 현저하게 떨어진다. 규칙적인 기내 운동 프로그램이 실시되기 전에 우주 비행사들에게서도 비슷한 심폐 기능의 저하가 발견되었다.

조직과 골격근에서 미네랄과 프로틴이 줄어들면, 근육의 긴장 정도와 힘이 점차 감소하고 인대의 유연성이 감소한다. 뼈가 가늘어지고(골다공증) 긴 뼈는 쉽게 골절되는 일이 생기는데, 특히 노인에게 많이 발생한다.

운동 부족은 전체 시스템에 위험을 초래한다. 혈관 속의 부드러운 근육의 긴장 정도가 감소하면서 정맥 노장(varicose vein, 정맥의 부자연스러운 확장)이 온다. DVT(정맥 혈전증, deep vein thrombosis—옮긴이)가 생길 수 있고, 혈전증은 다시 치명적일 수 있는 폐색전증으로 발전될 수 있다.

신진 대사에도 악영향이 미친다. 탄수화물, 지방, 그리고 지질脂 質의 신진 대사에 이상이 생겨 체중이 증가할 수 있다. 체중 증가는 앉아 있기 좋아하는 사람들에게 나타나는 대표적인 증상이다. 비만 은 심장 질환과 동맥 경화증의 위험 요인으로 잘 알려져 있다.

20년 혹은 30년 전만 하더라도 급성 심장 발작을 일으킨 환자는 최소 6주 동안 침대에 누워 꼼짝못하게 했다. 그러나 꼼짝없이 누 워 있는 것이 DVT와 폐색전증과 같은 여러 합병증의 원인임이 밝 혀졌다. 비활동적이고 민감한 사람들은 또 인슐린 저항insulin resistance, 포도당 저항glucose intolerance 그리고 당뇨병에 걸리 기 쉽다. 적당량의 운동은 매우 중요하므로, 최근에는 복합적인 심 장 발작이 아닌 경우의 환자들은 3일 내지 4일째부터는 조금씩 걷 게 하고 있고, 일주일에서 열흘 사이에 퇴원시킨다.

운동의 좋은 점

적당한 강도로 유산소 운동을 일정 기간 반복하면 심폐 기능과 지구력이 강화된다. 유산소 운동중에 대형 근육 그룹이 리듬에 따 라 수축하게 되고, 순환계와 호흡계는 심장 근육을 포함해 운동중 인 근육에 혈액과 산소를 공급한다. 건강한 신체와 건강한 심장에 가장 중요한 이 유산소 운동에는 조깅, 걷기, 수영 그리고 자전거 타기 등이 있다. 또 한 가지 아주 좋은 운동은 '워깅wagging'인데 'wa'는 'walking'에서 오고 'gging'은 'jogging'에서 온 합성어로 매우 빠르게 걷기를 의미한다. 이와 같은 유산소 운동은 근육과 관절을 보다 유연하게 만들고 몸을 보다 민첩하게 해준다. 불필요한 지방도 제거된다.

이러한 운동은 근육 덩어리를 만들지 않는다. 오히려 유산소 운동은 탄수화물과 지방을 태우는 근육의 능력과 지구력을 증가시킨다. 근골격과 심폐 기능을 튼튼하게 할 뿐만 아니라 내분비 체계와 면역 체계도 강화한다. 골격근과 신체 세포, 조직으로 가는 산소 공급량이 증가된다. 근육의 긴장도가 높아지면서 심장으로 혈액을 보내는 펌핑에 도움이 되고, 따라서 순환과 심장의 지구력도 좋아진다.

다른 모든 근육과 마찬가지로 심장도 규칙적인 운동으로 단련할 수 있다. 심장이 강해지면 심장의 기능도 더욱 좋아진다. 따라서 규칙적으로 운동하는 사람에게서 심장 발작이 일어날 확률은 적어진다. 그리고 다른 요인(흡연 따위)으로 심장 발작이 일어나도 점진적인 운동으로 심장을 재단련시킬 수 있다.

규칙적인 운동은 심장 박동의 휴지기를 줄여주고 약간 높은 혈압은 점차 정상으로 돌아간다. 심장의 부하와 산소 요구량도 줄어들며, 심장의 '스트로크 양'과 아웃풋(심장이 수축할 때마다 펌프해 내는 혈액의 양)은 증가한다.

규칙적인 운동의 다른 좋은 점은 혈액의 응고율이 감소된다는 것이다. 심장 발작이 일어나는 것은 협착된 동맥 경화성 동맥에 있는 응혈 때문이므로 이 점은 매우 중요하다.

신체의 신진 대사 기능이 활발해지면 저장된 지방의 양이 줄어든다. 트라이글리세라이드는 감소하고 HDL 콜레스테롤('좋은' 콜레스테롤)은 증가한다. 이것은 모두 심장 질환 예방에 기여한다.

운동을 하고 난 후, 혹은 운동중에 느끼는 기분 좋은 느낌은 뇌에서 분비되는 엔돌핀의 진정 효과 때문이다. 비활동에 수반되기 쉬운 우울증이 사라지고, 자신감이 증가한다. 규칙적으로 운동하는 사람들은 기분도 더 좋고, 잠도 잘 자고, 생각도 더 명료하다. 골반의 순환이 잘 되고 활력이 증가하기 때문에 성기능도 개선된다. 식욕도 좋아지므로 과식하지 않도록 조심해야 한다.

운동이 개인에게 주는 좋은 점은 가족 관계와 친구 관계에 긍정적인 영향을 미친다는 것이다. 운동은 노화를 늦춘다. 규칙적으로 운동하는 노인은 운동하지 않는 젊은 사람보다 더 건강하다. 운동하는 사람은 그렇지 않은 사람보다 스트레스를 더 잘 관리한다. 한마디로 운동은 수많은 측면에서 삶과 건강에 도움이 된다.

운동 방법

어떤 종류의 운동을 언제 하는 것이 좋은가에 대한 몇 가지 제안을 하고 싶다.

✱ 일반적으로 최소 하루 20분에서 30분 정도 지속적으로 하는 유산소 운동을 일주일에 최소한 4일에서 5일 동안 하는 것이 심장의 건강을 유지하는 데 필수적이다. 그러나 운동의 양과 강도는 개인에 따라 조절되어야 한다. 나이와 현재 건강 상태, 그리고 병력

등을 고려해야 한다.

* 워킹, 걷기, 자전거 타기, 수영 등은 대부분의 사람들에게 아주 좋은 운동이다. 조깅이나 테니스 등 힘든 운동은 젊은 사람들과 나이가 들었어도 체력이 좋은 사람에게 적합하다.

그러나 조깅이 반드시 워킹보다 좋다고 볼 수 없다. 조깅은 무릎에 충격을 주고, 그 원인은 밝혀지지 않았지만 젊은 여성의 생리 주기에 영향을 미친다. 줄넘기는 아주 힘든 유산소 운동으로서 힙과 무릎, 발에 충격을 준다.

* 수영은 심폐 기능에 아주 좋은 운동이다. 1백 야드를 수영한 효과는 4백 야드를 조깅한 효과와 같다. 근골격이 강해지고 물의 부력이 숨을 보다 깊게 쉬게 해서 폐활량을 증가시킨다.

* 제인 폰다와 그녀의 비디오 테이프(그 밖에 다른 사람의 비디오 테이프도 많다)로 인기를 모은 에어로빅 댄싱은 음악에 맞춰 에어로빅 댄스와 운동을 한다. 이때 음악은 리듬에 맞춰 운동하는 데 도움이 된다. 20분간의 활발한 에어로빅 댄스는 칼로리를 태우고 혈액 순환을 돕는다. 심장과 여러 기관이 튼튼해지고 기분을 좋게 만든다.

* 요가 아사나스yoga asanas는 근육을 강하게 하는 훌륭한 스트레칭 운동이다. 구부리기와 스트레칭은 일종의 내부 마사지로 주요 체내 기관의 기능을 강화한다. 또한 마음의 평정을 가져다준다. 이 책의 후반부에서 요가 아사나스의 장점에 대해 다시 논하게 될 것이다.

* 정원 가꾸기와 하이킹 등의 여가 활동, 직장에서의 커피 타임이나 점심 시간에 계단을 오르내리거나 걷기 등은 보완 운동이 되

지만, 규칙적이고 지속적인 운동을 대신할 수는 없다.

＊ 규칙적으로 운동한 적이 없다면, 운동 계획을 세우기 전에 의사와 상의하는 것이 좋다. 심장 발작을 일으킨 후에라도 일정량의 운동은 도움이 되고 중요하지만, 담당 의사의 지시에 따라야 한다.

런던 타임즈지에 다음과 같은 기사가 실린 적이 있다. 70대에도 맹렬하게 테니스를 치는 사람에게 그의 의사가 그처럼 격렬한 운동을 할 바에는 그만두라고 했다. '걷기처럼 격렬하지 않은 운동을 하도록 해봐요.' 라고 의사는 말했다.

그 남자는, '의사 선생님, 코트에서 스매싱을 해서 상대를 꼼짝 못하게 하고 넘어지는 것보다 나를 더 기쁘게 하는 것은 없어요.' 라고 대답했다. 그리고 정말 그 남자는 코트에서 쓰러졌다. 그 남자는 테니스 코트에서 넘어져서 죽었는데, 멋진 스매싱을 하고 난 후가 아니라 서브를 두 번 다 실패한 후 쓰러져서 사망했다.

＊ 일관성을 가지고 운동해야 한다. 심장병 환자를 포함해서 운동 요법을 시작한 대부분의 사람들은 몇 주가 지나면 운동을 그만둘 핑계를 찾는다. 운동 프로그램을 끝까지 마치는 것은 매우 중요하다. 적당한 종류의 운동을 적당량 하는 것은 건강한 삶에 가장 중요한 요소이다.

＊ 갑작스러운 심한 운동을 피하라. 규칙적으로 운동해오지 않았다면 갑작스러운 힘든 운동은 재난을 초래할 수 있다. 몸이 아직 준비가 되어 있지 않기 때문이다.

돈이 많고 성공한 젊은 청년 사업가 비크람은 종합 검사를 하기 위해 병원에 왔다. 그는 체중은 좀 많이 나가지만 질병의 징후는 없었고, 담배도 피우지 않았다. 스트레스 검사 결과도 음성이었다.

비크람은 학교를 졸업한 이후 운동을 전혀 하지 않았다. 의사는 아주 간단한 운동에서부터 시작해서 정도를 올려가면서 운동할 것을 권했다.

비크람은 헬스 클럽으로 가서 지나치게 강도 높은 운동을 했다. 그는 러닝 머신 위에서 달리다가 갑자기 사망했다.

* 기온이 높은 날은 운동을 피해야 한다. 물론 아침 일찍 더워지기 전에 운동하는 것은 괜찮다. 몇 년 전 6월 어느 날 정오쯤에 65세의 할다는 파리다바드에서 차를 몰고 돌아오는 중이었는데, 자동차 타이어에 펑크가 났다. 그는 40년 동안 스스로 타이어를 교체해본 일이 없었지만 할 수 있다고 자신했다. 그러나 타이어의 조임 나사가 너무 빡빡했다. 그는 찌는 듯한 더위 속에서 힘을 다해 돌리다가 심장 발작으로 도로 위에 쓰러졌고 병원으로 옮겨졌다. 그는 택시를 타고 집으로 돌아가 자동차 수리공을 보내 일을 처리할 수도 있었다.

* 운동을 할 때 지속적으로 하는 것이 중요하다. 심폐 기능과 지구력을 강화하려면 최소 일주일에 4번 내지 5번, 20분에서 30분 동안 운동을 한다. 매일 하면 더 좋다. 매일 최소 40분에서 60분 정도 적당한 운동을 하면 포도당 내성glucose tolerance과 리피드 프로파일(콜레스테롤과 트라이글리세라이드 수치)이 좋아진다. 매일 3마일 정도를 규칙적으로 빠른 걸음으로 걸으면 35일에서 40일마다 1킬로그램의 체중이 줄어든다.

나이에 관계 없이 아동기, 성년기, 중년기 그리고 노년기의 적당한 운동은 삶을 보다 건강하고 행복하고 활력 있게 해준다.

갑작스런 운동을 조심하라

건강을 위협하는 가장 큰 사건은 규칙적으로 운동하지 않던 사람이 갑자기 심한 운동을 할 때 발생한다. 예를 들면 비행기를 타기 위해서 공항에서 내내 뛴다든지 스포츠나 그 밖의 격렬한 운동에 참여하는 것이다. 마찬가지로 언제나 앉아 있기만 하던 사람이 갑자기 과격한 스쿼시 게임이나 축구를 하는 것은 바람직하지 않다. 특히 중년 또는 그 이후의 사람에게 갑작스러운 격렬한 운동은 더 위험하다. 특히 경쟁심을 갖고 갑작스럽게 심한 운동을 하게 되면 위험할 수 있다. 건강상의 한계를 잊어버리고 가슴에 느끼는 불편함 같은 심장의 경고를 무시하기가 쉽다.

아그니호티는 58세로 큰 회사를 관리하고 있었다. 그는 가만히 앉아 있기를 좋아하는 타입으로 수십 년 전에 둔Doon 학교를 졸업한 후, 정기적으로 운동을 해본 적이 없었다. 어느 주말에 그는 학교 동창회에 참석하기 위해서 델리에서 데라 둔까지 갔다. 그날의 행사로 스포츠, 세미나 그리고 만찬이 준비되어 있었다. 인도 전역에서 온 옛 친구들을 만나자 그는 정말 기뻤다.

오후에 학생들과 졸업생들 사이에 크리켓 게임이 있었다. 나이든 졸업생들은 모두 주자를 했지만, 젊었을 때 크리켓을 곧잘 했던 아그니호티는 이를 거부하고 이리저리 뛰면서 필요 이상으로 열심히 게임을 했다.

게임이 끝난 후 나이 든 졸업생들은 맥주를 놓고 서로 자기 자랑을 늘어놓기 시작했다. 갑자기 아그니호티는 땀을 마구 흘리면서 가슴에 통증을 호소했다. 그는 곧 병원으로 옮겨졌고, 심장 발작

진단이 내려졌다.

아그니호티에게 심장 발작이 올 이유가 전혀 없었다. 단지 그날 오후의 심한 운동만이 유일한 이유였다.

어쩌다 한번 스포츠에 참여하는 것은 규칙적인 운동을 대신할 수 없다. 적당한 운동을 규칙적으로 하는 것이 건강한 삶의 열쇠이다.

12 술과 담배 : 예방할 수 있는 가장 큰 건강의 적

20세기의 전염병은 우리가 생각하는 것보다 더 비싼 대가를 요구한다. 담배는 틈을 엿보며 기다리는 하나의 위험이다. 흡연가들은 첫 담배를 피우고 졸도하지는 않는다. 흡연은 흡연을 시작에서 그로 인한 사망에 이르기까지 약 20에서 30년이 걸린다. 흡연의 최종 결과는 치명적이다.

현재 담배로 인해서 매년 3백만 명이 사망한다. 10년간 흡연으로 약 3천만 명이 사망한다는 계산이 나온다. 이 수치는 세계에서 가장 큰 도시 몇 개의 인구를 합친 수와 같다.

—맨사 박사Dr J.R. Menchaea, 세계 보건 기구WHO

조기 퇴직을 한 몇 년 후, 아내와 나는 남부 델리에 있는 아름다운 저택의 파티에 참석한 일이 있었다. 방에는 성공한 부자 사업가들과 퇴역한 소장과 중위 몇 사람이 있었다. 그들은 구레나룻에 굳은 얼굴을 한 전형적인 군인 타입이었다. 방은 담배 연기로 가득 찼고 사람들은 구하기 힘든 위스키와 샴페인을 흥청거리며 마시고 있었다. 군인들까지 위스키를 들이켜고 담배를 피우고 있었다.

나는 '아무도 이들에게 얼마나 많은 사람들이 매년 그리고 매일 흡연과 과음으로 사망하는지 누구도 말해주지 않았단 말인가?' 하고 생각했다. 흡연과 과음을 함께 하면 특히 위험하다. 한창인 젊은 이들도, 가족과 국가에 가장 필요하고 정말 행복할 수 있는 나이에 이 파괴적인 습관으로 인한 심장 발작으로 갑자기 사망할 수 있다.

그들은 흡연과 음주의 결과를 모를까? 나는 그들이 알지 못할지도 모른다고, 알았다면 그렇게 행동하지 않았을 것이라고 생각했다.

자기 파괴적인 흡연과 과음 습관은 많은 사람에게 뜻하지 않은 죽음을 초래한다. 젊었을 때 흡연과 과음을 하고도 살아남은 사람들은 나중에 고통과 질병이라는 결과가 찾아온다. 노년기까지 살아남을지 모르지만, 만성 폐 질환과 신체 기관의 기능 부진으로 호흡 곤란과 피로를 느끼게 된다. 그들은 이 모든 것이 자연의 법칙에 어긋나는 과음과 흡연이 자신의 신체에 초래한 무서운 폭력의 결과라는 것을 너무 늦게 깨닫게 되는 것이다.

알콜의 위험

술은 먼 옛날부터 의식과 여러 행사에 사용되었다. 성경에는 팔레스타인에서 포도주를 만드는 이야기가 나오고, 옛 인도 경전에는 '소마 라사Soma rasa'에 대한 말과 포도주를 약으로 사용했다는 이야기가 나온다. 그러나 옛날에는 지금처럼 알콜을 남용하지 않았다. 소량의 술은 나쁘지 않을지도 모른다. 오히려 긍정적인 효과가 있을 것이다. 그러나 대부분의 사람들은 한계를 지키지 못하게 되고 술은 완전한 악한이 되어버린다. 그 결과 수백만의 사람들이 술의 영향으로 건강을 해치고 비참하게 되어 이른 죽음을 맞게 된다.

인도도 이런 추세에서 예외가 아니다. 최근 몇 년 동안 인도에서의 알콜 소비는 엄청나게 증가했고, 이 점은 우려할 만한 일이 아닐 수 없다. 알콜은 심각한 질병이다.

모임 따위에서만 가끔 술을 마시는 사람들은 알콜의 위험을 심각하게 받아들이지 않는 경향이 있다. 그러나 수백만 명의 사람들이 서서히 알지도 못하는 사이에 때때로 술을 마시다가 알콜 중독으로 발전한다. 폭주가들의 사망률은 술을 마시지 않는 사람의 사망률보다 훨씬 높다. 그리고 그들의 죽음은 편안한 것이 아니고 자살, 자동차 사고, 소화계 질병, 심한 영양 실조 등으로 사망한다. 이 밖에도 알콜은 심장, 근육, 뇌 조직, 간, 췌장, 그리고 위장을 파괴한다.

포도주, 특히 붉은 포도주는 심장 발작과 마비를 예방하는 것으로 많은 관심을 끌었다. 이 예방 작용을 하는 요소는 포도주에서 자연히 발생하는 케르세틴이라는 물질이다. 와인에 들어 있는 또 다른 물질 레베라트롤reveratrol은 혈액내의 콜레스테롤과 지방 수치를 조절하는 데 도움이 된다. 보스턴 의과 대학의 커티스 엘리슨R. Curtis Ellison 교수는 프랑스와 기타 유럽 국가에서의 심장병 발병률이 미국에서의 발병률의 절반도 되지 않는데, 그 이유는 유럽에서는 포도주를 많이 마시고 미국에서는 독주를 많이 마시기 때문이라고 말한다.

그러나 케르세틴과 레베라트롤의 예방 효과를 보려면 보다 안전한 식품에서 이것을 얻을 수 있다. 신선한 포도와 아스파라거스, 양파, 사과, 감귤류의 껍질 그리고 차에도 케르세틴이 들어 있다. 레베라트롤은 포도 주스, 건포도, 특히 자주색 포도에 많이 들어 있다.

더구나 여러 연구에 따르면 맥주나 포도주(백포도주나 적포도주)를 많이 마시면 암의 발병률이 현저히 증가한다고 한다. 그러므로 술을 약간 마심으로써 심장 발작을 어느 정도 예방할 수 있을지라도 암으로 사망할 위험은 (흡연과 병행했을 때는 특히) 증가된다.

알콜 중독에서 벗어나기는 무척 어렵다. '한번 알콜 중독자가 되면 영원한 알콜 중독자다.' 라는 말도 있다. 알콜 중독은 그 사람의 경제적, 사회적, 정서적인 생활을 피폐하게 만든다. 알콜 중독의 위험에 아예 노출되지 않는 것이 훨씬 더 낫다.

앞에서도 말했듯이 알콜 남용과 암의 상관 지수는 매우 높다. 영양 실조도 폭주가들에게서 많이 발견되는 증상이다. 전문가들은 만성 알콜 중독은 사람의 수명을 평균 15년 단축한다고 말한다.

알콜 남용자는 사고로 갑자기 사망하는 경우가 매우 많다. 28세의 젊은 사업가인 바수는 심장이 두근거리고 구역질이 난다며 외래 병동을 찾아왔다. 그는 과거에 아침 일찍부터 위스키 한 병을 미신 적이 있었다. 그는 택시 기사보다 운전을 더 잘할 수 있다고 자랑했다. 그날 저녁에 그는 가로등을 들이받고 심한 머리 부상으로 혼수 상태에 빠져 병원으로 실려왔다.

음주 운전으로 인해 매우 많은 대형 교통 사고가 발생한다. 불행하게도 운전자만이 다치고 죽는 것이 아니라 완전히 무고한 사람들까지 다치고 죽는다. 단지 두 잔이나 세 잔의 술도 판단을 잘못 내리게 만들고 운전에 영향을 주는데, 대부분의 사람들은 이 사실을 받아들이려고 하지 않는다. 소수의 사람들만이 이를 깨닫고 파티가 끝난 후 다른 사람이 운전하도록 한다.

일부 연구 결과 알콜 중독에 유전적인 요소가 작용한다는 것이 밝혀졌다. 그러나 알콜 중독의 주요 원인은 가족의 유전자에 있는 것이 아니라, 가족의 식사 습관과 음주 습관, 술을 잘 마시는 것이 멋진 모습이라는 잘못된 사회적 통념에 있다.

이처럼 무서운 문제의 유일한 해결책은 어려서부터 요가와 명상, 그리고 그 밖의 건강한 생활의 자세들을 가르치는 것이다.

흡연, 가장 끔찍한 재해

32살의 젊은 사업가인 마하잔은 일반 건강 진단과 심장 체크를 위해 우리 병원을 찾았다. 당뇨병도 없었고 혈압도 정상이었다. 트레드밀 운동 스트레스 검사를 포함한 모든 검사에서 관상 동맥 심장 질환은 음성으로 나왔다. 우리는 그에게 정상이며 건강하다고 판정했다.

그런데 그는 골초로 학창 시절 이래 줄곧 15년간 담배를 피워왔다. 나는 그를 붙잡고 금연의 좋은 점과 흡연을 계속했을 때 오는 위험에 대해 오랫동안 이야기했다. 그는 담배를 끊겠다고 약속했다.

그러나 2개월 후 이 촉망받는 사업가이자 가족의 자랑거리였으며, 결혼한 지 얼마 되지 않은 두 아이의 아버지인 마하잔은 스쿼시를 하고 난 후 그대로 쓰러져 사망했다. 무슨 이유였을까?

　담배를 피우면 담배 연기에서 나오는 일산화탄소가 일산화탄소 헤모글로빈을 형성하고, 이것이 심장의 근육 세포를 포함해 신체의 50조 개 세포에 산소를 공급하는 헤모글로빈의 일부를 대체한다. 일산화탄소 헤모글로빈은 산소를 공급하지 못한다. 격렬한 운동 중에는 산소 수요가 증가하고 그렇게 되면 산소 공급이 부족해진다.

　나는 마하잔이 담배를 끊지 않았다는 것을 알았다. 필요한 산소가 공급되지 않자 그의 심장 근육은 연축되어 잠시 동안 수축이 불규칙해졌고, 심장 기능이 저하됨에 따라 심장 마비가 왔으며, 결국 사망하게 된 것이다. 2개월 전만 해도 관상 동맥과 심장이 비교적 건강했음에도 불구하고 그같은 일이 발생했다. 그의 죽음은 흡연에 의한, 스스로 만든 비극이었다.

　이것이 특별한 경우였다고 말할 수 있었으면 좋겠다. 그러나 사실은 1분마다 세계에서 여섯 사람이 흡연으로 사망한다. 이 수치는 인도와 같은 '개발 도상국'에서 더욱 높다. 세계 보건 기구의 통계에 따르면 매년 인도에서 흡연으로 1백 8만 명이 사망한다고 한다.

　45세의 바아트 부인은 폐암으로 우리 병원에 입원했다. 그녀는 담배를 피우지 않았지만 그녀의 남편과 25살 난 아들 메하르는 담배를 피웠다. 바아트는 성공한 사업가이고 바아트 부인은 사무실에서 남편을 도왔다. 지난 3년간 아들 메하르도 함께 일했다.

　바아트 부인이 병원을 찾았을 때는 폐암이 많이 진전된 상태였다. 수술은 하지 않기로 했다. 치료가 시작되었지만 그녀가 입원한 지 2주일만에 바아트 부인은 병에 항복하고 말았다.

　바아트 부인의 폐암은 간접 흡연으로 인한 것이 분명했다. 그녀는 사무실과 집에서 다량의 연기에 노출되었다. 바아트는 부인보다 담배에 대한 면역성이 강했다. 연구에 따르면 어떤 사람의 신체는 과산화물 디스뮤타제(SOD, superoxide dismutase)를 다른 사람보다 더 많이 만든다고 한다. 이 효소는 담배와 담배 연기가 내뿜는 자유 래디컬에 대한 자연적인 보호 장치이다. 이 자유 래디컬들이 심장병과 암을 발병시키고 전파시킬 수 있다.

연구에 따르면 간접 흡연이 직접 흡연보다 더 나쁠 수 있다고 한다. 담배 끝에서 나는 연기는 입자가 더 작고, 간접 흡연자들은 아무것도 모르고 이 입자를 폐 속 깊이 들이마신다. 이 연기에는 폴리사이클릭 아르매틱 탄화수소polycyclic aromatic hydrocarbons, 니트로사민nitrosamines, 그리고 기타 유해한 화학 물질을 포함해서 4천 가지가 넘는 발암 물질이 들어 있다.

바아트 부인은 담배를 피우지 않았다. 그러나 제1장에서 말했듯이 인도에서 담배를 피우는 여성의 수는 점점 늘어가고 있다. 세계 대부분의 지역과 마찬가지로 인도에서도 아직은 남성들이 주로 담배를 피우고 있지만 여성 흡연자도 급속히 증가하고 있다. 담배 회사들은 많은 돈을 들여서 흡연이 여성의 독립과 평등의 상징인 양 선전했고, 이들 회사들은 성공을 거두었다. 비극적인 것은 흡연은 어떤 이로움도 없이 단지 폐암과 심장 질환으로 수많은 여성과 가족들에게 고통과 죽음을 가져다준다는 것이다.

더구나 바아트 부인처럼 많은 여성들이 담배를 피우지 않음에도 불구하고, 남편의 흡연 때문에 고통받고 심지어는 사망하기까지 한다. 남자들은 아내와 아이들을 위해서, 그리고 앞으로 발병할지도 모르는 심장 질환과 암으로부터 자신을 보호하기 위해서 담배를 피우지 않도록 교육받아야 한다.

56세의 만성 흡연가인 하리아는 후두암으로 우리 병원에 입원했다. 수술은 성공적으로 이루어져 암 조직이 제거되고 그는 회복하는 듯했다. 그러나 후두 없이 말을 할 수는 없다. 하리아는 목소리를 잃는 것에 대해 무척 슬퍼했다. 그는 전기 장치를 달아 식도로 말하는 법을 배웠다. 그러나 기계 목소리는 억양이 없고 섬세하지도 않았고 이해하기도 어려웠다.

'이게 무슨 소용이람?' 하고 그는 불평했다. '화가 났을 때 누구한테 소리를 지를 수도 없고 웃거나 울 수도 없는데.' 1년 후 그는 결장암으로 사망했다.

한 사람에게 두 가지 암이 발생하는 경우는 드물지만 담배를 피우고 동시에 알콜을 남용하는 사람에게 생길 수 있는 일이다. 흡연과 음주의 결합은 특히 위험하며 신체내 여러 기관에 암을 발생시키는 주요 요인이 될 수 있다.

예방 가능한 암

흡연은 가장 위험한 인류의 병이다. 또한 흡연은 예방 가능한 가장 큰 인류의 적이라고도 표현되며, 예방 가능한 심각한 암과 심장질환의 원인이기도 하다. 미국의 고위 의료계 관리인 보건부 장관은 '흡연은 미국 사회에서 예방 가능한 가장 큰 사망 원인이다.' 라고 말했다. 이것은 다른 나라에서도 마찬가지이다. 담배 피우는 사람은 자신의 심장 순환계와 신체 전체의 건강을 위해서 담배를 끊는 것이 최선의 길이다.

현재 흡연으로 인한 사망자는 전세계에서 사고로 인한 사망자 수의 50배이다. 흡연자 1천 명 중에서 절반은 중년이 되기 전에 심장 발작과 암으로 사망한다. 하루에 30개에서 40개의 담배를 피우는 사람이 심장 발작에 걸릴 확률은 10배가 더 높고, 5개에서 10개를 피우는 사람에게서는 2배가 더 높다. 담배를 피우면 심장 발작이 발생했을 때, 합병 증세가 훨씬 더 많이 생기며 갑작스러운 사망도 흔한 일이다.

담배의 심각한 위험을 깨닫고 있는 사람은 얼마나 되는가? 연기를 마시는 것은 그다지 유해한 것처럼 보이지 않는다. 옥스퍼드 대학의 역학자이며 통계 학자인 리처드 피토Richard Peto 교수는 담배를 피우기 시작한 시점과 흡연으로 발생하는 치명적인 질병 사이의 시간 차이 때문에, 흡연과 질병과의 관계가 크게 잘못 이해되고 있다고 말한다. 10대나 20대에 흡연을 시작하면 심장 질환이나 암, 만성 기관지염, 위궤양, 폐기종, 기타 질병이 발병하는 시기는 20년이나 30년 후가 된다.

이것은 여성 흡연자가 날로 증가하고 있다는 사실과 함께, 담배 회사들이 지속적으로 젊은이들을 타깃으로 광고를 하고 있는 인도 같은 개발 도상국에서의 현실은, 사람들이 시한 폭탄 위에 앉아 있음을 의미한다. 앞으로 흡연으로 인한 심장 발작과 암의 발병의 대폭적인 증가를 보게 될 것이다.

담배를 끊는 방법

더 큰 재난을 막기 위해 어린이들에게 흡연의 위험과 담배를 끊었을 때의 좋은 점을 가르친다. 그 자체로도 중독성이 강한 담배는 다른 약물 사용으로 발전할 수 있고, 약물 남용은 어린이들의 인생을 망칠 것이다. 일단 니코틴에 중독이 되면 흡연을 그만두기는 쉽지 않다. 그러므로 가장 중요한 일은 어린이들이 10대일 때 또는 그 이전에 흡연 습관을 갖지 않도록 교육하는 일이다.

담배를 끊기를 원하는 사람에게는 강력한 결심이 가장 중요한 단계이다. 흡연자에게 발생할 건강상의 재난을 깨닫기만 하면 담배를 끊어야겠다는 동기를 부여받게 될 것이다. 담배는 끊을 수 있다. 많은 사람들이 매일 담배를 끊고 있다. 미국에서만 5천만 명이 넘는 사람들이 담배를 끊은 것으로 추정된다.

다음은 금연 전문가들이 제공하는 오랫동안 효과가 있었던 금연 방법이다.

* 문제를 과소 평가하지 말라. 금연은 결코 쉬운 일이 아니다. 니코틴은 중독성 약물이고 흡연자의 신체는 규칙적으로 니코틴을 원한다. '흡연은 코카인 흡입이나 헤로인 주사처럼 생리적으로 심리적으로 중독이 된다.'라고 딘 오니쉬Dr. Dean Ornish는 말한다. 자신이 중독되었다는 것을 인정하면 중독에서 벗어나겠다는 의지도 더 강해질 것이다.

* 진정으로 준비가 될 때까지 금연을 시도하지 말고, 준비가 되었을 때 비로소 확고한 약속을 하고 흔들리지 말라. 많은 전문가들

이 가장 중요한 요소는 흡연자 개인의 결심과 의지라고 생각한다.

* 계획을 세워라. 집을 증축하거나 새옷을 만드는 데 계획 없이 하지는 않을 것이다. 자신이 흡연가이고 담배 끊기를 중요한 목표의 하나로 생각한다면 준비 없이 뛰어들어서는 안 된다. 갑자기 끊어버릴 것인가, 아니면 점차 줄여가면서 끊을 것인가를 결정해야 한다. 언제부터 끊을 것인가? 어떤 방법으로 끊을 것인가? 신중하게 만들어진 계획은 성공의 확률을 더욱 높여줄 것이다.

* '금연 시작 날'을 정해서 달력에 표시해놓는다. 그날은 빠를수록 좋고 대체로 굳은 결심이 사라지기 전인 2주일내가 좋다. 일단 정했으면 지킨다. 시간이 자유롭고 주위 환경과 상황을 비교적 유연하게 만들 수 있는 주말에 시작하는 것이 좋다.

* 가족, 친구, 동료에게 담배를 끊을 것이라고 선언한다. 이렇게 함으로써 금연을 시작한 후 며칠간 안절부절못하고 있을 때 그들로부터 심리적인 이해와 도움을 받을 수 있다.

* '갑자기 완전히 끊는 방법(콜드 터키)'으로 계획을 세운다. 연구에 따르면 성공적으로 금연한 대부분의 사람들은 이 방법으로 성공했다고 한다. 담배를 조금씩 줄여가는 방식은 거의 성공하지 못한다. '금연 날'이 오면 그냥 끊어버려라!

다음은 금연에 도움이 되는 아주 간단한 정보이다.

* 집 안에 있는 모든 담배를 치운다.
* 금연을 시작하는 날 즐길 만한 다른 일을 만들어 한가한 시간이 없도록 한다. 흡연가들이 모이는 사교 모임은 피한다. 가능하다면 흡연이 허용되지 않는 장소를 찾아간다. 이것은 처음 금연을 하

고 몇 주일간 매우 효과적인 전략이 될 것이다.

　* 먹을 것을 가까이 둔다. 과일이 특히 좋다.

　* 니코틴 패치의 사용을 고려해본다. 이 패치는 피부에 부착하는 것으로 금연을 하고자 하는 성인 흡연가에게 효과가 있다. 폐의 손상과 폐암의 위험이 줄어들지만, 사용량이 점차 줄어들어 패치 사용이 완전히 끝날 때까지 니코틴의 악영향은 계속된다.

　* 내 경험과 다른 관찰자들의 경험으로 보면 가장 효과적인 방법은 생활 스타일을 바꾸는 것이다. 규칙적인 스포츠 참가, 요가, 좋은 음악 듣기 등은 모두 금연에 큰 도움이 된다. 명상은 가장 효과적인 방법 중의 하나이다. 잭 포렘Jack Forem은 그의 유명한 저서에서 여러 연구 결과를 인용하는데, 초월적 명상을 배우기 전에는 48퍼센트의 사람이 흡연자였고 27퍼센트가 담배를 많이 피우는 사람이었다. 21개월 후에는 16퍼센트만이 담배를 피웠고 5.8퍼센트 만이 심하게 많이 피웠다.

　딘 오니쉬는 '니코틴이 주는 효과를 대신할 무엇인가가 없으면 금연하기가 어렵다.'라고 말한다. '그 예로 담배가 긴장을 이완해 준다면, 담배가 아닌 다른 스트레스 관리 방법이 없이 담배를 끊었을 때 더 많은 스트레스를 느끼게 될 것이다.' 명상법을 모른다면 제13장을 참조한다.

　담배를 계속해서 멀리하고 술은 약간만 마시는 것으로 절제하든지 아니면 아예 입에 대지 않으면, 건강하게 오래 살 수 있을 것이다.

13 명상 : 내면 세계의 경험

기도할 때 우리는 신에게 말한다.
명상할 때는 신이 우리에게 말한다.

명상의 길은 내면으로 인도하고,
내면에는 신의 왕국이 있다.

   보름날 밤의 잔잔하고 평화로운 호수를 상상해보라. 수면에 또렷하게 반사된 달은 둥글고 은처럼 희고 차갑고 부드럽고 아름답다. 사람의 영혼을 사로잡는 광경이다.
   이제 호수에 돌을 던져보자. 아니면 바람이 물결을 일으켰다고 상상해보라. 물에 비친 달의 모습은 수천 개의 조각으로 흩어져 흔들리게 된다. 물론 호수 깊은 곳은 아주 조용하고 흔들림이 없다. 잠시 후 물결이 사라지고 달의 모습은 완전한 아름다움을 갖추고 다시 나타나게 된다.

인간의 마음은 근본적으로 평온하고 조용한 호수와 같다. 그러나 표면은 언제나 끊임없는 동요로 흔들린다. 생각, 기억, 걱정이 내부에서 속삭인다. 몇 마디 불친절한 말이 부정적인 생각과 감정을 자아내고, 평온한 물을 흐리면서 거친 물결을 만들어낸다. 분노와 질투와 걱정의 물결은 사람에게 해를 끼친다. 부정적인 분자들이 체내 시스템에 흐른다. 이와 같은 과정이 여러 번 반복되면 몸에 스트레스를 주게 되고, 면역 체계를 마비시키며, 마침내 건강을 해치고 심각한 질병으로 발전한다.

비극과 질병의 원인이 되는 부정적인 감정, 정신적인 동요, 그리고 나쁜 분자와 화학 물질의 흐름을 어떻게 막을 수 있는가?

음악, 미술, 스포츠, 운동, 웃음 등 이미 우리는 많은 기술을 논의했다. 이것들은 모두 도움이 된다. 그러나 가장 도움이 되는 것은 내면으로의 여행, 즉 명상이다. 마음이 내면으로 들어가는 것을 배우면서 본성에 내재한 더 깊고 더 조용한 영역을 알게 된다. 가장 깊은 내면은 무한한 행복의 자아이며, 소리없고 조용한 평화의 장이다.

명상을 규칙적으로 하는 사람에게는 일상 활동을 할 때 매일 점점 더 많은 내면의 평화가 의식에 더해지게 된다. 역경 속에서도 안정감이 더해지고, 부정적인 생각과 감정들이 점차 사라지며, 대신에 자발적이고 긍정적인 생각이 자리를 잡게 된다. 마음은 확장되고 행복은 증가한다. 스트레스도 더욱 효과적으로 관리할 수 있다. 미국의 심리학자 윌리엄 제임스William James는 다음과 같이 말했다:

흔들리는 표면의 시끄러운 동요는 대양의 심해에 영향을 주

지 못한다. 보다 영원하며 광대한 실체를 알고 있는 사람에게 시시각각으로 변하는 자신의 개인적 운명은 상대적으로 사소한 것으로 보인다. 그러므로 진정으로 신앙심이 깊은 사람은 흔들리지 않고 어떤 일이라도 평온하게 받아들일 준비가 되어 있다.

일상 생활에서 우리는 우리의 환경과 외면의 자아, 즉 신체를 알고 있다. 동시에 내면의 자아, 즉 우리의 마음과 지성도 알고 있다. 그러나 가장 내면에 있는 진정한 자아는 알지 못한다. 명상으로 우리는 이 가장 깊은 내면의 존재와 만나게 된다.

명상의 경험은 기운 없이 늘어지는 것이 아니라 긴장을 이완하는 법을, 죽음을 두려워하지 않는 법이 아니라 삶을 즐기는 법을, 스트레스를 피하는 법이 아니라 스트레스를 관리하는 법을, 세상에서 무엇을 얻는 법이 아니라 세상에서 더욱 충만하게 사는 법을 가르친다.

명상은 또 자신을 관리하는 법을 가르쳐줌으로써, 자신과 다른 사람을 위해 자신을 최대로 사용할 수 있게 해준다. 명상은 자신을 위해서 삶에서 무엇을 얻어오는 이기적인 것이 아니다. 명상의 혜택은 자신에게만 국한되지 않는다. 명상을 하는 사람은 명상의 혜택을 자신도 모르는 사이에 주변에 전달하고, 모든 존재를 위해서 우주 전체에 퍼뜨리게 된다.

규칙적으로 명상을 하면 우리는 매일 의식의 최고 수준에 있는 자아의 평화와 사랑을 마음에 담고 일에 임하게 된다. 『아사바시 우파니샤드 Isavasy Upanishad』는 이렇게 말한다.

명상과 행동,
이 두 가지를 다 아는 사람은
행동을 통해서 죽음을 초월하고
명상을 통해서 영생을 얻는다.

의식의 성장, 정신적 발전에는 명상과 행동이 필요하다. 완전한 정신적 삶으로 풍요로워지고 고상하게 된 완전한 물질적 존재로부터 진정으로 충만한 삶이 나온다.

명상이란 무엇인가

어떤 사람들은 '명상meditation'을 숙고(contemplation, 무엇에 대해 깊게 생각하는 것)나 기도와 비슷하다고 알고 있다. 나는 이 두 가지를 구분하고 싶다. 명상은 산스크리트에서 말하는 드하이안 dhyan으로, 마음에 평화나 휴식을 가져온다는 뜻이다. 어떤 명상 기술에는 집중이 필요하지만 여기서 내가 설명하는 기술은 훨씬 쉽고 자연스러운 기술이다. 이것은 마음으로 하여금 자연스럽게 마음의 한계를 초월해 의식의 네 번째 상태 투리야turiya를 얻게 하는 것이다.

삶은 대체로 세 가지 의식의 상태, 즉 깨어 있는 상태, 꿈의 상태, 숙면의 상태로 이루어진다. 명상은 마음의 물결이 네 번째 상태, 끊임없는 생각과 감정의 활동이 없는 내면 의식, 순수한 내적인 평온의 상태로 가라앉도록 하는 수단이다. 누군가가 이렇게 말했다. '기

도할 때 우리는 신에게 말한다. 명상에서는 신이 우리에게 말한다.'
그리고 신의 언어는 침묵이다.

> 마음 저쪽에 침묵 속에 살고 있는 어떤 것이 있다. 이것은
> 생각을 벗어나 있는 지고한 신비이다. 우리의 마음과 예민한
> 몸을 오직 그 지고한 신비에만 의지하게 하자.
> ―『마이트레야 우파니샤드Maitreya Upanishad』, 6:19

이 내면의 평화에 도달하기 위해서 집중과 절제가 필요하다고 믿는 사람들은 마음을 잠시도 가만히 두지 않는 원숭이나 야생 코끼리 같아서 길들여야 한다. 코끼리를 길들일 때는 말뚝에 묶어놓고 완전히 지칠 때까지 소리지르고 발을 구르게 내버려둔 다음 훈련을 시작한다.

끊임없이 만족을 추구하는 마음은 기쁨에 찬 의식으로 알려진 네 번째 상태의 의식을 원한다. 약간만 안내를 한 다음 자연 상태로 내버려두면, 마음은 이 기쁨을 경험할 것이다. 명상은 마음에게 올바른 방향을 알려주는 수단일 뿐이다. 명상은 내버려두고 스스로 찾아가게 놔두는 것이다. 그러면 마음의 근원인 조용하고 평화롭고 변하지 않는 자아, 즉 의식 속에서 날아다니는 법을 배우게 될 것이다.

자아로 돌아가서 보면, 마음에 고요한 호수의 평화가 스며들어 물결과 파도가 사라진다. 이 고요함은 마음을 쾌적하게 해준다. 규칙적인 명상을 계속하게 되면 마음은 고요 속에 있게 되고, 의식이 자아에 뿌리를 내리게 된다.

『베다Veda』는 생각이란 대양의 파도처럼 높아졌다가 낮아진다고 말한다. 자신의 동작만을 알고는 '나는 파도야.'라고 말한다. 그러나 파도가 모르는 더 큰 진실은 '나는 대양이야.' 이다. 파도가 무엇을 생각하건간에 이 둘은 분리될 수 없다. 잔잔해질 때 파도는 곧 무한하고 고요하며 변하지 않는 대양 가운데 있는 자신의 근원을 깨닫는다.

규칙적인 명상으로 마음의 동요를 잠재우고, 자신이 파도가 아니라 고요한 대양이라는 것을 배우게 된다.

> 바람 없는 곳에 있는 등불이 흔들리지 않는 것처럼, 자신의 마음을 통제하는 요기는 초월적 자아에 대한 명상 속에서 한 번도 동요하지 않는다.
>
> ―『바가바드 기타』, 6:19

명상법

이제 실제로 어떻게 명상하는지 그 방법을 생각해보자.

우선 앉아서 눈을 감는다. (눈을 감으면 주의를 끄는 잡다한 외부의 일들을 차단할 수 있다) 명상하는 장소는 조용해야 한다. 바닥에 등을 바르게 펴고 앉는다. 머리와 목, 가슴이 일직선이 되게 하여 척추를 바르게 세운다. 할 수 있으면 연화좌(가부좌)나 반연화좌, 또는 수캄sukham 자세로 앉는다. 이 자세가 가능하지 않으면 의자에 앉는다. 매일 같은 장소에서 행하는 것이 좋지만 집 밖 어느 곳에서나 명상을 할 수 있다.

명상의 기본 원리는 자신의 생각이 마음의 표면으로 올라올 때 이를 관찰하는 것이다. 생각이 떠오를 때마다 하나씩 관찰한다. 그러나 그 생각에 대해 판단은 내리지 않는다. 그리고 생각에 어떤 감정도 덧붙이지 않는다. 물론 생각에 대해 어떤 행동도 취하지 않는다. 단지 조용히 앉아서 관찰자, 즉 삭시sakshi로서 관찰한다. 이것은 어떤 생각에도 참여하지 말라는 뜻이다. 생각의 흐름에 말려들게 되면 다시 관찰자의 위치로 돌아간다.

처음에는 자신의 생각에 감정이나 판단을 개입시키지 않는 것이 쉽지 않을 것이다. 스스로가 어떤 생각은 좋고 어떤 생각은 나쁘다고 느끼는 것을 알 수 있을 것이다. 그러나 생각들은 왔다가 가고 나타났다가 떠나버린다. 단지 지나가도록 내버려두면 된다.

네 번째 의식인 투리야turiya에 들어가기 위해서는 시간과 공간의 제약을 받는 자아를 밀어두고, 무한한 상태가 자연스럽게 나타나도록 해야 한다. 물론 그 상태가 찾아오도록 해야 하지만 노력을 해서는 안 된다. 단지 그 상태가 저절로 오기를 바라고 올 때까지 기다린다.

노력하면 그러한 상태는 오지 않을 것이다. 백 개의 다리로 기가 막히게 춤을 잘 추는 지네가 있었다. 여러 동물들이 모여 지네의 춤을 구경하면서 지네를 칭찬했는데, 춤을 전혀 추지 못하는 거북이는 지네를 시샘했다. 어느 날 거북이는 지네를 찾아가서 당신의 춤을 경탄해마지 않는다고 수줍은 듯이 입을 떼면서, 질문이 하나 있다고 말했다. 자신은 지네의 춤을 자세히 관찰했으며, 지네가 일흔아홉 번째 다리를 들기 전에 쉰한 번째 다리를 들었는지 아닌지를 알고 싶다고 말했다. 지네는 자신이 춤을 출 때 실제로 어떻게 했는지 생각하기 시작했다. 그 결과 지네는 다시는 춤을 추지 않았다.

　명상 과정을 분석하는 데 지나치게 열중하면 비슷한 결과가 발생할 수 있다. 우리는 단지 네 번째 상태가 오기를 바라고 스스로 그것이 오기를 기다릴 뿐이다. 이 과정에서 자기 자신이 방해가 되어서는 안 된다.

　이제 보다 구체적으로 명상의 방법을 이야기해보자. 명상을 할 때 단지 자신의 호흡만을 따르면 된다. 오랫동안 인체는 의식적인 노력 없이 호흡을 해왔다. 이제 우리는 호흡에 집중할 것이다. 이것은 호흡을 방해해야 한다는 의미가 아니다. 호흡에 집중한다는 사실이 자신으로부터 떨어져서 간섭 없이 호흡을 지켜볼 수 있는 상태임을 알게 될 것이다.

　호흡을 지켜보고 있을 때 생각을 하게 되는 것, 자신의 호흡에 대해서 생각하게 되는 것은 자연스럽다. 이것은 괜찮다. 마음은 자연스럽게 이러저리 여러 가지에 대해 생각하면서 방황하게 된다. 호흡이란 그다지 흥미진진한 것은 못 된다. 자신이 생각을 하고 있다는 것을 알게 되면, 그 생각을 사라지게 하고 주의를 다시 호흡으로 돌린다. 호흡의 편안한 리듬에 집중한다.

　생각과 절대 싸우지 말라. 명상중인 한 무리의 사람들에게 명상하는 동안 원하는 것은 무엇이나 생각해도 좋지만 단 한 가지, 원숭이에 대해서는 생각하지 말라고 했다. 원숭이에 대한 생각을 계속 밀어내는데도 불구하고 사람들은 원숭이 생각을 떨칠 수가 없었다. 마음은 자신의 생각을 따라갈 것이다. 주의를 조용히 호흡으로 돌리고, 평화롭게 호흡에 따르는 연습을 한다.

호흡 대신에 만트라를 소리내지 않고 암송하는 데 집중하거나, 또는 태초의 우주 소리인 '옴Aum'에 집중할 수도 있다. 방법은 호흡에 맞출 때와 같다. 여기서 논하지 않겠지만 또 다른 형태의 명상이 있다. 스리 라마나 마하리쉬Sri Ramana Maharishi와 스리 니사르가다타 마하라즈Sri Nisargadatta Maharaj와 같은 위대한 현대의 대가들이 이 명상을 가르쳤다. 이러한 종류의 명상은 지혜의 길이라는 기아나 요가gyana yoga에 속한다. 이 명상법에서는 '내가 왜 우주의 이곳에 있는가?', '나는 어디에서 왔는가?', '나는 어디로 가는가?'와 같은 질문에 대한 깊은 내성적 명상을 한다. 가장 특이한 것은 '나는 누구인가?'라는 질문에 대답하기 위해서 내면을 들여다본다는 것이다. 이 방법은 일시적인 모든 것을 거부하면서 신체와 세계에 대한 상상의 속박으로부터 해방되기 위해 분별력의 사용을 강조한다. 위의 현대의 두 성인은 그렇게 함으로써 자유를 얻었다고 한다.

이상적으로 말하면 명상은 자격 있는 스승으로부터 배워야 한다. 스와미 프라바바난다Swami Prabhavananda는 입문을 위해 제자가 스승 밑에 들어오면 그 제자에게 만트라를 주는 인도의 관습을 회상하면서, 만트라는 '스승이 제자들에게 주는 가르침의 정수이며 만트라는 씨앗과 같아서 그것을 통해서 영혼의 지혜가 전달된다.'라고 말한다. 만트라 명상에서는 영혼의 특정 측면을 나타내는 근본이 되는 소리를 반복함으로써 내면 의식에 집중한다. 연습을 계속하면 시간이 지나면서 만트라를 잃고, 만트라를 초월해서 실체 Reality를 보게 된다.

'옴' 소리(또는 다른 소리나 만트라)로 명상을 하고 있을 때 다른 생각이 떠오르면 다시 옴에 집중한다. 옴이 자신의 마음속에서 메아리치게 한다. 같은 소리가 계속 반복되는 것을 듣게 될 것이다. 이 반복되어 울리는 소리를 들으면 마음은 같은 생각을 반복해서 지속적으로 생각하게 된다. 이렇게 하는 것이 마음을 다른 것에 집중시키려고 노력하는 것보다 훨씬 더 쉽다. 마음을 집중시키려고 노력하지 말고 단지 소리에 주의를 집중한다.

명상은 마음을 비우는 것이 아니다. 명상은 마음을 아무것도 없는 상태로 만드는 것이 아니다. 명상의 목표는 자신의 마음을 자신이 선택한 이상에 맞추는 것이다. 그때의 이상이란 호흡이 될 수도 있고, 영혼의 일치 또는 사랑, 옴 소리, 그 밖의 다른 소리나 이미지가 될 수도 있다. 명상은 마음을 비우는 훈련이 아니고 자신이 설정한 이상의 반향을 듣는 것이며, 마음이 다른 생각을 따라가면 다시 이상의 반향으로 집중시키는 것이다.

명상중에는 마음이 서로 경주를 하듯 갖가지 생각에 사로잡히는 경우가 있다. 예를 들어 우리가 생각하고 싶지 않은 생각, 즉 고통스러운 기억과 같은 '부정적이고' 슬픈 생각이 떠오를 수 있다. 이러한 현상은 틀렸다거나 혹은 나쁜 것이 아니다. 이것은 필요한 정화 과정이다.

얼마 전에 집을 수리했는데, 그때 우리는 수년 전에 사들인 여러 가지 물건을 찾았다. 우리는 그 물건들을 한 번이나 두 번쯤 사용하고는 처박아버렸을 것이다. 인간은 왜 쓸모 없는 물건에 그토록 집착하는가? 물건들은 집 안을 더럽히고 어지럽히기만 할 뿐이다. 우리는 그 물건들을 갖고 있다는 사실조차 기억하지 못했다. 집을 청소하기 시작하고 나서야 그 동안 쌓아둔 너절한 물건들에 관심을 기울이기 시작했던 것이다.

　마음은 기억들—좋은 기억, 나쁜 기억, 대수롭지 않은 기억들이 쌓여 있는 창고이다. 깊은 명상에 들어가면서 저장된 생각의 일부와 기억들이 다시 나타나고, 그중 어떤 것은 유쾌하지 않다는 것을 알게 된다. 이러한 생각들은 던져버리고 잊어야 한다. 나쁜 음식을 먹었을 때 토해내는 것처럼 불쾌한 생각과 기억을 '토해버리는 것'은 정화 작용으로서, 마음을 깨끗하게 해준다.

　명상은 편안하게 긴장을 이완시켜주기 때문에 명상중에 잠이 올 수도 있다. 잠이 오는 것도 좋은 것이다. 잠은 스트레스를 덜어준다. 유난히 피곤한 삶을 사는 사람이 아니면 명상 도중에 잠이 오는 일이 자주 일어나지는 않는다.

　일단 앉았으면 그대로 실시하라. 마음에서 일어나는 일에 대해 걱정하지 않으며 판단하지도 않는다. 마음이 고요해지면 명상은 저절로 이루어진다. 애써 노력하거나 강요해서는 안 된다. 깊은 평화를 경험하지 못하더라도 걱정할 필요 없다. 좌절하지 말라. 다음날이나 또는 다음 다음날 좋은 경험을 하게 될 것이다. 항해를 떠나기 전에 배를 튼튼하게 해서 항해를 견디게 하고, 이륙을 하기 전에 비행기를 튼튼하게 해서 비행을 견디도록 해야 한다. 명상을 할 때도 눈을 감고 자신이 명상을 견디도록 하기만 하면 잘될 것이다.

　용기를 잃거나 명상을 중단하지 않는다.『바가바드 기타』제6장의 33~39절은 명상의 실패에 대해 나와 있다. 명상하는 사람이 신념이 있어도 그가 자신의 방황하는 마음을 통제하지 못하면, 명상의 길과 요가의 길에서 벗어나게 될 것이다. 브라만, 즉 자아의 무한한 기쁨을 경험하리라는 희망을 잃은 채, 바람에 찢긴 구름처럼 의지할 곳 없이 사라져버릴 것이다.

크리슈나 왕은 이같은 회의적인 생각을 일축한다. 40절에서 그는 현생과 내생에서 진실을 추구하는 진정한 구도자를 파괴할 수 있는 것은 아무것도 없다고 말한다. 현생이나 내생에서 선해지고자 노력하는 사람은 결코 슬픔을 겪게 되지 않는다. 진실을 추구하는 사람은 절대 패배하지 않는다. 오늘 미끄러질지라도 그 사람이 해온 노력은 결코 낭비되지 않는다. 그러므로 계속해서 명상하라. 그러면 곧 진정한 자아의 기쁨을 만나게 될 것이다.

명상의 좋은 점

명상을 하는 동안 아무것도 하지 않아도 많은 일이 일어난다. 마음이 점점 더 평온해지면서 호흡은 더욱 부드럽고 규칙적이 된다. 심장 박동 수와 혈압이 내려가고 호흡 수도 줄어들며, 신진 대사량이 줄어들어 혈액 유산염과 산소 소비량도 감소한다. 신체 생리에 대한 전반적인 효과로 신체의 긴장이 이완되고, 신체는 휴식을 취하게 된다.

명상의 결과 마음과 몸이 서로 다른 것이 아니라 하나라는 사실을 이해하게 된다. 명상은 간결한 정신적 과정이지만 신체에 주는 효과는 매우 크다. 명상 중에 얻는 긴장 이완과 치료 효과를 수반하는 휴식은 스트레스를 줄이고 걱정, 분노, 죄의식 그리고 슬픔 등 부정적인 생각과 감정을 줄여준다. 스트레스로 인한 이같은 부정적인 감정은 자긍심을 갉아먹고 주위 사람들과의 관계를 악화시킨다.

이러한 바람직하지 않은 감정들이 줄어들기 시작하면 내재된 사랑과 기쁨이 표면으로 떠오른다. 연민, 용서, 평화 등 기본적인 인간의 덕목들이 직관적으로 나타나는데, 이같은 덕목들이 바로 인간의 본성이기 때문이다. 우리가 찾게 되는 평화와 기쁨은 자긍심을 높여주고 안정감을 준다. 자신이 다른 사람에게 적대적일 수 없다는 것을 알게 되고, 일과를 수행하는 중에도 긴장이 없고 스트레스가 끼여들지 않는다.

이 책의 도입부에서 이미 말했듯이 우리는 스트레스나 스트레스를 주는 상황을 회피할 수 없으며, 회피해서도 안 된다. 소설가 조셉 콘래드Joseph Conrad는 '직시하라. 언제나 직시하라. 그것만이 사태를 극복하는 길이다. 직시하라.'라고 말했다. 인생을 살아가는 데 스트레스는 필수적인 것이다. 계속적인 명상으로 얻는 마음의 평온과 직관적인 능력으로, 우리는 스스로에게 유리하게 스트레스를 관리하고 창조적이며 건강한 삶을 살 수 있다.

우리는 명상함으로써 생각들이 어떻게 왔다가 가는지 생각의 움직임을 관찰할 수 있다. 이렇게 해서 얻은 생각에 대한 통찰력은 사고 과정을 발전시키는 데 도움이 된다.

그러나 생각보다 더 깊은 것이 진정한 자아Self이다. 앞에서도 말했듯이 명상중에 우리는 조용하고 평화로우며 변하지 않는 자아에 집중한다. 자아는 마음의 고향이다. 자아로 돌아감으로써 마음에 평화와 고요를 불어넣고, 자신의 의식을 근원에서 오는 선하고 창의적인 생각에 눈뜨게 된다.

자신의 진정한 본성인 자아를 알게 됨에 따라 점점 더 충만해지는 기쁨을 경험한다. 명상중에는 체내의 모든 세포와 원자가 진정한 자아와 공명하기 시작한다. 또한 마음의 평온이 점차 커지는 것을 느끼게 되며, 명상을 하지 않는 나머지 시간에도 명상의 기분이 지속된다.

예전의 사고 방식과 흡연, 과음 등 자기 파괴적인 습관이 사라진다. 이제 더 이상 비가 오면 불어나고 비가 그치면 줄어드는 작은 연못 같은 존재가 아니다. 이제 대양 같은 존재인 것이다. 비가 오든 오지 않든 상관없다. 사방으로 물결이 쳐도 대양은 전혀 영향받지 않는다. 이제 더 이상 부는 바람에 따라 이리저리 날아다니는 낙엽과 같은 존재가 아니다. 진정한 자아의 고요 속에서 안정된 자리를 찾게 되고, 방향 감각이 있으므로 어디로 갈 것인지를 알게 된다.

시간이 지나면서 자신에게서 '올바른' 생각이 자유롭게 흘러나오고 지혜로운 말들을 하게 되므로 자신도 놀라게 된다. 이 '올바른' 생각과 지혜는 내면에 잠재되어 있었지만 자신이 알지 못하고 있었던 것들이다. 이러한 생각은 보다 깊은 곳에서 나온다. 이같은 생각이 있다는 것을 알고 또 그 생각이 옳다는 것을 안다고 해도, 우리는 이 사실을 의식적으로 생각하지는 않는다. 단지 마음에 더 이상 동요가 없기 때문에 올바른 시기에 이 생각들이 마음의 표면으로 떠오른 것이다.

행복한 느낌이 이전의 불안한 상태를 대신하면서 면역 체계는 더 강력해지고 여러 면에서 더 건강해진다. 심각한 질병도 치료될 수 있다. 딘 오니쉬는 한 가지 획기적인 연구를 실시하고 그 결과를 1990년에 저명한 그의 저서에서 발표했는데, 이 책은 다른 여러 책의 주제가 되었다. 이 책에서 딘 오니쉬는 저지방 채식, 요가 아사나 그리고 명상으로 심장 질환을 예방하고, 약화시키고, 치료도 할 수 있다는 것을 보여주었다.

명상중이나 명상 후의 효과 속에서의 EEG 뇌 파도 촬영 결과는 좌뇌와 우뇌 사이의 조화되는 부분이 더 넓어진다는 것을 보여준다. 로저 스페리Roger Sperry는 좌뇌와 우뇌가 서로 다른 기능을 한다는 것을 발견해서 노벨상을 수상했다. 좌뇌는 언어, 숫자, 분석과 논리, 읽기와 쓰기에 관여하며, 우뇌는 직관, 창의성, 음악의 리듬감, 공간 지각력 등에 관여한다. 뇌 파도 연구는 좌뇌와 우뇌가 잘 조화되면 그 사람의 감정이 보다 조화롭고, 그의 잠재력 역시 더욱 바람직하게 개발된다는 것을 보여준다.

좌우 뇌가 조화된 뇌에서 나오는 행동은 올바른 방향을 따르는 경향이 있다. 마치 해바라기가 수백 마일 떨어져 있는 태양을 따라 움직이듯이 조화된 뇌를 가진 사람은 저절로 올바른 방향으로 나아간다. 아무도 갠지스 강을 뒤에서 밀거나 앞에서 끌지 않는다. 강은 저절로 자신의 목적지인 대양을 향해 흘러간다. 인생의 강도 인생의 목표를 향해서 갠지스 강처럼 흘러간다.

명상의 목표

인생의 목표이기도 한 명상의 궁극적인 목표는 진정한 자아와 일치되어 깨달은 존재가 되는 것이다. 명상은 처음부터 이 궁극적인 목표를 볼 수 있게 해준다.

모든 경전은, 인간은 영혼이 있는 신체가 아니라 신체가 있는 영혼이라고 말한다. 명상을 하면 자신이 성스러운 의식 그 자체라는 것을 알게 된다.

명상중에 자아(순수한 의식)를 깨닫게 되는 것은 사마디samadhi 라고 하는데, 이것은 문자 그대로 '고요한 마음'을 뜻한다. 깨달음은 사마디, 즉 내적인 평화가 영원히 변하지 않고 모든 활동에서 유지되는 상태이다. 앞에서 말했듯이 사마디는 강요해서 얻어지는 것이 아니라, 관심을 현상 세계에서 마음속 깊은 내면 세계로 저절로 향하게 함으로써 얻어진다. 명상을 하고 나서 일상의 활동으로 돌아갈 때 우리의 마음은 평화와 사랑으로 넘치고, 내면의 실체에 대한 더 큰 깨달음을 갖게 된다.

> 사람은 자신의 내부에 우주 전체를 안고 있으며, 내면 속으로 들어감으로써 세계의 신비에 가장 가까워지게 되는 것이다.
> —노발리스Novalis, 1722~1801

명상 속에서 사람들은 자신의 마음을 다양하고 계속 변화하는 외부 세계로부터 끌어내 일치와 통일, 전체와 세계, 즉 진정한 자아인 아트만의 내면 세계로 눈을 돌린다. 아트만은 순수한 의식으로서 진정한 본성이다. 시간이 지나면서 내적 자아가 모든 활동에 함께 하는 동안 다양성 속에서 일치 의식이 커지게 된다. 이것은 자기 완성이고, 모든 속박으로부터의 자유이며, 진정한 행복과 기쁨의 삶이다.

명상을 통해 모든 다양함의 근원인 하나One로 마음을 향하게 하고, 전 세계가 신 그 자체라는 것을 분명하게 깨닫게 되면 명상의 목적을 달성한 것이다.

 매일 조금씩 시간을 내서 자신의 마음을 세상으로부터 떼어놓을 것. 마음을 안으로 향하게 하고 관심을 자아의 존재로 돌린다. 그러면 현상 세계, 외부 세계의 어려움이 우리에게 스트레스를 주지 않을 것이다. 자신이 부딪친 문제를 바라보면서, '좋아, 이 장애에 정면으로 맞서 이를 극복할거야.' 라고 말할 수 있는 내적인 힘을 갖게 된다. 점차 긍정적인 사고를 키우게 되고, 문제 자체를 한번에 극복할 수는 없더라도 일단계를 시작하면서 자신에게, '내가 이것을 한다면 내일 상황은 훨씬 더 좋아질거야.' 라고 말한다.

 집으로 돌아가는 길이라고 해보자. 이미 밤이 되었고 집에 도착하려면 5마일을 더 걸어야 한다. 손에는 횃불을 들고 있다. 이때 우리는 '이 불로는 길이 몇 야드밖에 보이지 않아. 5마일의 길이 다 보이지 않으니 어떻게 집에까지 가지?' 라고 말하지 않는다. 우리는 몇 야드의 길을 가면 또 몇 야드의 길이 더 보이리라는 것을 알고 있다. 이와 같은 생각으로 계속 걸어가면 결국 집에 도착하게 된다.

 모든 시대의 현자들은 우리에게 기록을 남겨놓았다. 그들은 영혼이 자신의 영원한 집을 찾아가는 긴 여정을 직접 목격했다. 그들은 우리에게 길을 밝힐 횃불을 남겨주었다. 지속적인 명상으로 우리는 직접적이고 직관적으로 우리의 본성인 실체를 경험하게 되고, 모든 존재와 조화를 이루며 일치된 삶을 살 수 있다.

명상을 위한 준비

명상 시간에 보다 많은 것을 얻을 수 있게 해주는 몇 가지 방법이 있다.

* 긴 시간 동안 몸이 편안함과 동시에 꼿꼿하게 앉아 있을 수 있도록 신체를 서서히 단련한다.
* 명상 전에 요가 아사나를 한다. 요가 아사나는 신경계를 포함한 신체의 생리를 강화해서 마음의 긴장이 이완되는 데 도움이 되며 엔돌핀을 분비하게 만들고 행복한 느낌을 준다.
* 요가 아사나와 명상 중간에 몇 분 동안 프라나야마pranayama, 즉 호흡 운동을 한다. 호흡 운동은 몸을 가볍게 해주고 마음이 진정되는 데 도움이 된다.(요가 자세와 프라나야마에 대해서는 제14장을 참조한다)
* 사트빅sattvic한 음식을 먹는다. 가볍고 신선하고 자양분이 많은 음식이 명상에 좋다. 무거운 음식은 마음을 흐린다.
* 너무 많이 먹지 않는다. (너무 많이 먹으면 둔하고 무거운 느낌이 든다) 그러나 너무 적게 먹지도 않는다.

위의 지침을 따르면 명상을 위한 준비에 도움이 될 것이다. 명상하는 데 도움이 되는 신체적, 심리적 분위기를 만들기 위해 감정의 동요가 없도록 하고, 마음을 고요하게 하며, 몸의 긴장을 이완하는 것이 좋다. 농장에 씨앗을 뿌리기 전에 사람들은 농장의 둘레에 울타리를 치고 물과 햇빛이 잘 들어오도록 하고 나서 씨앗을 뿌린다. 그러고 난 뒤 기도를 드린다. 신의 은총으로 씨앗은 싹을 틔우고 꽃을 피울 것이다.

14 요가를 통해서 삶을 이해한다

절제와 요가의 불로 신체를 정복한 사람에게는 질병이나 노화, 또는 죽음이 없다.

−『시베타스바타라 우파니샤드Shvetashvatara Upanishad』

1960년대 초, 디팩이 인도 의과 대학All-India Medical Institute 1학년이었을 때, 그의 교수 한 사람이 요기를 초청해서 과학적 실험에 참여시켰다. 그 요기는 떠도는 고행자 사냐시sanyasi로서, 다른 많은 인도 사람처럼 낡은 사프론 옷을 걸쳤고 머리와 수염은 다듬지 않아 엉망이었다.

교수는 이 고행자에게 한 사람이 들어가 앉을 만한 크기의 나무 상자에 들어가도록 했다. 그는 상자 안에 들어가서 '연화좌'로 알려진 요가 자세, 즉 발을 교차해 서로 다른 쪽 다리의 무릎 위에 올리고 명상을 위해 눈을 감았다. 고행자가 편안하게 자리를 잡자 상자에 뚜껑을 덮고 못을 쳐서 마당의 구덩이에 넣었다. 그리고 그 위를 흙으로 덮어 상자가 완전히 땅에 묻히게 했다. 그런 다음 교수와 학생들은 모두 자신의 일과로 돌아갔다.

6일이 지난 후 교수와 학생들은 마당에 다시 모였다. 일꾼들이 땅을 파고 상자를 여는데 걸린 30분 동안 그들은 마음을 조리며 지켜보았다. 상자 안에는 요기가 전혀 움직임 없는 고요한 상태로 앉아 있었다. 몇 분 후에 그는 천천히 일어나서 눈을 반쯤 감고 생리학 실험실로 자신을 데려가도록 했다.

처음에는 심장 박동이 측정되지 않았지만 보다 세밀하게 관찰해 보니 심장이 아주 가볍고 빠르게 박동하고 있었다. 호흡 검사 결과 그의 산소 소비량은 너무나 적어서 그들이 검사한 모든 신체 기능이 감지되지 않았다. 그 성자는 보통 사람 같았으면 12시간 안에 마음과 신체가 파괴되었을 그런 상태에서 6일 동안 평화롭게 산 것이다.

수천 년 동안 요가를 하는 사람들은 신체와 호흡을 조절하는 법을 배웠으며, 어떤 사람들은 비상한 힘을 개발한 것으로 알려지기도 했다. 디팩의 생리학 교수처럼 최근 수십 년 동안 많은 연구원들은 요가와 명상을 하는 사람들을 대상으로 그 효과를 객관적으로 규명하기 위한 연구를 실시해왔다. 그 결과가 알려지면서 점점 더 많은 사람들이 전통적 요가가 건강에 크게 이로우며, 인간의 능력을 보다 다양하게 개발할 수 있는 가능성을 준다는 것을 알게 되었다.

요가란 무엇인가

스트레스와 불안, 그리고 갈등이 범람하는 오늘날에 요가의 옛 지혜는 그 어느 때보다 더 필요하며 세상의 많은 사람들이 이 점을 깨닫고 있다. 요가는 요가의 본고장인 인도에서도 점차 그 인기가 더해가고 있으며, 최근의 한 조사에 따르면 미국에서 규칙적으로 요가를 하는 사람이 최소한 6백만 명이라고 한다.

그러나 요가 자세 아사나는 요가의 한 단면일 뿐이다. 요가는 자세와 호흡 운동 이상의 것이다. 요가는 의식을 깨달음의 최고 경지로 발전시키기 위한 완전한 체계이다.

요가라는 말의 어원은 'yug'로 이것은 '합세하다, 결합하다, 또는 부착하다join, yoke, attach'를 의미한다. 그러므로 요가는 제한된 개인의 마음을 우주 또는 신의 마음과 결합하는 것, 우리 개인의 의지를 신의 의지와 결합하는 것, 작은 자아를 최고의 자아Supreme Self와 일치시키는 것을 의미한다.

요가는 인도 전통 사상의 여섯 체계 중의 하나이다. 요가의 기본은 파탄잘리의 『요가 수트라스Yoga Sutras』로 신성과의 일치를 달성하는 데 필요한 규율을 담고 있는 185개의 금언으로 구성되어 있나. 요가의 길은 다음과 같은 8개의 '가지Limbs'로 표현된다:

1. 야마Yama: 일반적인 도덕 원칙으로 비폭력·비살생ahimsa; 진실됨satya; 도둑질하지 않음asteya; 절제, 금욕brahmacharya; 탐내지 않음·축적하지 않음aparigraha이 있다.
2. 니야마Niyama: 자기 정화. 5개의 니야마는 몸과 마음의 정화

saucha; 만족santosa; 금욕, 강력한 자기 수련tapas; 자아에 대한 탐구svadhyaya; 신에 대한 공경과 헌신Isvara pranidhana이다.

3. 아사나Asana: 자세. 전통 요가 자세는 건강을 도모하고, 신체를 가볍게, 마음은 안정되게 한다. 아사나를 완성하면 사람은 한 자세로 오랫동안 있을 수 있게 된다.

4. 프라나야마Pranayama: 호흡 운동. 프라나prana는 호흡뿐만 아니라 생명력, 에너지, 또는 영혼을 의미한다. 호흡의 과학이 요가를 하는 사람으로 하여금 몸을 정화하고, 마음이 평온하게 되도록 해준다.

5. 프라타하라Pratyahara: 감각의 통제, 감각을 대상으로부터 떼어놓기; 감각의 영역에서 떨어져나오기. 이것은 외부 물질의 유혹에서 벗어나 순수한 의식으로 마음을 집중하게 해준다.

6. 다라나Dharana: 집중, 한곳에 집중하기, 즉 마음의 안정.

7. 디하나Dhyana: 명상, 시끄러운 표면에서 고요한 내면으로 흐르는 마음.

8. 사마디Samadhi: 순수한 의식, 초월적인 의식, 무한함, 고요하고 평화로운 마음과 감각으로 흡수됨.

이것이 위대한 요가 체계의 요지이며, 요가의 숭고한 목표이다. 사람들이 보통 요가라고 생각하는 것, 그리고 우리가 여기서 살펴보게 될 자세, 즉 아사나와 호흡 운동은 요가의 여덟 가지 중 두 가지에 불과하다.

요가 아사나 자세

요가 자세, 아사나는 인체 생리의 모든 측면에 영향을 준다. 요가는 신체의 신진 대사 조절을 돕고, 분비선의 분비를 조화시키며, 잉여 지방을 태운다. 요가 자세는 관절을 유연하게 하고 혈액 순환과 소화를 촉진하며, 신체의 여러 기관 사이의 조화를 도모하고 뇌에 활력을 준다. 아사나는 요소와 호르몬의 분비를 조화시키고 근육의 긴장을 이완하면서 강화시키는 한편, 신체의 내장 기관을 마사지하고 신경계를 강화한다.

요가 아사나를 하는 동안에는 에너지가 사용되기보다는 보존된다. 몸의 긴장은 풀어지고 마음은 평온해진다.

유명한 요가의 대가 이엔가르B.K.S. Iyengar가 말했듯이, 요가 아사나는 실용적인 장점이 있다. '요가를 하는 데는 공기가 잘 통하는 장소와 담요 한 장, 그리고 의지만 있으면 된다는 것이다. 반면에 다른 수련을 하는 데는 넓은 장소와 값비싼 기기들이 필요하다.' 물론 요가에는 그 밖의 다른 장점도 많다. 요가 아사나를 함으로써 사람은 힘, 민첩성, 균형 감각, 지구력을 기르게 되고, 활력이 크게 증가해 건강이 좋아지며 행복감을 느끼게 된다.

이엔가르는 '아사나는 신체의 모든 근육과 신경, 분비샘을 운동시킨다. 아사나는 체격을 좋게 만들고 근육을 뻣뻣하게 하지 않으면서 강하고 탄력 있게 해주며, 질병으로부터 몸을 보호해준다. 아사나는 피로감을 줄이고 신경을 안정시킨다.'라고 말한다.

요가 아사나를 배우는 데 도움이 되는 좋은 책이나 선생을 쉽게 찾을 수 있다. 요가 아사나를 해본 적이 없다면 무척 어려울 것이라고 생각할 것이다. 그러나 간단한 자세부터 쉽게 시작할 수 있으며 매우 큰 효과를 볼 수 있다.

프라나야마—호흡 운동

파탄잘리의 『요가 수트라스Yoga Sutras』는 '흔들리지 않고 동시에 긴장을 푼 자세로 앉은 다음, 숨을 들이쉬고 내쉬는 동작을 정지함으로써 프라나야마(호흡 조절)를 해야 한다. 숨을 내쉬고 정지함으로써 마음이 평온해진다.' 라고 말한다.

세계의 여러 문화권에서 호흡은 생명의 힘, 그 자체로 생각한다. 그리스어로 호흡은 'pneuma'인데 이것은 정신 또는 영혼을 의미한다. 중국에서는 이 생명의 에너지가 'Chi'라고 불리고, 일본에서는 'Ki'로 불리며, 기독교에서는 이것을 '성령'이라고 부른다. 인도에서는 수천 년 동안 이것을 프라나prana라고 불러왔고, 요가 철학에서는 자신의 프라나를 알고 조절하는 것이 정신적 평화, 신체의 지구력, 그리고 지적 성공의 관건이라고 말한다.

이 생명의 힘 프라나의 존재가 아직 과학적인 방법으로 증명되지 않았고, 또 프라나의 성질이 몹시 미묘해서 일반 수량적 과학 수단으로 측정하기는 어렵지만, 그럼에도 불구하고 프라나의 존재와 영향은 널리 알려져 있다.

생명력 프라나는 만물의 에센스인 우주의 에너지에서 나와서 인간이 먹는 음식과 물, 마시는 공기를 통해 들어와 인체의 생명력이 된다. 비록 이 생명력이 산소나 물, 그리고 음식의 형태로 들어오지만, 그 자체는 산소나 물, 음식이 아니다. 그렇다고 하더라도, 풍부한 양의 깨끗한 물, 좋은 음식, 그리고 호흡 운동은 모든 고대의 건강 과학에서 필수적인 요소이다.

존 두일러드John Douillard는 그의 저서에서, '우리가 코를 통해서 호흡을 하면 산소에 의해 운반되는 프라나가 콧구멍으로 들어온다. 공기가 코에 있는 동안 폐에서 교환되기 위한 준비가 되지만, 프라나는 후각 신경을 따라서 뇌로 가도록 명령받는다.'라고 설명하고 있다. 프라나가 제일 먼저 가는 곳은 뇌이며, 뇌에서 활성화가 되었을 때 다양하게 기능하는 신체의 모든 부분과 조화를 이루게 된다.

숨을 들이쉴 때, 갑개골이라고 불리는 코 속의 작은 뼈를 통해서 공기가 들어오고, 갑개골은 산소 교환에 알맞게 공기를 정밀한 흐름으로 내보낸다. 입으로 호흡을 하면 이러한 현상이 발생하지 않는다. 대신에, 준비되지 않은 공기와 함께 프라나도 직접 폐로 들어가게 된다. 프라나는 비강을 통해서 뇌로 가지 않고 직접 몸 안으로 들어가고 나간다. 두일러드 박사는 '프라나는 뇌의 통제 센터에 영양을 공급하고 폐와 혈관의 가장 깊은 곳까지 침투하므로, 알맞은 비강 호흡으로 프라나의 역할을 극대화할 수 있다.'고 말한다.

스트레스를 받는 상황에서는 자연히 입을 벌리고 빠른 구강 호흡을 하게 된다. 이것은 아기 때 구강 호흡하던 버릇의 잔재이거나 질식의 위험에 대한 생존 반응일 것이다. 이같은 유형의 호흡은 두려움과 불안과 연관이 있으며, 이러한 호흡은 신경계를 자극하고 이에 따라 혈압과 심장 박동 수가 상승한다. 만성적인 구강 호흡은 일종의 '싸우기 또는 도망가기' 반응으로, 이 상태에서 신체는 언제나 위험에 대처할 준비를 하고 있다고 한다. 박스 안에 설명된 깊은 호흡법은 스트레스를 주는 이러저러한 상황에 대처할 수 있게 할 것이다.

고대 경전에 따르면 프라나는 인간의 숨을 상징하는 것뿐만 아니라 우주의 숨, 우주의 생명력도 나타낸다고 한다. 구현되지 않은 것은 진동하고 형태를 가지려는 성향이 있다. 이것이 마음과 물질 뒤에 있는 에너지이다.

베다 성자들은 우주의 창조는 최고의 순수 의식, 공간과 시간을 초월하는 통일된 에너지의 장으로부터 시작되었다고 인식한다. 이 에너지의 장은 시작과 끝이 없고, 그 속성을 알 수 없다. 이것은 의식, 창조적 지성 또는 신, 즉 존재하고 존재했던, 그리고 앞으로 존재할 모든 것의 근원이라고 불릴 수 있다. 이것은 또한 브라만이라고도 하며, 브라만은 '큰 것보다 더 큰 것', 즉 푸루샤Purusha를 뜻한다.

이 무한한 푸루샤의 성스러운 의지는 프라크리티Prakriti이며, 이것은 선택을 수반하는 의식으로 번역될 수 있다. 우주 에너지는 의식과 선택할 수 있는 의지를 갖고 있다. 이것은 많은 것이 되고자 하는 하나One이다. 우주는 프라크리티의 자궁인 샤크티Shakti, 즉 성스러운 어머니Divine Mother에서 태어난다.

그러므로 모든 물질의 기원은 의식의 차원에 있으며 진동, 즉 파형이다. 의식을 호흡에 집중하고 프라나야마와 함께 명상을 하면, 이 우주 파형의 진동과 소리 없는 소리를 알 수 있게 될 것이다. 이 진동은 프라나, 즉 호흡의 생명력과 하나이다. 이와 같은 방식으로 명상하면 호흡은 점점 고요해지고 마음이 가라앉으며, 생각과 시간, 공간 그리고 인과를 초월하게 된다. 모든 제한이 사라진다. 인간은 더 이상 유한한 존재가 아니다. 개인의 프라나는 우주의 프라나와 하나가 되고, 개인의 의식은 우주의 의식과 하나가 된다.

『카우쉬타카 우파니샤드Kaushitaka Upanishad』는 프라나를 생명의 숨이자 모든 존재의 의식이라고 말하면서, 모든 감각(청각, 시각 등)은 각각 프라나를 갖고 있지만, 모든 프라나는 하나의 우주 프라나에서 온다고 말한다.

우리는 눈으로 보는 것이 아니라 눈을 통해서 본다. 우리는 귀로 듣는 것이 아니라 귀를 통해서 듣는다. 우리는 후두를 통해서 말하고 마음을 통해서 생각하지만, 보고, 듣고, 말하고, 생각하는 것은 프라나이다. 우리가 숨을 쉴 때 프라나가 숨을 쉬는 것이다. 그러면 프라나는 무엇인가? 프라나는 순수한 의식이다.

『브리하다라냐카 우파니샤드Brihadaranyaka Upanishad』는 프라나는 우주의 생명력이며, 프라나가 인체의 신경계에 들어가면 두뇌에 에너지를 불어넣어 여러 유형의 프라나로 나타난다고 가르친다. 신체의 신비한 채널(nadis라고 알려진)을 통해서 프라나가 흐르면 인간의 신비체(subtle body(suksham sharira), 육체와는 달리 보이지 않는 몸체─옮긴이)에 생기를 줄 뿐만 아니라 몸 전체에 활력을 준다. 프라나는 숨이 들고나게 하고, 심장을 박동하게 하며, 감각을 살리고, 존재 전체에 스며들어 인간이 세상에서 기능할 수 있도록 해준다. 프라나가 영원히 우리 몸을 떠나면 모든 기능이 정지한다.

프라나와 쿤달리니

척추 밑에는 엄청난 양의 프라나가 잠자고 있는데 이것을 쿤달리니Kundalini나 샤크티shakti라고 한다. 이것은 우주적 에너지로 무형 무특성의 절대적인 존재이다. 또한 이것은 신의 창조력으로, 우주의 모든 형태를 나타낸다. 모든 물질의 형태는 이 에너지가 외부로 표현된 것이다.

쿤달리니란 말은 '감아 올린coiled up'이라는 의미이고, 샤크티는 '위대한 힘'이라는 의미이다. 이 위대하고 신성한 에너지는 모든 사람에게 내재되어 있다. 인도의 고대 성인들은 요가 아사나, 명상 그리고 프라나야마를 통해서 이 저장된 쿤달리니 에너지를 깨울 수 있다는 것을 발견했다. 척추 밑 감겨져 있는 곳에서 쿤달리니가 잠복 상태에서 깨어나 머리 위까지 올라가면, 창의력과 건강, 그리고 자유가 찾아온다.

척추에 있는 6개 영혼의 중심인 샤크라chakra는 쿤달리니가 머리 위의 왕좌에까지 오르는 노정에 있는 중간 역과 같다. 이들의 중심이 깨어나지 않았을 때 이들은 장애가 된다. 이들의 중심이 정화되고 살아나게 되면 쿤달리니가 올라간다. 쿤달리니가 올라가면 우리는 주위 세상을 더 아름답게 보게 되고, 사람과 자연 그리고 모든 사물에서 신성을 보게 된다. 창의력과 영감도 증가한다. 여러 가지 신비한 경험을 하게 되고 인식이 아주 섬세해진다.

전 보건부 장관이며 주미 인도 대사였던 카란 싱Karan Singh 박사는 베단타와 산스크리트의 대가였다. 『바가바드 기타』, 『우파니샤드』, 그리고 『베다』 등 인도의 옛 경전에 대한 그의 지식은 최고였다. 싱 박사는 쿤달리니의 현상에 대해 깊은 관심이 있으며, 현재 국제쿤달리니연구협회의 회장이다. 연구의 목적은 쿤달리니를 깨우는 데서 오는 좋은 점을 객관적으로 확인하고, 이것을 널리 알려서 사람들로 하여금 모든 인간에게 상상을 초월하는 능력이 잠재되어 있다는 것을 깨닫게 하는 것이다. 이 힘이 올바르게 사용되면 세상을 훨씬 더 살기 좋은 곳으로 만들 수 있다.

사디스, 초능력

파탄잘리의 『요가 수트라스Yoga Sutras』의 제3권에는 쿤달리니가 일어나고 샤크라가 열려서, 보다 높은 차원의 의식으로 향하는 문이 열릴 때 생기게 되는 신비한 인식 현상과 능력에 대한 설명이 나온다. 투시력(먼데에서 일어나는 일을 알 수 있는 능력), 과거와 미래를 아는 능력, 그리고 다른 사람들의 생각을 아는 능력이 생기게 된다고 한다. '과학적으로 설명될 수 없는 현상paranormal' 과 ESP(초감각적 인식)에 대한 과학적 연구가 증가하면서, 고전 요가에서 '시디스' 또는 초능력이라고 부르는 이같은 능력을 인간이 실제로 터득할 수 있다는 증거가 발견되고 있다.

예를 들어 투시력이 있는 두 사람 애니 비샌트Annie Besant와 리드베터C. W. Leadbeater가 정신력만을 사용해서, 쿼크와 서브쿼크 단계에서 저절로 발생하는 92개 원소의 핵 구조를 직접 관찰하고 자세하게 기록했다는 확실한 증거가 있다. 이들은 마드라스 근처에서 금세기 초에 이 작업을 했다. 원자핵은 1912년이 되어서야 물리 학자(러더포드Rutherford)에 의해 발견되었는데, 쿼크는 75년간 과학적으로 확인되지 않았었다. 프리드먼Friedman과 테일러Taylor가 쿼크 연구로 1990년에 노벨상을 수상했다. 리드베터와 비샌트는 1912년 애스톤Aston이 새로 발명된 질량 분석기를 이용해서 동위 원소를 발견하기 전에 몇 가지 원소의 동위 원소의 존재를 관찰했다.

유명한 철학자 크리슈나무르티J. Krishnamurti가 열두 살밖에 되지 않았을 때 그를 '발견' 한 사람이 애니 비샌트였다. 그녀는 자신의 섬세한 지각력을 통해서 크리슈나무르티의 주위에서 빛나는 휘황한 후광을 보았다. 그녀는 이 소년은 세계의 스승이 될 것이라고 말했고, 그녀의 예언은 사실로 증명되었다. 니콜라 테슬라Nicola Tesla는 1891년에, 그리고 컬리언S. V. Kirlian은 1930년대에 각각 사람의 주위에 빛나는 후광의 존재를 과학적으로 입증했다. 최근에는 컬리언 사진이라고 불리는 기술을 이용해서 캘리포니아 대학의 발레리 헌트Valerie Hunt 교수는 보통 육안으로는 볼 수 없는 에너지 방사 현상의 존재를 확인했다. 위에서 말한 각각의 에너지 샤크라는 그 사람의 신체와 정서에 영향을 미친다. 이 후광을 포착하기 위한 특수 사진 기술을 이용해서 피사체가 된 사람이 정서적 또는 신체적으로 지쳐 있고 스트레스를 받고 있는지의 여부 등, 그 사람과 그 사람의 기분에 대한 많은 정보를 알 수 있다.

> 우리는 자신의 존재에 대해 아는 것이 거의 없고, 우리가 무엇이 될 것인가에 대해 거의 알지 못한다.
>
> —바이런Lord Byron

『요가 수트라스』, 『우파니샤드』 그리고 그 밖의 경전에 묘사된 인간의 광범위한 능력을 뒷받침하는 이러한 발견은 사람의 능력이 얼마나 깊이 개발될 수 있는지를 보여준다. 비상한 능력이 개발될 수 있으며, 이것은 '정상'에 대한 우리의 정의를 분명히 확장시킬 것이다. 인간의 모든 능력이 요가의 지혜를 통해 전개되면, 신기하고 불가능하다고 생각되던 것들이 정상적인 인간 생활의 일부로 간주될 것이다.

다른 요가도 함께 실행하면서 명상을 하면, 자신이 우주 에너지의 무한한 대양에 잠기게 됨을 느끼게 될 것이다. 프라나야마를 함으로써 우리가 들이쉬는 공기 속에서 프라나의 존재를 감지할 수 있고, 먹는 음식, 꽃의 향기, 새의 노랫소리, 강물 소리에도 프라나가 있음을 느끼게 될 것이다.

생명의 힘 프라나가 모든 살아 있는 존재 가운데에 있으며, 인간의 생명 사이클은 우주의 생물 사이클의 일부라는 것을 깨닫게 된다. 우리 몸을 구성하는 산소, 탄소, 수소, 질소와 같은 요소들이 모든 존재, 행성, 태양, 항성, 언덕, 숲, 그리고 강에 존재한다. 이 깨달음과 함께 우리는 모든 피조물을 사랑하게 될 것이고, 그것이 바로 요가이다. 즉 창조자, 영원한 진리, 영원한 아름다움, 영원한 기쁨의 실체와의 일치가 요가이다.

자신을 진정시키기 위한 깊은 호흡법

깊고 리듬 있는 비강 호흡은 '싸우기 또는 도망가기' 반응과는 정반대로 마음과 몸을 긴장이 없는 편안한 상태로 만든다. 불안이나 걱정 따위의 스트레스를 받을 때 신체가 사용하는 보호 기재 중의 하나는, 입으로 빠르게 호흡하는 것이다. 실제로 싸우거나 도망칠 필요가 없다면, 신체는 너무나 많은 산소를 들이마시고 있어서 그처럼 빠른 속도로 이산화탄소로 교환되지 못한다. 그 결과 산소 과잉 공급으로 현기증이 나고 기절할 수 있으며, 놀라서 공포에 질린 반응을 더욱 악화시킨다.

공포에 질린 상태에서 벗어나는 방법은 잠깐 숨을 멈추고 천천히 그리고 깊게 코로 숨쉬는 것이다. 이 느리고 깊은 비강 호흡이 공포에 질린 반응을 멈추게 할 것이다. 이 호흡법은 사람을 침착하게 하고, 완전히 통제 불능의 상황처럼 느꼈던 상황을 통제할 수 있게 해준다. 깊고 천천히 쉬는 호흡은 생명력, 즉 프라나는 감정을 즉시 가라앉게 해준다.

최초의 상황에 대한 감정적 반응은 신체에 화학 물질을 분비하게 만들고, 이것이 빠른 구강 호흡으로 이어진다. 두려움에 찬 생각과 반응은 신체의 작용에 영향을 미친다. 이와는 반대로 신체의 작용을 조정하는, 즉 느리고 깊은 비강 호흡을 통해서 감정에 긍정적인 영향을 미치게 할 수 있다.

15 실체를 깨달음 : 기도의 힘

> 태양과 불과 인간의 마음에 있는 그는 하나One이다. 이것을 아는 신은 그 하나와 하나이다.
>
> —『마이트레야 우파니샤드Maitreya Upanishad』

> 기도를 하는 사람과 기도를 받는 존재는 동일한 하나이다.
>
> —요가 스와미Yoga Swami

밤 10시 30분에 전화가 울렸다. 다리 골절로 외과 병동에서 치료를 받고 있던 28세의 환자, 조셉이 갑자기 쓰러졌다는 것이다. 병원으로 달려가보니 그는 의식을 잃은 채 손발은 차고, 땀을 많이 흘리고 있었다. 맥박도 없었고 혈압도 측정되지 않았다.

진단 결과 급성 폐색전이었다. 이 병은 몹시 위험한 병으로 특히 1960년대 당시에는 사망률이 매우 높았다.

폐색전은 조셉처럼 침대에 오래 누워 있는 사람의 다리나 허벅지 정맥에 응혈이 형성되어 발생한다. 응혈은 떨어져나와 순환계를 돌아다니다가 심장에서 폐로 가는 주동맥의 하나에 들러붙는다. 폐와 심장, 뇌로 가는 혈액의 양이 극도로 적어져 환자는 쓰러지게 된다.

요즘에는 응혈을 용해하는 약이 개발되어, 이 약을 투약함으로써 환자를 구하는 경우가 많다. 당시의 유일한 치료책은 심장 절개 수술로 응혈을 제거하는 것이었고, 그것은 매우 위험한 대수술이었다. 그러나 다른 대안이 없었다. 병원의 심장 외과의에게 연락했지만, 그는 유감스럽게도 수술에 필요한 심폐 기계가 고장이라고 말했다.

나는 조셉에게 산소 마스크를 씌우고 혈압 상승제를 투여했으며, 응혈을 용해하지는 않지만 응혈의 악화를 막는 헤파린을 투여했다. 2시간 동안 환자의 곁을 지켰지만 차도는 없었다. 맥박이 없고 혼수 상태에 빠졌다.

조셉의 아내 마리가 병원에 도착했다. 남편에게 일어난 일과 예상되는 결과를 설명하자, 그녀는 침착하게 듣더니 나의 조치에 감사를 표하고 손을 모으고 기도하기 시작했다.

나는 그날 밤 조셉의 침대 옆에서 보냈다. 다리를 펴기 위해 일어설 때마다 문에 달린 조그만 창을 통해서 밖을 내다보았다. 마리는 복도 이쪽에서 저쪽으로 걷고 있었다. 한번은 그녀에게 말을 건네려고 나갔는데, 그녀는 처음과 같은 침착한 표정으로 조용히 그리스도의 이름을 반복하고 있었다. 환자의 침대로 돌아왔을 때 자신도 모르게 그를 위해 기도하고 있는 나를 발견했다. 내가 할 수 있는 일은 아무것도 없었다.

다음날 아침 7시에 조셉의 맥박이 돌아왔다. 맥박은 아주 약했고,

혈압 상승제를 최대량 주사했지만 여전히 혈압은 측정되지 않았다. 맥박이 약하게 돌아왔지만, 심장에서 나오는 동맥에 있는 큰 응혈이 제거되거나 용해되지 않으면 희망이 없다는 것을 알았다.

그 상황은 나를 괴롭혔다. 특히 조셉에 대한 특별한 사실을 알고 나니 더욱 그러했다. 그는 매우 상냥하고, 동정심이 많고, 언행이 조심스러울 뿐만 아니라 직장에서도 함께 일하는 다른 사람들을 늘 걱정했던 사람이었다. 더욱 슬픈 것은 그가 다리에 골절을 입게 된 것도 자동차에 칠 뻔한 아이를 구하다가 일어난 사고 때문이었다.

24시간이 더 지났지만 차도가 없었다. 조셉은 여전히 의식이 없었다. 그는 24시간 동안 소변을 보지 않았으므로 우리는 더 이상 정맥에 주사를 놓을 수 없었다. 이 상태가 지속된다면 그의 신장, 간장, 심장, 그리고 뇌의 기능이 차례로 멈출 것이다. 아무것도 할 수 없는 나는 눈앞에서 그가 시들어가는 것을 보고 있었다.

마리는 나에게 아무 질문도 하지 않고 기도를 계속 했다.

36시간이 지난 후 조셉은 눈을 깜박이기 시작했다. 그의 맥박은 아주 빠르고 가늘었지만 이전보다 더 강했고, 혈압도 낮지만 최고 혈압이 40~50mmHg로 측정되었다. 내 마음에 작은 희망의 불씨가 생겨났다. 응혈이 용해된 것일까? 드문 경우이지만 자연 용해가 발생하는 경우도 있다. 그랬다. 자연 용해가 일어났고 계속 주입된 헤파린이 기존 응혈의 악화를 방지하고 있는 것 같았다.

72시간이 경과한 후 조셉의 몸에 온기가 돌아왔고, 혈압도 적당한 수준으로 회복되었다. 그는 뭐라고 중얼거렸지만 알아들을 수 없는 말이었다.

나흘째 되던 날, 비록 신장은 기능을 멈추었지만 조셉의 상태는 계속 좋아지고 있었다. 나는 마리가 열심히 기도할 때 그녀의 눈에서 반짝이는 미소를 보았다.

조셉은 5일째 되던 날 소변을 보았고, 놀랍게도 정신 상태도 정상으로 돌아오고 있었다. 일주일 안에 그의 정신은 정상으로 돌아왔고, 일주일이 채 지나기 전에 모든 신체 기관이 정상으로 돌아오면서 완전히 회복되었다. 어떻게 그같은 일이 일어났는지 나는 이해할 수 없었다. 며칠 동안 맥박도 없었고 혈압도 없었는데, 어떻게 신체에 어떤 장애도 없이 회복될 수 있는가? 마리가 신에게 드린 정성스러운 기도 덕분이라는 것 외에는 다른 결론을 내릴 수 없었다.

한 달 후 조셉은 엔지니어로서 직장에 복귀했다. 3개월 후에 푸쉬파와 나는 수년간 행복하게 살았던 푼을 떠나게 되었다. 우리가 '디 칸 퀸' 호에 오르려고 할 때 조셉과 마리가 사내아이 둘을 데리고 우리 쪽으로 급히 걸어오는 것이 보였다. 마리는 푸쉬파에게 선물을 주었다.

'부인, 감사를 표하기 위해서 은촛대를 하나 샀어요. 저도 같은 것을 가지고 있습니다. 저는 그 촛대를 간직할 거예요. 그래서 내가 초에 불을 붙일 때마다 초프라 박사님이 우리 삶에 빛을 가져다주셨다는 것을 기억하겠습니다.' 라고 말하는 것이었다. 나는 그것은 내가 아니라 마리, 그녀의 기도였다는 것을 알고 있었다.

우리는 지금도 그 은촛대를 소중하게 간직하고 있다.

그 일 이후로 나는 기도라는 현상을 이해하려고 노력해왔다. 현대 과학은 기도에 치료의 힘이 있다는 증거는 불충분하다고 말한다. 그러나 조셉의 경우를 포함한 많은 경험에서 기도에는 분명히 치료 효과가 있다는 것을 알게 되었다. 과학자인 동시에 신앙인으로서 나는 그 이유를 알고 싶었다.

내 속의 신앙인은, '기도에 효과가 있는 것은 신이 모든 곳에 있고, 신은 사랑이므로, 누군가가 신에게 기도하면 신은 그 기도를 듣고 응답하기 때문이다.' 라고 말한다. 이 대답은 내 마음에는 만족스럽지만 과학적 이성에 비춰보면 만족스럽지 못하다.

기도 —과학적 접근

최근 과학의 발전은 기도의 이해를 가능하게 하는 통로들을 열어놓았다. 물리학에서 생태학에 이르는 몇몇 분야에서 과학자들은 우주의 모든 사물은 서로 연결되어 있다고 말한다. 마치 '네가 풀 한 잎을 자르면 우주 전체가 흔들린다.' 라는 옛 금언처럼, 의식이 열려 있는 사람들은 이 우주의 모든 부분은 서로 연결되어 있다고 믿는다.

어떤 사람들은 우주 전체가 단일한 양자의 장, 하나의 '통일된' 장이며, 그 안에서의 한 부분의 사건은 다른 모든 부분에 영향을 끼친다고 말한다. 현대 물리학에서 가장 흥미로운 개념 중의 하나인 벨의 법칙Bell' s Theorem은 사물이 서로 접촉하게 되면, 우주 안에서 아무리 멀리 떨어져 있어도 관계 없이 한 사물에 일어난 변화는 즉시 다른 사물에도 변화를 일으킨다고 말하고 있다. 이 사실은 '기도로 치료하는 사람들은 모두 기도의 효과가 거리가 멀다고 줄어들지 않으며, 지구의 반대편, 혹은 바로 옆방이나 병상 옆에서 기도해도 효과는 마찬가지라고 주장한다.' 라는 래리 도시 박사Larry

Dossey, M.D.의 말을 이해하는 데 도움이 될 것이다.

정신—신체 의학은 최근까지만 해도 과학적으로 서로 별개의 것으로 생각되던 정신과 신체가 서로 연결되어 있음을 분명하게 보여 주었다. 제2장에서도 언급했듯이, 정신은 언제나 신체에 영향을 줄 수 있고 영향을 미치고 있으며, 인간의 태도, 믿음, 정신의 상태가 건강에 깊은 영향을 미친다는 것은 명백하다. 심리 신경 면역학은 신경 전달 물질의 복잡한 구조를 통한 긍정적인 생각과 상상이 면역 반응을 강화시키고, 질병 치료에 도움이 된다는 사실을 토대로 하는 분야이다.

연구에 따르면 사람들은 정신력만으로 신체의 유기 물질에 영향을 줄 수 있을 뿐만 아니라, '비활성' 물질에까지 영향을 준다고 한다. 프린스턴 대학에서 실시한 한 실험에서 지원자들은 기계 앞에 앉아서 집중력만으로 그 기계로부터 비롯되는 결과에 영향을 미쳤다. 정신이 기계에 영향을 미칠 수 있다면, 생각과 기도로 다른 사람의 정신과 신체에 영향을 주지 못할 이유가 어디 있겠는가?

이러한 과학적 고찰은 옛 지혜를 재조명한다. 그 예로 전설적인 페르시아 의사인 아비세나(Avicenna, A.D. 980~1037)는 '사람의 생각은 그 자신의 신체뿐만 아니라 멀리 있는 다른 사람의 신체에도 영향을 미친다.' 라고 말했다.

양자의 장이나 통일된 장의 개념은 우주 정신에 대한 『베다』의 가르침을 생각나게 한다. 성자들은 우주의 근원적 실체는 순수한 의식, 즉 우주의 정신이라고 가르쳤다. 모든 정신은 '하나'인 우주 정신의 표출이다. 의식 속에서 여러 진동이 시작될 때, 이 창조적 파장이 모든 물질의 창조와 개인의 생각과 행동을 불러일으킨다.

위대한 물리 학자들은 이같은 개념을 자세하게 표현할 수 있는 단계에 거의 다가왔다. 디팩 초프라는 이렇게 말했다. '닐스 보어 Niels Bohr는 물질의 파장을 우주 정신과 비교했고, 어윈 슈로딩거 Erwin Schrodinger는 죽을 때까지 우주 자체가 살아 있는 정신(중력과 기타 모든 힘은 신의 정신 속에 있는 생각이라는 뉴턴의 생각에 동의하면서)이라고 믿었다.'

그렇다면 기도에 효과가 있는 것은 기도가 인간의 정신을 우주의 정신, 신의 정신과 겹쳐지기 때문이다. 개인의 정신은 절대적으로 우주 정신, 개인의 정신의 근원인 순수한 의식에 연결되어 있기 때문에 그러한 일이 가능하다. 보통 사람은 단지 이 연관을 인식하지 못하는 것뿐이다. 개인의 정신은 먼지로 덮인 거울과 같다. 먼지는 우리가 진정한 자아, 진정한 우리의 모습, 순수한 의식을 깨닫지 못하게 한다.

먼지가 없어지면 개인의 정신은 우주 정신과 하나가 되고 자아, 창조자, 무한한 지성, 또는 최고의 지성으로서, 모든 에너지와 사물의 근원인 신을 직접 만나게 된다. 그러면 모든 존재에 내재해 있는 우주 정신에서 오는 이 에너지가 기도하는 사람의 정신과 신체에 흐르게 된다.

다른 식으로 표현하면, 이것은 기도를 하는 사람이나 기도의 대상이 되는 사람, 그리고 기도를 받는 대상이 되는 신은, 자아라고 부르든 신이나 우주 정신으로 부르든 모두 하나로, 동일하다는 것이다. 인도의 한 현자는 오래 전에 이렇게 말했다.

인간의 작은 정신은 신의 전능한 우주 정신의 일부이다. 인

간의 의식의 파장 밑에는 우주 의식이라는 무한한 대양이 있다. 의식의 파장이 자기 자신이 대양의 일부라는 것을 잊기 때문에 대양의 힘으로부터 고립되는 것이다.

그 결과 인간의 정신은 물질적 한계의 제약을 받으며 제한적인 차원에서만 가능하다. 의식이 무한으로 열리게 될 때, 자신이 위대한 우주 정신의 일부라는 것을 깨닫는다.

우주적인 힘에 방향을 제시하면 엄청난 에너지가 나온다. 마하트마 간디는, '기도는 나이든 아낙네들의 심심풀이가 아니다. 기도를 잘 이해하고 이용하면 가장 강력한 행동 수단이 된다.' 라고 말했다.

사랑과 헌신, 가장 순수한 기도의 형태

다음에 나오는 이야기는 언뜻 보기에는 기도와 별 상관이 없는 듯이 보인다. 그러나 읽어본 후 다시 생각해보라.

심장 병동 중환자실의 회진을 마칠 무렵에 새 환자가 들이닥쳤다. 쉰두 살의 옴 프라카쉬 부인은 혼수 상태였다. 친척들은 다음과 같이 말해주었다. 프라카쉬 부인은 당뇨 환자이며, 일주일 동안 열이 높았고, 2시간 전에 가슴 통증을 호소한 후 쓰러졌다고 했다. 혈압은 잡히지 않았다. 우리는 곧 그녀에게 급성 심장 발작과 심장 쇼크가 일어났고, 설상가상으로 폐렴과 폐혈증까지 발생했다는 것을 알아냈다.

이러한 진단이 내려진 환자의 전망은 밝지 않다. 치료를 시작하고 레지던트에게 지시를 내린 후, 환자의 남편 옴 프라카쉬를 만나러 밖으로 나갔다. 그는 매우 당황하고 있었다. 나는 그의 아내 카우샬리아의 병이 중병이며 문제가 한 가지뿐만이 아니라고 말했다. 그리고 '이런 경우에 회복 가능성은 매우 적습니다. 그러나 최선을 다 하겠습니다. 언제나 희망은 있습니다.' 라고 말했다.

그는, '선생님, 지금 무슨 말씀을 하시는지 알고 있습니다. 제발 제가 할 수 있는 일이 있다면 꼭 알려주십시오.' 라고 대답했다.

'그녀의 회복을 위해 신께 기도하십시오. 도움이 될 겁니다.' 라고 나는 말했다.

그는 잠시 그대로 서 있더니 이렇게 반박했다. '저는 공산주의자이며 무신론자입니다. 저는 신을 믿지 않습니다.'

잠시 가만히 있다가 나는, '왜 신을 믿지 않습니까?' 라고 물었다.

'나는 눈에 보이는 것을 믿습니다. 저는 신을 본 적이 없습니다.' 라고 그는 대답했다.

나는 그 상황에서 그와 논쟁을 벌이고 싶지는 않았지만, '맞아요, 당신은 신을 보지 못합니다. 그러나 보이지 않는 신 덕분에 당신은 볼 수 있습니다. 당신은 달, 해, 별, 언덕과 강, 숲이 있다는 것을 믿습니다. 그렇죠?' 라고 말했다.

'예, 그것들을 볼 수 있으니까요.'

'그러면 그것들을 향해 기도하십시오. 그것들은 모두 신의 현시이니까요.'

거기서 그만 멈췄어야 했을지도 모른다. 그런데 나는 이렇게 계속했다. '당신을 볼 수 있고 들을 수 있게 만든 것이 신입니다. 풀과 나무가 자라게 하는 것이 신입니다. 새가 울게 하는 것도 신입니다.

우유를 그냥 들여다보면 버터가 보이지 않습니다. 그러나 우유를 저으면 버터가 보입니다. 당신의 마음을 저어보면 신의 존재를 깨닫게 될 것입니다.'

'『우파니샤드』는, "강이 흐르고 바람이 불고 태양이 빛난다. 우리는 그것을 보지만 그 모든 것이 우리가 보지 못하는 신의 존재 때문에 일어난다는 것은 알지 못한다."라고 말합니다. 그리고 예수는 '나는 모든 사물에서 빛나는 빛이다. 나는 모든 것이다. 이 모든 것에서 모든 것이 나오고, 이 모든 것으로 돌아간다. 나무 한 토막을 쪼개보라. 거기에 내가 있다. 돌을 하나 들어보라. 거기에서 나를 보게 될 것이다."라고 말합니다.'

> 신비하고 영원한
> 변하지 않는 신
> 어느 곳에서나 신을 발견하게 된다.
> 아주 작은 먼지 알갱이에서도
> 단단한 나무에서도
> 부드러운 풀잎에서도
> 신을 찾을 수 있다.
>
> —알라마 프라푸 Alama Prabhu

'숭고한 사찰이나 신성한 히말라야, 또는 성인이 행한 기적에서만 신성을 찾을 필요는 없습니다.'라고 프라카쉬에게 말했다. '언제 어디서나 모든 존재에서 신을 볼 수 있습니다. 저기 저 나무를 보세요.' 나는 창밖을 가리키며 말했다. '저 나무의 존재를 믿으시

지요? 저 나무는 다른 나무들과 마찬가지로 하늘과 땅을 만나게 합니다. 나무는 태양에서 에너지를 얻고 땅으로부터 미네랄과 물을 얻어서 우리에게 숨쉴 산소를 제공하고, 먹을 열매를 제공하며, 햇빛이 따가울 때 쉴 수 있는 그늘을 제공합니다. 나무는 태양, 별, 달, 그리고 대지가 모두 연결되어 있음을 가르쳐줍니다. 이런 이유로 사람들은 나무를 숭배합니다. 나무는 당신의 바로 눈앞에 있는 신의 현시입니다. 아내의 회복을 위해서 저 나무에게 기도하세요.'

프라카쉬는 뒤로 물러서며 대답하지 않았다. 어쩌면 답변할 말을 찾지 못했을 것이고, 어쩌면 아내에 대해 걱정하느라고 내가 한 말을 주의 깊게 듣지 않았을지도 모른다.

나중에 사무실에서 프라카쉬는 자신의 소신에 대해 좀더 자세하게 말했다. 그는 솔직하고 상냥한 사람이었다. 그러나 기도는 단지 희망 사항일 뿐이라고 믿고 있었다. 물론 그는 아내에 대해 진심으로 걱정했고 아내가 빨리 회복되기를 진정으로 바라고 있었다. 이 깊은 소망을 기도라고 말할 수도 있겠지만, 그는 그렇게 생각하지 않았다.

한 순간 그는 내 눈을 응시했다. 희망을 찾고자 하는 것 같았다.

말로 표현할 수 없지만
말을 할 수 있게 해주는 것이
브라만이다
이것을 깨달으라
마음으로 느낄 수 없지만
마음이 느낄 수 있게 해주는 것이

브라만이다

—케노파니샤드Kenopanishad

사랑은 가장 순수한 기도이다. 옴 프라카쉬는 아내를 무척 사랑했다. 그 사랑 자체가 그의 기도이다. 그가 신을 믿느냐 믿지 않느냐는 중요하지 않다. 그 사랑이 신이다. 미국인 의사 래리 도시가 그의 유명한 저서에서 말했듯이, '기도하는 사람들, 다른 사람들을 위한 정신적 노력에 참여하는 사람은, 그것이 기도라고 불리든 불리지 않든 멀리 있는 사람의 생리에 의도적으로 영향을 미칠 수 있다.'

옴 프라카쉬 부인은 건강을 회복했다. 현재는 3개월마다 한 번씩 우리 병원에 와서 정기 검진을 받는다. 그녀의 혈압과 당뇨 증세는 치료되었고, 협심증도 없다. 그녀는 자신이 병원에서 보낸 한 달에 대해 아무것도 기억하지 못한다. 그녀는 매일 아침 오랫동안 산책하고 규칙적으로 기도한다. 그녀의 남편도 기도하는지는 모르겠다.

기도와 은총

신의 은총과 사랑은 언제나 우리를 도울 준비가 되어 있다. 마음을 열고 그 선물을 받을 것인가는 우리에게 달려 있다. 기도는 우리의 의식을 신의 은총을 향해 열어주는 과정이다. 스리 라마크리슈나Sri Ramakrishna가 말했듯이, '신의 은총의 바람은 언제나 불고 있다; 우리는 돛을 올리고 이 바람을 타기만 하면 된다.'

기도에 대해 어머니가 가르쳐 준 교훈

어머니는 신앙심이 매우 깊었다. 어머니는 자주 잡 사힙Jap Sahib과 현자 그랜스 사힙Guru Granth Sahib을 암송하고 『바가바탐』과 그 밖의 여러 경전의 이야기를 우리에게 들려주었다. 어느 날 어머니는 부엌에서 음식을 만들고 있었고, 나와 동생 마단, 그리고 마단의 친구 일리야스는 음식을 먹고 있었는데, 나는 그날 있었던 일을 생생하게 기억한다. 갑자기 그 지방에 사는 현자가 우리 집을 방문했다. 그는 일종의 성직자로 여러 가정을 방문해서 길일을 알려주고, 또한 우리가 특별한 기도를 올려야 할 때를 알려주었다.

진정한 현자는 지혜가 많은 사람으로서 모든 사물에서 아름다움을 본다. 현자는 진정한 자아의 빛 속에서 살면서 모든 사람에게서 신, 즉 자아를 볼 수 있으므로, 마음에서 우러나오는 자신의 지혜를 다른 사람에게 전달한다. 현자는 명료한 정신과 분별력으로 영원한 가치와 일시적인 가치를 구분한다. 그러나 유감스럽게도 우리 집을 찾아온 현자는 이름만 현자인 사람이었다. 그는 여기저기에서 정보를 모으고 헛소문에 열중했다.

이 현자는 어머니에게, '당신은 신앙심이 매우 깊은 척하고 있지만 부엌에 회교도 아이를 들이셨군요. 신은 결코 당신을 용서하지 않을 겁니다.'라고 말했다.

이 말을 들은 어머니는 화가 났다. '감히 어떻게 그런 말을 나에게 할 수 있죠? 일리야스는 내 아들의 친구이고, 따라서 그도 내 아들입니다. 힌두교와 회교가 어떻다는 겁니까? 나의 신은 두 종교의

차이를 모릅니다. 우리 집에서 당장 당신의 신을 데리고 나가요. 다시는 우리 집에 발을 들여놓지 말아요!'

나는 언제나 조용히 말씀하시는 어머니가 그토록 언성을 높이는 것을 본 적이 없었다. 그 현자가 걸어나가자 어머니는 일리야스를 안고 입맞춘 다음, 음식을 그의 입에 넣어주기 시작했다.

우리가 막 저녁 식사를 마칠 무렵 가보 마가 들어왔다. 나는 일어나서 그녀의 발에 예를 갖추었다. 가보 마는 우리 마을에서 존경받는 산파였다. 그녀는 어머니가 우리 형제 모두를 낳는 것을 도와주었다. (당시에는 집에서 아이를 낳는 것이 보통이었다. 특별한 합병 증세가 없으면 아무도 아기를 낳기 위해서 병원에 가지 않았다)

신앙심이 깊은 가보 마는 하루에 다섯 번 알라신께 나마즈를 바쳤다. 그녀는 알라에게 모든 사람에게 자비를 베풀어달라고 기도했다. 어머니는 가보 마가 자신을 위해서는 절대로 기도하지 않고, 언제나 자신이 라왈핀디에서 받은 수백 명의 아이들의 행복을 위해 기도한다고 설명해주었다. 가보 마는 자신이 받은 아기들이 자기 아기인 양 그들을 사랑했다.

개인적인 목적을 달성하기 위한 수단으로서의 기도는 비천한 도둑질이라고 어머니는 말씀하셨다. 그와 같은 기도는 이중성을 의미한다. 사람이 신과 하나가 되면, 개인적 목적을 위해 기도하지 않고, 오히려 모든 행동에서 기도를 본다. 잡초를 뽑기 위해서 들판에 엎드린 농부의 기도, 노를 젓기 위해 무릎을 꿇은 사공의 기도가 자연을 통해서 전달되는 진정한 기도이다.

기도, 사랑, 관심은 좋은 치료약

수년 전, 테레사 수녀가 미국 방문중에 심하게 앓게 되자, 캘커타에 있는 사람들과 세상의 모든 이들이 그녀의 쾌유를 빌었다. 테레사 수녀는 순수하고 신이 구현된 영혼이며, 그녀를 위해 기도한 사람들은 그녀가 사랑, 평화 그리고 박애의 사도라는 것을 알았고, 또 그녀가 가난한 사람들을 위해 하고 있던 일이 아직 끝나지 않았다는 것을 알고 있었다. 그녀처럼 모든 사물과 존재에서 신을 보고, 자신의 삶과 말로써 그와 같은 진실을 우리에게 상기시켜주는 사람은 매우 드물다.

테레사 수녀는 '함께 기도하는 가족에게는 파탄이 없다.' 라는 말을 좋아한다. 기도는 믿음을 낳고 그 믿음으로 사랑이 흐르게 되고, 사랑은 자비를 낳는다. 사랑과 자비는 치료하는 힘이 있다. 이것을 입증하는 이야기로 내 가족에게 일어났던 일을 한 가지 이야기하고 싶다.

우리 손녀 프리야가 보스턴 대학을 졸업할 때 우리는 기쁜 마음으로 졸업식에 참석했다. 프리야는 그 해 가을에 시티 이어City Year에서 일할 것을 고대하고 있었고, 그때까지 자원 봉사를 하면서 여름을 보낼 계획이었다.

3년 전 여름 방학 때 프리야는 델리의 가난한 아이들을 위한 학교인 아마르 조티Amar Jyoti에서 자원 봉사를 했었다. 프리야는 그 일을 좋아했고 그 일을 더 하기로 마음먹었다.

시티 이어가 하는 일은 평화 봉사단의 일과 매우 비슷하다. 1년간 젊은 자원자들은 노인과 장애아를 돌보는 일을 한다. 이들은 매

맞는 여성을 돕고, 에이즈 환자들을 돌보며, 약물 중독자들이 중독에서 벗어나도록 돕는다. 이 프로그램은 자원 봉사자들이나 봉사를 받는 사람들 모두에게 매우 성공적이어서, 유럽의 여러 도시에서도 이것을 모델로 비슷한 프로그램이 실시되고 있다.

시티 이어 일을 시작하기 3일 전에 프리야는 길을 건너다가 달리는 차에 치는 사고를 당했다. 공중으로 몸이 날아갔을 정도로 프리야는 심하게 다쳤다.

병원으로 급히 실려갔고, 프리야는 뇌진탕, 다리 골절, 골반 부위의 심한 내출혈 등 여러 곳을 다친 것으로 나타났다. 또 기억 상실증도 나타났다.

프리야는 병원에서의 첫날을 수술실에서 보냈다. 프리야의 부모 산지브와 아미타, 그리고 삼촌과 숙모인 디팩과 리타가 그녀의 곁을 계속 지켰다. 사촌인 말리카와 가우탐도 소식을 듣자마자 각각 캘리포니아와 뉴욕에서 비행기를 타고 급히 왔다. 모든 친척과 친구, 가족의 친구에게 소식이 알려졌고, 인도에 있는 조부모인 우리를 포함해 모두가 프리야의 회복을 위해서 기도했다.

처음의 며칠은 무척 불안했다. 그러나 곧 정맥 주사와 혈관 주사가 끝나고 프리야는 음식을 먹기 시작했다. 그때부터 프리야는 급속도로 회복되기 시작해서 완전히 회복되었다.

앞에서 언급한 기도와 치료에 대한 책에서 래리 도시 박사는 의학의 발전을 3단계로 설명한다. 그는 제1단계를 기계적 또는 물리적 의학이라고 명명한다. 이 단계에서의 치료 형태는 물질과 에너지의 고정 법칙에 의해 주도되고, 치료 효과가 있으려면 치료 수단이 물리적이어야 한다는 것이 자명한 것으로 간주되었다. 이 단계의 치료 방법에는 약, 수술, 약초 그리고 침술이 있다. 제1단계 의학의 엄청난 업적은 모든 사람들이 이미 잘 알고 있다.

도시는 이렇게 말한다. '수년 전부터 치료 의학의 역사에서 특이한 시대가 도래했다. 이것은 제2단계 의학으로 정신—신체 의학이다. 정신—신체 의학은 인식, 감정, 태도, 신념, 생각이 우리 신체에 깊은 영향을 미친다는 것을 보여주었다. 현대의 주요 질병인 고혈압, 암, 심장 질환, 그리고 그 밖의 퇴행성 질환은 정도의 차이는 있지만 정신의 영향을 받는다. 이 새로운 개념을 수용하기 위해 많은 의사들이 명상과 바이오피드백, 그리고 치료를 촉진하기 위한 상상 유도 등의 기술을 사용하고 있다.

도시는 제3단계 의학은 치료에 대한 '비지엽적' 접근 방식이라고 말한다. 이 방법에서는 정신을 무한한 것, 앞에서 언급한 '우주적 정신'으로 본다. 우주적 정신에는 한계가 없으며 성질이 단일하다. 그 결과, 기도처럼 정신과 관계된 치료 방법은, 멀리 떨어져 있고 아무 접촉도 없는 사람들을 서로 연결할 수 있다. 그의 연구에서 도시 박사는 이러한 결론에 도달한 수백 가지의 논문을 검토했다.

이 세 가지의 치료 단계가 모두 프리야의 회복에 중요한 역할을 했다. 최고의 의사들이 첨단 수술 기술과 치료 기술을 사용했다. 프리야를 병원으로 급송한 앰뷸런스와 수술실에서 일한 외과 의사들과 보조원들, 수혈, 그리고 목발과 휠체어 등 간단하지만 중요한 기구들, 프리야에게 필요한 것이 모두 갖추어져 있었다.

무엇보다도 프리야 스스로가 자신의 회복에 가장 많은 기여를 했다. 회복하겠다는 놀라운 의지와 용기, 결심을 보여주었다. 그녀의 낙천성과 회복에 대한 확신은 부모를 포함해 걱정하고 있던 모든 사람에게 용기를 주었다. 처음 몇 시간 동안 프리야의 부모는 무척 불안해 했다. 그때 이들에게 용기를 주고 사기를 높여준 사람은 프리야였다.

얼마 되지 않아서 프리야는 우리에게 편지를 썼다. '어머니 아버지께(프리야는 할머니 할아버지를 이렇게 불렀다). 사고 이래로 저는 기분이 아주 좋아요. 저는 한번도 울지 않았어요. 사고에 대해서는 아무것도 기억하지 못해요. 단지 제가 일을 끝내고 걸어서 돌아오고 있었다는 것과 베스 이스라엘 병원에서 눈을 떴다는 것만 기억해요. 눈을 뜨고서야 왼쪽 눈 근처는 수술로 봉합했고, 왼쪽 다리에는 막대기가 들어 있으며, 무릎에도 봉합 수술이 되어 있고, 손에는 석고 깁스가 붙어 있으며, 골반이 아프다는 것을 알았어요.'

'신체의 회복 능력은 정말 놀라워요. 이처럼 짧은 시간에 헌신적인 의사와 전문가들, 부모와 가족, 친구들의 사랑과 관심 그리고 기도 속에서 신체가 이룩해낸 일은 정말 기적이에요.'

이것이 제3단계 치료로, 가장 새로운 것임과 동시에 가장 오래된 의학 모델이다. 이 단계에서는 사랑과 기도가 중요한 역할을 한다. 최고의 치료(제1단계)와 더불어 프리야의 굳은 정신(제2단계)이 있었고, 또한 가깝고 먼 곳에 있는 모든 가족과 친구들의 사랑 어린 관심(제3단계)이 있었다. 프리야가 편지에서, '모든 가족과 친구들이 관심과 소망, 기도와 사랑으로 저를 도왔어요. 저는 정말 모든 사람의 사랑과 관심 속에 살고 있다는 것을 느꼈어요.' 라고 썼다.

나는 반세기 동안 제1단계 치료를 실시해왔고, 내가 치료한 수천명의 환자들에게서 그 치료에 강력한 효과가 있음을 알 수 있었다. 또 긍정적인 태도, 회복하겠다는 환자의 의지, 그리고 회복할 것이라는 신념이 갖는 효과도 분명히 보았다. 제19장에서 샤이암 선더의 사례를 예로 들 것이다. 내가 여기에서 이야기하려고 하는 것, 즉 기도에 진정으로 무한한 치료의 힘이 있다는 것을 나는 알고 있다.

프리야의 회복 과정에서 이 세 단계의 치료법이 결합했을 때 나오는 효과가 얼마나 강력한지를 알 수 있었고, 동시에 그 짧은 시간에 사랑과 기도, 그리고 젊은이의 인내력과 의지, 용기가 얼마나 많은 것을 이루어낼 수 있는 지를 알게 되었다.

효과적인 기도 방법

가장 강력한 기도 방법이며 세계에서 공통으로 사용되는 기도법은 신의 이름을 반복하는 방법이다. 『잠언집Book of Proverbs』은 '신의 이름은 튼튼한 탑이다.' 라고 했고, 여러 종교의 경전에는 '신의 이름에서 보호를 구한다.' 는 말이 나온다. 스와미 프라바바난다는 파탄잘리의『요가 수트라스』에 대해 말하면서 신의 이름을 반복하는 기도를 해본 적이 없는 사람은 그 기도를 비웃겠지만, 그 방법이 매우 효과적인 기도법이라고 말한다.

대부분의 인간의 마음은 단편적인 생각들, 감각의 느낌, 기억, 두려움, 흥분들로 가득 차 있다. 여기에는 일종의 이름이 개입되는데, 그 이름은 갖고 싶어하는 물건, 걱정 거리, 사랑하는 사람, 적의 이름 등으로 우리가 통제할 수 없는 이름이다. 이같은 이름은 각자 나름의 '정신적 분위기'를 만든다. 이러한 정신의 스프에 신의 이름이라는 재료를 넣으면, 정신의 분위기를 바꾸고 자신의 삶에 대한 통제권을 얻을 수 있다.

신의 이름을 반복하는 것을 인도 전통에서는 자파japa라고 한다. 신의 이름을 뜻하는 여러 만트라가 사용되는데, 가능하면 스승이 이 만트라를 제자에게 준다. 소리를 내서 또는 소리를 내지 않고 반복할 수 있다. 반복을 세기 위해서 묵주를 사용할 수도 있고 사용하지 않을 수도 있다. 전통은 순전히 정신으로만 할 때가 더 강력하다고 가르치지만 각 개인에게 맞는 방법을 택한다.

기독교에서는 예수의 기도라는 비슷한 기도가 있는데, 이 기도는

『순례자의 길The Way of a Pilgrim』을 쓴 수도승에 의해 유명해졌다. 이 책은 기도술에 대해서 이렇게 설명한다:

마음속으로 계속하는 예수의 기도는 예수의 성스러운 이름을 정신과 마음으로 그리고 입으로 계속 부르면서, 마음속에 그리고 언제 어디서 무슨 일을 할 때나 예수의 지속적인 존재와 예수의 은총을 기원하는 것이다. 이 기도는, '주 예수 그리스도여, 내게 자비를 베푸소서.' 라고 표현된다.

명상을 위한 자세로 조용히 앉아 있을 때나 마음이 몹시 산만해 이성적인 생각이나 조용한 명상을 할 수 없다고 느낄 때 이 간단한 기도 방법을 사용할 수 있다(자신이 선택했거나 스승이 가르쳐 준 단어나 구절을 사용해서).

초기 기독교의 성자인 '교부들' 중의 한 사람인 존 클리마커스 John Climacus는 그의 제자들에게 이렇게 가르쳤다:

'기도할 때 자신을 미사여구로 표현하려고 하지 말라. 하늘에 계신 아버지께서 가장 뿌리치기 어려운 기도는 어린아이의 그것처럼 간단하고도 반복되는 기도이다. 말이 많은 기도는 정신을 산만하게 한다. 본질을 나타내는 몇 마디의 기도가 정신을 집중시킨다.'

현대 신학자인 헨리 노웬Henri Nouwen은, '한마디의 기도를 조용히 반복하면 우리가 정신과 함께 마음으로 내려가는 데 도움이 된다. 그리하여 우리는 복잡한 내면을 비우고 신과 함께 자리잡을 수 있는 조용한 공간을 만들 수 있다.'라고 말한다.

16 부정적인 감정 : 사람을 서서히 죽이는 독성

> 요가로부터 마음을 흔드는 생각에서 벗어나기 위해, 그 반대의 생각을 길러야 한다.
>
> — 파탄잘리|Patanjali 『요가 수트라스Yoga Sutras』, 2:35

> 나의 자녀들아, 너희가 평화와 행복을 원한다면 현상의 사물과 부정적인 생각을 독으로 여겨 버리고, 용서, 솔직함, 친절, 기쁨 그리고 진실을 추구하라. 이러한 긍정적인 생각들은 생명의 감로수와 같다.
>
> — 『아쉬타바크라 기타Ashtavakra Gita』

내가 막 심장 병동의 중환자실 회진을 돌고 오자 간호사가, '라구비어 부인 전화예요. 라구비어 씨가 갑자기 쓰러졌는데, 선생님이 즉시 와주셨으면 좋겠대요.' 라고 말하는 것이었다. 수화기를 들었지만 전화는 끊겨 있었다.

나는 라구비어를 오랫동안 알고 지내왔다. 그는 성공한 의류 수

출 사업가로 매우 사교적이어서 친구들 사이에 인기가 좋았다. 몇 달 전에 건강 진단을 위해 우리 병원에 왔었다. 모든 검사 결과가 정상이었다. 그는 50대 후반이며, 담배를 피우지 않았고, 당뇨도 없었고 혈압도 정상이었다. 그런데 그에게 무슨 일이 일어난 것일까?

라구비어 부인이 전화로 간호사에게 한 말이 걱정이 되어 나는 중환자실의 앰뷸런스를 따라오게 한 다음, 그의 집으로 달려갔다. 집에 도착하니 라구비어 부인이 바닥에 앉아서 울고 있었다. 이웃 사람들이 몇 사람 방에 앉아 있었다. 불행히도 내가 할 일은 라구비어의 사망을 확인하는 일이었다.

얼마 후 나는 상황 전체를 알게 되었다. 아침 8시에 골프광인 라구비어는 아침 골프를 마치고 집으로 돌아왔다. 그가 차를 마시고 있는데, 한 장난꾸러기가 거실 유리창으로 돌을 던졌다. 화가 난 라구비어는 문을 열고 열두 살쯤 되어 보이는 사내아이에게 소리를 질렀다. 장난꾸러기 아이는 도망갔고 라구비어는 차를 마시던 의자로 돌아갔다.

몇 분 후 사내아이가 다시 돌아와서는 유리창에 돌을 던졌다. 라구비어는 자리에서 일어나서 소리를 지르며 집 밖으로 뛰어나갔다. 한편 라구비어 부인은 하인 라무를 찾아서 이 악동을 쫓으려고 했는데, 라무는 외출중이었고 다른 하인은 휴가중이었다. 라구비어는 그 사내아이를 쫓아갔지만 잡지 못하고 의자로 돌아왔다. 그러자 그 아이는 이번에는 얼굴에 심술궂은 웃음을 띠고는 쓰레기를 던지면서 다시 돌아왔다. 그 악동은 라구비어가 점점 더 약이 오르는 것을 보고 그것을 즐겼던 것 같다.

라구비어는 있는 대로 화가 나서 뛰어나갔다. 그는 600야드에서

700야드쯤 달려서 소년을 쫓아갔고, 마침내 아이를 잡았다. 라구비어는 너무 화가 났고 난폭해져서 소년에게 소리를 지르고 심하게 때렸다. 주변에 사람들이 몰려왔고 무슨 일인지 알고 싶어했다. 사람들은 그 사내아이가 도둑일 것이라고 생각했다. 어떤 사람들은 라구비어에게 개인적으로 처벌하지 말고 경찰을 부르라고 충고했다.

논쟁이 오고가는 사이에 그 장난꾸러기는 도망을 갔고, 라구비어는 두세 명의 이웃 사람과 함께 집으로 돌아왔다. 그는 너무나 화가 나서 그 꼬마를 용서할 수가 없었다. 땀을 흘리면서 소리 높여 조금 전에 일어난 일을 이웃 사람들에게 거의 다 말했을 즈음, 그는 의자에 기대 사망했다.

> 나는 싸우거나 후회할 시간이 없고, 아무도 내가 그를 미워하게 만들 만큼 나를 굴복시키지 못한다.
> ─로렌스 제임스Lawrence James

이 사건은 나에게 뜻밖이었다. 라구비어는 언제나 친구에게나, 회사에서나, 친목 모임에서 매우 냉정하고 침착한 사람이었다. 나중에 나는 그에게 강한 울분이 있었다는 것을 알게 되었다. 라구비어는 언제나 가면을 쓰고 침착하게 보였지만 가끔 폭발해서 화를 분출했던 것이다. 그럴 때면 그는 너무나 화가 나서 자신이 무엇을 하고 있는지를 모를 지경이었다. 그는 같이 사업을 하고 있는 아들이 아사미Assamese 여자와 결혼했다고 해서 아들에게 무척 화가 나 있었다. 그는 며느리와 말을 하지 않았고, 그 결과 아들과 며느리는 별거하고 있었다.

몇 달 전에 라구비어는 정기 건강 진단을 받았고 스트레스 테스트도 받았지만, 건강한 것으로 진단받았다. 그렇지만 그는 갑작스러운 심장 발작과 심장 마비로 사망했다. 어떻게 건강한 사람에게 이같은 일이 일어날 수 있는가?

이러한 종류의 일은 일어날 수 있고 일어난다. 라구비어는 겉으로는 나타내지 않았지만 엄청난 스트레스를 받고 있었다. 그는 심지어 아내에게까지 자신의 감정을 드러내지 않았다.

화내는 것과 화를 참는 것

악당들을 상대로 일어나는 말다툼과 부정적인 감정은 우리의 몸 전체에 부정적인 영향을 미친다. 이 영향은 스트레스 검사 때의 힘든 운동 중에도 혈액과 산소의 흐름, 심장 근육으로의 혈액과 산소의 공급을 막을 정도는 아니지만, 어느 정도는 관상 동맥을 협착시킨다.

갑자기 사내아이를 뒤쫓는 등의 평소에 하지 않던 심한 운동을 하고, 동시에 화가 나 있을 때는 전체 신경 체계에 경보가 울린다. 아드레날린과 같은 화학 물질이 체내에 다량 분비된다. 맥박이 증가하고 혈압이 상승한다. 이 현상은 비동기성으로 심장 근육을 비효율적으로 수축시켜(심실 세동이라고 불리는 상태) 심장 마비와 돌연사에 이르게 할 수 있다.

그러면 라그비어의 사망 원인은 무엇이었을까? 그 개구쟁이 사내아이, 유리창에 떨어진 돌 부스러기와 종이 부스러기, 아니면 그 개구장이 얼굴에 띤 심술궂은 웃음 때문이었을까? 아니다. 원인은 라그비어가 잘못된 행동을 택했기 때문이다. 만약 라그비어가 처음부터 그 아이를 무시했더라면 그 아이는 다시 돌아오지 않았을 것이다. 또는 불같이 화를 내는 대신 소년에게 말로 타이를 수도 있었을 것이다.

스트레스를 받는 상황에서는 반작용으로 행동하면 절대 안 된다. 단지 대답만 하면 된다. 반작용으로 하는 행동은 나중에 후회하기 쉽다. 스트레스가 많은 상황에서 논쟁을 벌일 때 결코 소리지르거나 서둘러서 대답하지 말아야 한다. 뛰어들기 전에 생각한다. 사람은 이미 뱉어버린 말에는 노예가 되고, 아직 하지 않은 말에는 주인이 된다.

즉각적이고 강한 부정적인 반작용은 라자스rajas의 표출로 라그비어의 목숨을 앗아간 폭력적인 행동의 원인이다. 사트바sattva가 더 많았다면 그는 균형을 잃지 않았을 테고, 마음의 평온이 그의 목숨을 구했을 것이다. 명상은 매우 사트빅한 활동이다. 명상은 사트바 쪽으로 균형이 기울게 하고, 라자스를 잠재운다.

술 취한 사람 옆을 지나가는데, 그 사람이 폭언을 퍼부었다고 치자. 만약 그를 무시하고 웃으면서 지나간다면 그것으로 인한 신체적, 정신적인 피해는 없을 것이다. 말로든 신체적으로든 싸우기를 택한다면 결과는 라그비어의 경우와 똑같아질 것이다. 공장이나 회사에서 서로 화가 나서 싸운 후 심장 발작을 일으켜 병원으로 실려 오는 이들이 많다.

바로 며칠 전 저녁 늦게 쉰네 살의 람 랄 씨가 병원으로 실려왔다. 이가 부러졌고, 코에 출혈이 있었으며 오른쪽 팔뚝이 부러졌다.

엑스레이 사진에는 코와 팔의 골절이 나타났다. 람 랄 씨의 혈압은 평소에도 높은 편이었고, 사고 당시에는 혈압이 매우 높은 것으로 나타났으며, 심전도 검사에서는 미미한 심장 발작 증세가 나타났다. 그의 아내는 어찌할 바를 모르고 소리내서 울고 있었다. 람 랄 씨의 부상은 바로 이웃인 라제쉬 씨와의 싸움에서 발생했으므로, 우리는 사건을 경찰에 신고해야 했다.

라제쉬와 람 랄의 싸움은 라제쉬가 차를 자신의 집 옆이 아니라 람 랄의 집 옆에 주차시키면서 시작되었다. 처음에는 소리를 지르고 폭언을 하던 두 사람은 서로 치고 받게 되었다.

람 랄은 이성을 잃었고 부상을 입었으며, 미미한 심장 발작까지 일어났다. 그리고 위험 수위까지 올라간 혈압 때문에 치명적인 뇌출혈이 일어날 수도 있었다. 이 모든 것이 누군가가 차를 자기 집 옆에 세웠다는 사소한 일 때문에 생긴 일이었다.

누군가에게 하루 종일 쉬지 않고 화를 내고 있으라고 하면 그 사람은 아마 견디지 못할 것이다. 그러나 하루 종일 조용하고 평화롭게 있으라고 하면 대부분의 사람들은 그렇게 할 수 있을 것이다. 그 이유는 그것이 진정한 사람의 본성이기 때문이다.

화가 나는 생각이나 감정은 인체와 뇌에 해를 끼친다. 분노는 좌절된 욕망으로서 이 불순한 마음은 이로울 것이 없고, 화를 내는 사람의 체내에 '신경 과민' 분자를 분비한다. 이 분자가 체내의 모든 세포에 순환되면서 인체에 동맥을 협착하고 맥박과 혈압을 높이라고 명령한다. 심장 박동이 불규칙해지고 심장과 뇌의 동맥에 지방판이 형성된다.

화내는 일이 반복되면 누적 효과가 생기므로, 이 자연스럽지 못한 행동을 통제하지 못하면 그 결과 바람직하지 못한 화학 물질이 분비되고 축적되어, 신체의 면역 기능과 각 기관의 기능을 약화시킨다. 그 결과 심장 발작과 마비 등 심각한 문제가 발생할 수 있다.

옛 현자들은 분노 (시기, 죄의식과 함께) 따위의 부정적인 감정은 사람을 시간을 두고 천천히 죽이는 독으로 간주했다. 마지막 순간에 폭발하는 분노는 낙타의 등을 부러뜨리는 밀짚처럼 심장 마비를 초래할 수 있다.

18세기 스코틀랜드의 유명한 의사 존 헌터John Hunter는 성미가 급한 사람이었다. 그는 분노의 악영향을 잘 알고 있었으며, 어느 날 '내 삶의 운명은 나에게 시비를 거는 악한의 손에 달려 있다.' 라고 말했다. 며칠 후 한 회의에서 언성이 높아진 헌터는 갑자기 심장 발작을 일으켰고 사망했다. 검시 결과 분노의 누적 때문으로, 그의 심장의 관상 동맥이 상당히 협착되었고 경화된 상태라는 것이 밝혀졌다.

스탠포드 의과 대학의 게일 아이론슨Gail Ironson 박사가 실시하고 미심장 학회지American Journal of Cardiology에 게재된 연구에서, 심장 질환이 있는 사람들이 그들을 화나게 했던 사건을 생각만 해도 심장의 펌프 효과가 이미 약화되어 있는 상태에서 5~7퍼센트 더 감소되는 것으로 나타났다. 이것은 심장과 동맥으로의 혈액 공급을 대폭 감소시킨다. 검사를 받은 환자들은 화나게 했던 사건을 생각했을 때, 실제로 사건이 발생했을 때보다 화가 절반밖에 나지 않았다고 말했다. 이 말은 실제로 화를 내는 상황에서는 펌프 효과가 더 많이 감소된다는 것을 의미한다.

이 환자들이 생각한 화나게 한 상황은 주로 해결되지 않은 속상한 일이나 본인들이 불공정하다고 생각한 일들이었다. 한 사람은 수년 전에 있었던 한 사건에 대해 아직도 화를 내고 있었다. 어떤 사람이 차를 후진시키다가 그의 차를 받아 보험 회사와 온갖 복잡한 절차를 거치고, 여러 자동차 부품 가게들을 뒤지고 난 후에도 엄청난 수리비를 물어야 했던 사건이었다. 그 후에도 운전할 때마다 너무나 화가 나서 그 차를 팔아버렸다고 했다.

화나게 했던 일을 생각만 해도 심장 기능이 떨어졌던 이 환자들은 어려운 수학 문제를 풀거나, 연설을 하거나, 좀도둑 혐의를 부인하는 등의 심리적 스트레스를 받는 상황에서는 심장의 펌프 기능이 약화되지 않았다. 자전거 운동 기계를 타고 있을 때 그들의 펌프 효과는 실제로 2퍼센트 증가했다. 이 연구는 분노 등의 부정적인 감정들이 심장병 환자에게는 나쁘다는 것을 분명히 보여준다. 실제로 화가 나는 상황은 관상 동맥 질환을 초래하고 악화시키며 심장 발작을 촉진시키므로, 더욱 심각한 것이다.

화를 내는 것은 이로울 것이 없다. 언제든 냉정을 잃지 말아야 한다. 화내지 않으며 대응하지 않는 데에는 내적 힘과 균형이 필요하다. 침착함을 잃지 않는다면, 화나게 한 상대는 우리의 조용한 태도에 압도될 것이다. 누군가가 우리를 비난할 때 우리는 화를 내면서 대응하지만, 누군가가 우리를 칭찬하면 '당신이 나를 칭찬할 권리가 있소?' 라고 말하지 않는다. 누군가가 우리를 비난하면 우리는 왜 화를 내면서 반박하는 것일까?

『바가바드 기타』의 옛 지혜에 따르면 어떤 상황에서든 현상 세계의 일로 화를 내지 않는 사람은 어떤 상황에서도 스트레스를 관리할 수 있고 행복하게 살 수 있다고 한다. 이처럼 흔들리지 않고 균형 잡힌 상태는 노력해서 얻을 만한 가치가 있는 것이다.

부정적인 생각과 감정을 버려라

분노는 분명히 사람에게 나쁘다. 부정적인 생각과 감정도 마찬가지로 나쁘다. 『기타』는 분노, 탐욕 그리고 욕망을 '지옥으로 가는 세 개의 문'이라고 부른다. 시기, 증오, 공포, 이기심, 자기 비하, 죄의식, 소유욕, 우울, 불안 이 모든 것들은 부정적인 감정으로, 정신과 마음을 흐리게 하고 질병에 이르게 한다. 이러한 부정적인 마음은 분별력을 흐리게 하고, 에너지, 지혜에 대한 열정, 행복, 사랑, 건강, 기쁨을 방해한다.

깨끗한 몸과 깨끗한 옷, 그리고 청결한 집은 삶을 더욱 쾌적하게 만든다고 스와미 다야난다Swami Dayananda는 말한다. 우리가 관심을 덜 기울이는 내면의 청결은 마음의 청결을 의미한다. 시기와 질투의 얼룩, 분노의 얼룩, 이기심의 얼룩, 그리고 죄의식의 먼지는 모두 마음에 퍼져 마음을 더럽힌다.

부정적인 생각과 감정적인 반응을 모두 없애려면 인내와 끈기, 지속적인 노력이 필요하다. 성공의 관건은 마음속에 부정적인 생각이 일어나는 것을 알아채는 즉시, 이를 긍정적인 생각으로 교체하는 것이다. 발밑에 돌멩이가 들어와서 발이 불편하면 즉시 그 돌을 꺼내버린다. 발을 아프게 하는 돌이 여러 개가 모일 때까지 기다렸다가 꺼내버리지 않는다. 마찬가지로 자신을 괴롭히는 부정적인 생각과 걱정으로 마음이 가득 찰 때까지 기다려서는 안 된다. 부정적인 생각이 일어나는 것을 눈치채는 즉시, 그것이 더 커지기 전에 가려내서 버려야 한다.

생각의 소용돌이는 계속해서 모양을 바꾸면서 마음의 호수를 휘젓는다. 대부분의 경우 생각의 파도는 계속 움직이기 때문에 의식을 채우는 생각을 통제할 수 없다. 사과에 대해서 생각하면 사과의 이미지가 마음속에 떠오를 것이다. 포도에 대해서 생각하면 사과의 이미지는 사라지고 포도의 이미지가 나타날 것이다. 같은 방식으로 수많은 생각이 매일 마음속에 나타났다가 사라진다. 그러나 자신의 마음이기 때문에 자신이 생각하고 싶은 것을 결정할 수 있다. 생각의 파도는 의식적으로 변화되고 수정될 수 있다.

자신의 마음을 휘어잡고 마음의 주인이 되어야 한다! 거슬리는 생각이나 화는 나중에 후회할 행동으로 발전하기 전에 버려야 한다. 자신이 부정적인 생각을 하고 있다는 것을 발견하면 그 부정적인 생각을 긍정적인 생각이나 이미지로 바꿔라.

> 사람은 행복하기로 마음먹으면 행복해진다. 아무것도 이것을 막을 수 없다.
>
> —알렉산더 솔제니친 Alexander Solzhenitsyn

가장 좋은 방법은 반대가 되는 긍정적인 생각을 시작하는 것이다. 단지 부정적인 생각을 쫓아버리려고만 하면 성공하기 힘들다. 부정적인 생각은 원숭이처럼 자꾸 돌아올 것이다. 사랑과 자비 등의 반대되는 긍적적인 생각의 파도 없이 부정적인 생각의 파도를 엄격하게 통제하기는 어렵다. '선한' 사람이 되고 부정적인 생각을 하지 않으려고 아무리 냉정하고 엄격하게 노력해도 현실적으로 효과가 없을 것이다.

자신의 생각으로부터 떨어져서 생각이 왔다가는 것을 지켜보고 사랑과 자비, 해탈의 긍정적인 생각을 불러일으켜야 한다. 이러한 방법은 옛날에 『요가 수트라스』에서 파탄잘리가 권장한 방법이다. '요가의 길을 가로막는 생각으로부터 자유로워지려면 반대되는 생각을 길러야 한다.'

예를 들어, 누군가가 자신에게 나쁜 짓을 했고 이에 대해 화가 난다면, 라그비어가 했던 것처럼 복수를 계획하고 자신을 파괴하지 말고, 분노를 용서로 바꾸면 마음에 평화가 올 것이다. 그리고 체내의 모든 세포가 이 평화에 참여할 것이다.

얼마 전에 나는 하남 다스 씨를 만났다. 그는 퇴직한 고위 공무원으로 자제력이 있는 사람이다. 그는 매우 화가 난 듯이 보였는데, 아주 가깝게 지내는 자신의 조카 찬드라에 대한 이야기를 시작했다. 찬드라는 1년간 미국에서 지내기 위해 떠나면서 자동차를 남겨두고 갔고, 하남 다스는 친절하게도 그의 차를 관리했다.

'나는 정기적으로 차를 손보았는데, 이제 와서 조카는 뒤에서 소음이 나고 와이퍼가 작동하지 않는다고 말하는 거예요. 조카에게 자동차 수리점의 주소와 그 동안의 수리에 대한 서류를 주었지만 아직도 나를 비난합니다. 그는 내게 세 번이나 전화를 해서 성가시게 했습니다. 그는 예절도 모릅니다. 사과하러 오더라도 용서하지 않을 겁니다.'

하남 다스는 고집불통이다. 그는 조카를 용서하지 않고 대신에 계속해서 적의를 품고 속을 끓일 것이다. 그것이 무슨 소용이 있는가?

일상 생활에서 누군가가 우리에게 잘못을 하고 나쁜 말을 해서 감정을 상하게 했을 때, 보통은 분노와 함께 용서할 수 없다는 생각이 마음속에 자리를 잡는다. '피에는 피'라고 외치거나 복수하기를 원치 않을 때에도 용서하고 잊기 어려운 경우가 많다. 하남 다스의 경우처럼 우리를 화나게 하는 사람은 자신과 가까운 사람인 경우가 많고, 우리는 상대가 사과해도 용서하지 않겠다고 미리 결심한다. 그러나 이와 같은 태도는 자신의 내부를 갉아먹기 시작하고 모든 삶의 기쁨을 사라지게 하며, 마음을 상하게 한 사람에 대한 배신감 때문에 마음이 무겁게 된다.

이런 경우에 일어나는 모든 일은 스스로 자초한 일이라는 것을 기억하는 것이 중요하다. 그것은 우리의 카르마로, 과거의 우리 행동의 결과가 우리에게 돌아오는 것이다. 누군가가 그 카르마를 우리에게 전달한 것이라면 그 사람의 잘못이 아니다. 우리는 마음대로 그 사람이 무례하고, 예의 없고, 심술궂고, 심지어 잔인하다고 판단할 수 있지만, 사실 그 사람이 모든 사람에게 그렇게 하는 것은 아니며 우리에게도 언제나 그렇게 하는 것도 아니다. 우리는 단지 현재 우리 자신이 과거에 한 일에 대한 대가를 받고 있는 것뿐이다. 그러니 감사하게 받고 그것을 전달한 사람을 용서하는 것이 좋다.

일단 용서하면 마음의 짐이 덜어지고 마음이 가벼워지며 삶에 다시 의미가 찾아온다. 용서는 두려움과 분노로부터 우리를 해방시키고, 우리는 새롭게 인생을 시작할 수 있다. 망설이지 말고 용서하라. 과거의 모든 원한을 잊어라.

자스민 꽃을 보라. 사람들은 자스민을 밟고 뭉개지만, 꽃은 오히려 향기로서 우리를 용서한다. 사람도 똑같이 용서할 대상을 마음에서 우러나오는 사랑과 축복하는 마음으로 용서해야 한다.

시기 역시 흔하게 볼 수 있는 바람직하지 못한 정신 상태이다. 시기는 실제로든 비유적으로든 이웃집 잔디가 우리 잔디보다 더 푸르다는 생각에서 비롯된다. 모든 사람이 특별한 존재라는 사실을 잊고 자신과 이웃을 비교하는 것이다.

자신보다 우수하거나 더 높은 위치에 있다고 생각되는 사람과 자신을 비교하는 데서 오는 고통과 슬픔, 갈망, 시기는 다른 사람과 비교해서 자신에게 부족하다고 생각되는 것에 대한 반작용이다. 시기하게 만드는 것은 주로 상대의 기술, 지위, 또는 재산이지만, 시기심의 진정한 근원은 자신에 대한 깊은 불만족, 열등감이다.

시기심을 극복하기 위해서는 다른 부정적인 감정과 마찬가지로 우선 시기심이 정말로 나쁜 것으로서, 자신이 원하는 것이 아니며 시기심은 감정적으로 자신을 갉아먹을 뿐만 아니라, 몸 안에 나쁜 분자를 만들어내서 질병에 대한 면역성을 저하시킨다는 것을 인정해야 한다.

구체적으로 세 가지 방법으로 시기심을 극복할 수 있다.

* 첫째, 시기심이 내부에 싹트기 시작하면 그 사람에 대해 감사하는 긍정적인 생각으로 바꾼다. 반복해서 인내심을 가지고 그 사람에 대한 시기심을 그에 대해 감사하는 마음과 그의 업적을 칭찬하는 마음으로 바꾼다.

* 둘째, 자신의 자긍심을 높인다. 연구에 따르면 이것이 시기와 질투로부터 자신을 구하는 바람직한 방법이라고 한다. 자신의 장점과 업적, 자랑할 만한 일과 만족할 만한 일에로 생각을 돌린다.

* 마지막으로, 자신의 삶과 성과의 질을 높이기 위해 더욱 열심히 일한다. 옛 경전들은 다른 사람의 성공을 기뻐하는 일이 자신의 삶의 질을 높이는 데 방해가 되지 않는다고 말한다.

최종적으로 부정적인 생각에 대한 해결책은 명상을 통해서 진정한 자아를 발견했을 때 찾아진다. 대부분의 사람들은 자신을 신체—정신으로 생각하고, 그러므로 동요하는 존재라고 생각한다. 진정한 자아는 정신의 뒤에 있다. 만약 우리가 자신을 정신과 신체—정신 속의 모든 감정과 동요, 그리고 신체의 모든 통증과 결함—라고 생각한다면, 우리는 수많은 종류의 고통과 고난을 경험할 것이다. 마음의 동요가 가라앉을 때 진정한 평화와 행복을 얻을 수 있다. 물결과 파도가 잔잔해졌을 때 호수의 바닥을 선명하게 볼 수 있듯이, 정신의 동요가 가라앉고 의식이 진정한 자아, 신성한 내면의 실체에 눈을 뜰 때 마음의 평화와 평온을 찾을 수 있다.

어떤 사람이 불안하고 산만하며 격정적인 생각을 갖고 있다면, 그의 마음은 결코 집중할 수 없고 평화나 충족감을 얻을 수 없다. 순수한 생각을 갖고 있으며 마음이 고요하고 만족하는 사람은 말에 힘이 있고 듣는 사람의 마음에 깊은 인상을 심는다. 그러한 사람은 깨끗한 생각으로 많은 사람에게 영향을 미친다.

이 점에 대해서 계속 이야기하게 될 것이다. 왜냐하면 이것이 건강과 장수, 그리고 행복의 진정한 열쇠이기 때문이다.

마음의 정원을 가꾸어라

사람의 마음은 정원과 같다. 이 정원은 지적으로 가꾸어질 수도 있고 잡초가 제멋대로 자라게 둘 수도 있다. 잘 가꾸든 내버려두든 정원은 열매를 맺어야 하고 맺을 것이다. 쓸모 없는 씨앗을 뿌리면 수많은 잡초의 씨가 떨어져서 계속 잡초가 자라게 될 것이다. 마음에 뿌려지고 거기에서 뿌리 내린 모든 생각의 씨앗은 곧 행동으로 꽃피고 그 열매를 맺는다. 좋은 생각은 좋은 열매를 맺고 나쁜 생각은 나쁜 열매를 맺는다.

-제임스 앨런James Allen, As A Man Thinketh

행동은 우리의 마음과 기분을 바꿀 수 있다

부정적인 생각과 감정이 우리의 마음과 몸을 지배하지 못하도록 하는 효과적인 방법은, 이를 대신할 긍정적인 생각을 만드는 것이다. 다음은 또 다른 실용적인 전략이다.

마음, 신체 그리고 영혼은 하나가 되어 움직인다. 신체는 결과이며 최종 산물로 아이디어와 태도의 물리적 표현이다. 내적이고 보다 신비한 영역은 더 강력하고(눈에 보이지 않는 원자 단계가 눈에 보이는 물질 단계보다 더 강력하듯이), 신체의 기능과 건강, 질병의 균형을 결정한다. 우리가 행복하다고 느끼면 행복하고 긍정적인 신경 펩티드가 흘러서 면역성과 행복한 느낌을 증가시킨다.

그러나 그 반대도 가능하다. 신체의 기능을 조절함으로써 우리의 느낌과 생각을 바꿀 수 있다. 예를 들어서 자세가 늘어지는 사람은 자부심도 적고 우울한 사람인 경우가 많다. 자세가 느슨해지면 바른 자세로 곧게 앉음으로써, 즉시 기분을 바꿀 수 있다는 것을 기억하라.

이것은 일상 생활에서 유용하게 사용할 수 있는 지혜이다. 의식적으로 특정 태도에 맞는 신체 행동을 함으로써, 예를 들어 곧은 자세로 앉음으로써 더 많은 에너지를 생성시키고 정신을 맑게 할 수 있다. 이같은 방법으로 신체 행동을 통해 바람직한 태도와 기분을 만들 수 있다.

어려운 상황에서 용감하게 행동함으로써 우리는 실제로 더 많은 용기를 얻게 된다.

사기가 저하되었을 때 미소 짓고, 불안하거나 걱정하고 있을 때 일부러 웃음으로써, 행복한 감정을 만드는 뇌의 중심을 가동시킨다. 이 방법은 우울함과 불안을 극복하는 데 도움이 된다. 웃음은 우리에게 더 많은 에너지를 준다. 또한 신체의 화학 물질을 바꿔 행복과 건강에 도움을 준다.

나는 매일 나의 몸을 깨끗이 닦고, 깨끗한 옷을 입으며, 내 책상의 먼지를 닦는다. 내 몸이 살아 있는 한 나는 언제나 그렇게 할 것이다. 모든 부정한 생각으로부터 마음이 오염되지 않도록 해야 한다. 분노, 두려움, 시기, 탐욕, 그리고 다른 부정적인 생각과 감정으로부터 해방된 마음보다 더 가치 있는 것은 없다.

17 사랑과 자비심은 생명의 감로수이다

하늘은 파괴되지 않기를 바라는 사람을 자비심으로 무장시킨다.
―도교 경전

사랑은 신들의 축제에서 태어났고 최선과 선을 향하는 영혼에서 나왔으므로, 사랑은 필연적으로 영원히 존재한다. 영혼이 존재하는 한 사랑도 존재한다.
―플로티누스Plotinus

테레사 수녀는 살아 있는 전설이다. 연약해 보이는 그녀는 다정한 보살핌과 관심을 절실하게 필요로 하는 모든 사람에게 사랑과 동정심이 흘러 넘치게 하는 살아 있는 사랑의 화신이다. 그녀가 하고 있는 일의 기본 목적과 사명은 가난하고 갈 곳 없는 모든 사람들, 특히 어린이들, 집 없는 사람들, 아픈 사람들, 배고픈 사람들이 사랑받고 있다는 데서 오는 존귀함을 느끼게 해주는 것이다.

테레사 수녀는 '행동하는 신념은 사랑이며 행동하는 사랑은 자선이다.'라고 굳게 믿고 있다. 그녀에게 자선이란 가난한 사람들에 대한 동정을 의미하지 않는다. 동정이 아니라 공감이다. 이것은 다른 사람의 감정과 생각, 상황을 그대로 경험한다는 것을 의미한다. 테레사 수녀는 실제로 버림받고, 가난하고, 아픈 사람들이 느끼는 고통을 함께 느낀다. 그렇게 함으로써 그녀의 사랑이 그들에게 전달되고, 그 다음에 행동과 봉사가 따른다. 이것이 그녀를 살아 있는 성인으로 만든다. 길에 버려진 배고픈 아이들과 시궁창에서 죽어가는 사람들을 돌보는 사람이 달리 있는가? 그녀의 사랑은 범인의 이해를 초월한다.

테레사 수녀의 모토

테레사 수녀의 명함에 새겨져 있는 다음과 같은 문구는 그녀의 철학을 잘 나타낸다:

침묵의 열매는 기도요
기도의 열매는 믿음이요
믿음의 열매는 사랑이요
사랑의 열매는 봉사요
봉사의 열매는 평화이다

테레사 수녀의 순수함, 성실함 그리고 성스러움은 표현하기 어려울 정도이다. 그녀의 삶은 성경에서 그리스도가 제자들에게 가난하고 소외된 사람들을 돌보라고 말하는 그 구절을 개인적으로 실천한 본보기이다. 그리스도는 성경에서 '내가 배고프니 너희가 나에게 먹을 것을 주었다. 내가 헐벗으니 너희가 나에게 옷을 입혔다. 내가 외로우니 너희가 나를 위로했다. 가장 가난한 사람들에게 너희가 하는 모든 일은 나에게 하는 일이다.' 라고 말한다. 테레사 수녀는 배고프고, 헐벗고, 소외된 사람들만 돌보는 것이 아니다. 죽어가는 사람들을 자신의 집으로 데리고 가서, 씻기고 상처를 싸매주고 옷을 입힌다. 그녀는, '죽어가는 순간에 이들을 구하지는 못하더라도 존엄하게 죽을 수 있도록 도울 수는 있다.' 라고 말한다.

　종교가 다른 5만 명의 죽어가는 가난한 사람들이 테레사 수녀의 자선 단체Missionaries of Charity가 운영하는 집에서 평화롭게 마지막 숨을 거두었다. '나는 짐승처럼 살아왔지만 천사처럼 죽겠습니다.' 라고 표현한 한 거지의 말에 테레사 수녀는 특히 감동받았다고 한다. 봄베이에 있는 아샤 단 아쉬람Asha Daan Ashram의 마리나Marina 수녀는 이렇게 말한다. '테레사 수녀님에게는 눈앞에 있는 사람이 가장 중요합니다. 그 사람은 수상일 수도 있고 거지일 수도 있죠. 수녀님은 그 사람에게서 신을 보고 그 순간 그는 특별한 존재가 됩니다.' 같은 곳에서 일하는 다른 수녀는, '테레사 수녀님은 모든 사람에게 사랑을 주고, 또 줍니다. 그리고 저에게는 봉사할 수 있는 힘을 주십니다.' 라고 말한다.

　테레사 수녀에 대한 다음과 같은 농담이 있다.
　'성 베드로가 왜 테레사 수녀님을 천국으로 보내지 않았지?'
　'왜냐하면 천국에는 빈민굴이 없기 때문이지.'

테레사 수녀처럼 아름다운 영혼이 빈민굴의 극빈자들을 위한 일이 아닌 어떤 다른 일을 하겠는가?

세상 모든 종교의 자비심

테레사 수녀의 모든 행동과 생각은 기독교 전통에서 나온다. 누군가 그녀에게 어떤 책들이 자신의 생각에 영향을 미쳤는지를 묻자, '내가 읽는 책은 성경뿐이에요.'라고 대답했다. 또, '간디와 네루, 혹은 다른 사람이 당신에게 영감을 주지는 않았나요?' 하고 묻자, '오직 예수 그리스도뿐입니다.'라고 대답했다고 한다. 세계에서 일반 환자와 죽어가는 사람과 나환자들을 위해 그녀가 운영하는 시설은 예수 그리스도 이름의 암송과 그리스도에 대한 기도에 기초하고 있다. 이 자비로운 사업은 종교에 따른 차별이 없다. 그녀가 운영하는 여러 시설에는 기독교인보다 힌두교도와 회교도가 더 많다.

사랑과 자비, 가난하고 배고픈 사람들을 돌보라는 권유는 세계의 모든 종교의 공통점이다. 유태인인 예수의 가르침은 오랫동안 전해 내려오는 위대한 유태인 스승들의 영혼의 가르침을 구현한다. 이들 중 한 사람인 랍비 힐렐Hillel은 종교를 이렇게 요약했다. '자신의 온 마음으로, 온 영혼으로, 온 힘으로 주님을 사랑하고, 이웃을 자기 자신처럼 사랑하라.' 병원과 학교를 짓고 이 시설들을 지속적으로 후원하는 유태인들의 자선 사업은 전 세계에 잘 알려져 있다.

자비는 불교의 중심이기 때문에 불교의 창시자인 석가모니 붓다는 '자비로운 붓다Compassionate Buddha'로 불리운다. 불교의 가르침의 중심은 크건 작건 모든 살아 있는 존재에 대해 친절하고, 자비롭고, 사랑을 베푸는 사람이 되도록 노력하라는 것이다.

스와미 비베카난다는 그의 추종자들에게 이렇게 말했다. '죽을 때까지 가난한 사람들과 소외된 사람들에게 자비를 베풀라. 신을 믿고 비참한 사람들을 동정하고 도움을 구하라. 그러면 도움을 받을 것이다. 나는 너희 젊은이들에게 자비심과, 가난하고 배우지 못하고 억압받는 사람들을 위한 싸움을 물려주노라.' 그리고 그는, '다른 사람들의 행복을 위해서 기도할 때, 신의 은총과 힘은 너희를 통해서 이루어진다.' 라고 덧붙였다.

『바가바트 푸라나Bhagavat Purana』는 가시화된 신의 모습인 가난한 사람들을 위한 봉사의 길이 신을 경험하는 분명하고 쉬운 방법이라고 설명한다. 진정으로 헌신적인 사람은 크든 작든, 지력이 있든없든, 못생겼든 아름답든 모든 존재에서 신을 본다. 헌신적인 사람은 지친 여행자의 발을 씻어줌으로써 신의 발을 씻어주고, 배고픈 사람에게 먹을 것을 줌으로써 신에게 먹을 것을 주고, 집 없는 사람에게 살 곳을 제공함으로써 신을 받든다.

자선이란 자신에게 필요 없는 낡은 물건들을 주는 것이 아니다. 자신이 좋아하는 것을 주지 않으면 경건함을 얻을 수 없다. 무엇을 주는지 알라 신만이 알고 계시다.

―코란, 3:92

자비심의 생화학 작용

이 책의 주요 주제는 생각과 믿음, 그리고 감정이라는 내면 세계가 건강에 강력한 영향을 미치는 생화학 물질을 분비시킨다는 것이다. 부정적인 생각과 어두운 생각은 면역성을 약화시키고, 결국 질병에 이르게 한다. 긍정적이며 기쁘고 사랑이 가득 찬 생각과 감정은 우리에게 이로운 영향을 준다.

테레사 수녀에 대해서 생각만 해도 신체의 생화학 작용에 변화가 오고 질병에 저항하는 항체가 증가한다는 것은 그렇게 놀랄 만한 일은 아니다. 타액에 있는 IgA는 감염으로부터 호흡기를 보호하는 항체이다. 하버드 대학의 데이비드 맥클랜드David McClelland는 학생들에게 테레사 수녀에 대한 영화를 보여주고, 영화를 보기 전과 보고 난 후의 타액의 IgA 양을 측정했다.

일부 학생들은 그 영화가 무척 좋았다고 말했는데, 이런 학생들의 IgA 수치는 올라갔다. 어떤 학생들은 그 영화가 별로였다고 대답했고, 또 다른 학생들은 테레사 수녀에 대한 '강렬한 혐오감'을 토로했는데, 이들은 테레사 수녀가 위선자이고 그녀의 업적은 별것 아니라고 말했다. 연구에 따르면 이러한 학생에게서도 면역 기능이 강화된 것으로 나타났다. 맥클랜드는 이 연구가 우리의 '표면' 의식보다 무의식적 믿음이 우리의 신체 작용에 더 많은 영향을 미친다는 것을 보여준다고 믿는다. 테레사 수녀와 같은 사람의 영향력은 그녀를 '지지하지 않는' 사람들의 뇌에까지 영향을 주어 그들의 뇌가 그녀의 부드러운 사랑의 힘에 반응하는 것이다.

맥클랜드는 이 연구의 타당성을 테스트하기 위해서, 학생들로 하여금 폭력적 메시지가 담긴 완전히 다른 영화를 보게 했다. 그랬더니 타액의 IgA 수치가 감소했다.

래리 도시 박사는 그의 저서에서 이 연구에 대해 언급하면서, 애타 주의는 기적의 약처럼 도움을 받는 사람만이 아니라 도움을 주는 사람에게도 이로운 영향을 미친다고 말한다. 맥클랜드의 연구가 지적하듯이 애타 주의는 멀리서도 건전한 반응을 유도한다.

자비심과 치료

모든 의사들은 자비심이 환자에게 미치는 커다란 영향력을 경험으로 알고 있다. 친절한 표정, 동정 어린 시선, 잔잔한 미소는 심장이 사그러들어가는 환자의 사기를 올리고, 회복과 치료를 앞당긴다. 바쁘게 일하는 의사가 시간을 내서 잠시 그의 손을 잡고 침대 옆에 앉아서 환자 가족의 안부를 묻는다면, 그 환자가 직면한 상황을 긍정적인 의미로 바꿀 것이다.

환자들로 하여금 의사가 너무 바빠서 자신과 이야기할 시간이 없다고 느끼게 해서는 안 된다. 언제나 애정 어린 치료를 받고 있다고 환자가 확신할 수 있어야 한다. 이것은 환자에게 희망과 믿음을 주고, 자신에게 내재된 치료력과 에너지, 그리고 보이지 않는 초능력(신이라고 부를 수 있는)의 치료력을 강화해준다.

디팩 초프라는 그의 첫 번째 책에서 자비의 의미와 가치에 대해 자세하게 말한다. 그는 친절과 자비는 단지 우연한 감정이 아니라고 말한다. '친절과 자비는 자연의 일반적 성향에서 나온다······. 모든 살아 있는 생명체는 개별 부분의 이익보다 전체를 우선하는 행동 패턴을 보인다.' 디팩은 자비심 없이는 어떤 병도 치료되지 않는다고 말한다.

노먼 커즌즈Norman Cousins는 환자들이 필요로 하는 여러 감정에 대해 이렇게 말한다. '환자들은 의사가 안심시켜주기를 원하고, 자신의 말을 들어주기를 원하며, 자신들의 생과 사가 의사에게 중요한 일이라는 느낌을 받기를 원한다. 환자들은 의사가 자신들을 생각하고 있다고 느끼기를 원한다.' 디팩은 이러한 요구는 '가장 신비한 차원에서 오는 감정의 흐름'과 '생명의 근원에서 오는 자비심'을 의미하며, 이것이 위로와 치료 효과를 가져다준다고 말한다.

사랑의 반대는 증오심이 아니다

사랑은 두려움의 반대 편에 있다. 사랑과 두려움은 인간이 느끼는 모든 감정의 기본을 이루는 감정이다. 분리되어 있다는 환상과, 모든 현상 세계는 다름 아닌 절대적이고 신성한 실체, 자아일 뿐이라는 것을 이해하지 못하는 데서 두려움이 시작된다. 자신을 자아가 아닌 신체와 동일시할 때, 우리는 다른 신체들이 우리와 떨어져 있다고 생각한다. 분리되어 있다는 이 환상이 우리를 두렵게 만든다. 다른 사람이 자신을 해칠 수 있고 자신의 것을 빼앗아가며, 자신이 원하는 것을 빼앗아갈 것이라고 생각한다.

이러한 두려움으로부터 불안이 시작된다. 불안은 탐욕, 증오, 시기, 분노, 만족감의 부족 등 모든 부정적인 감정의 근원이다. 이 모든 것을 천천히 사람을 죽이는 독으로 질병과 비극의 전주곡이다. 연구에 따르면 협심증, 심장 발작, 심지어 돌연사도 습관적으로 불안하고, 적대적이고, 화를 잘 내는 사람에게 더 많이 나타난다고 한다. 사람에게 친절하게 대하지 못하고 그들을 용서하지 못하면, 사찰에 가거나 기도하는 것은 아무 소용도 없다.

자기 자신을 하나의 신체라고 생각할 때, 생명의 표면적 표현이라고 생각할 때 두려움이 생긴다. 사랑은 가장 깊은 차원의 자아, 의식, 진실, 실체, 창조자에게서 나온다. 신체의 차원을 넘으면 마음이 자아에 머물게 된다. 그윽한 향기를 가진 사랑이 발산되어 자신의 존재 속으로 흘러들어온다. 그러고 나면 자신이 누구인지 진실을 알게 되고, 자신이 존재와 떨어져 있지 않다는 것 역시 알게 된다. 우리는 흘러넘치는 기쁨 그 자체이고, 이 기쁨은 외부의 물질과는 아무 연관이 없다. 사랑 안에 있다는 것은 기쁨 속에 있으며, 자신이 기쁨 그 자체라는 것을 의미한다.

사랑 속에서 사람은 성장하고 두려움 속에서 사람은 위축된다. 사랑 속에서 사람은 개방되고, 두려움 속에서 사람은 문을 닫는다. 사랑은 신뢰이고 두려움은 의심이다. 사랑 속에서 사람은 결코 외롭지 않다. 왜냐하면 자신이 바로 우주이기 때문이다. 그러고 나면 비로소 다른 모든 사람들과 자연, 은하계를 사랑하게 된다. 왜냐하면 이 모든 것이 같은 자아, 바로 자신의 자아의 표현이기 때문이다. 모든 것은 서로 연결되어 있으므로, 서로 분리되거나 또 우리 자신으로부터도 분리되어 있지 않다. 진정한 자아를 알게 되면 사람은 무한한 자아에서 모든 것을 보게 된다. 『이사바시 우파니샤드 Isavasy Upanishad』는 이렇게 말한다.

모든 존재가 자아로부터 분리되어 있지 않다는 것과 모든 존재 안에 자신의 자아가 있다는 것을 깨달은 현명한 사람은, 그 깨달음의 덕으로 누구도 미워하지 않는다.

모든 존재 속에 자신이 있고 자신 속에 모든 존재가 있음을 아는 사람은, 다른 사람의 고통도 자신의 고통처럼 느낄 수 있다. 디팩 초프라는 사랑으로부터 자비심, 동정심, 헌신, 자제, 용서 그리고 감사가 나온다고 말한다. 그러한 사람은 관대하며 만족해 하고, 다른 사람의 성공을 기뻐한다. 젊은 현자 아쉬타바크라Ashtavakra는 라즈 리쉬 자나카 왕Raj Rishi King Janaka에게, '사랑이라는 생명의 감로수를 마시면 기쁨과 평화를 얻게 되고, 모든 속박으로부터 풀려나게 된다.' 라고 말했다.

18 행복하면 건강하다

웃음은 진정제이자 평형 장치이다.

—마하트마 간디|Mahatma Gandhi

제2차 세계 대전중에 윈스턴 처칠은 특별한 사안을 논의하기 위해 비상 각료 회의를 소집했다. 아무도 마땅한 해결책을 찾지 못했고, 처칠은 무척 화가 나서 어쩔 줄 몰라했다. 갑자기 아스토Astor 부인이 큰소리로 이렇게 말했다.

'당신 행동을 보고 있자니…… 내 남편이라면 당신 커피에 독을 타겠어요.'

'부인, 내가 당신의 남편이라면 그 커피를 기꺼이 마시겠소.' 라고 처칠이 대답했다.

모든 사람이 웃었고 긴장감이 사라졌다. 그리고 몇 분이 지나자 각료들은 해결책을 찾았다.

행복한 사람들의 건강한 습관 | 279

유머는 해결책이 보이지 않는 어려운 상황에서 큰 도움이 될 수 있다. 회의를 할 때마다 웃음으로 시작하면 그 회의는 성공을 거두게 될 것이다. 웃음으로 긴장을 풀게 하고 분위기를 부드럽게 이끌면, 사람들은 우리가 하는 말을 더 잘 수용할 것이다. 해학가인 빅터 보르그Victor Borge는, '웃음은 두 사람 사이의 가장 짧은 거리이다.' 라고 말했다.

우리는 웃는 방법, 웃음을 자아내는 방법, 그리고 모든 상황, 심지어 가장 모순되고 심각한 상황에서도 유머를 찾는 방법을 알아야 한다. 돌같이 차가운 얼굴로 인생을 힘들게 헤쳐나가는 근엄하고 무거운 사람이 되지 말라.

웃음은 가장 좋은 약이다

사람들은 일반적으로 건강하면 행복할 것이라고 생각한다. 그런데 이보다 더 정확한 표현인 '행복하면 건강하다.' 라는 인도 속담이 있다. 누구나 '웃음이 가장 좋은 약이다.' 라는 말을 들어본 적이 있을 것이다. 그것은 맞는 말이다. 유모와 웃음은 스트레스에 대처하는 좋은 방법으로 인식되고 있다. 옆구리가 아프도록, 눈물이 날 정도로 웃어본 경험이 있다면, 그때 몸에서 긴장이 한꺼번에 씻겨져나가는 기분을 느꼈을 것이다.

웃음으로 잃었던 건강도 찾을 수 있다. 신체의 치료에 대한 웃음의 중요성은 미국 잡지의 편집자였던 노먼 커즌즈가 출판한 그의 저서에 잘 나타나 있다. 이 책에서 그는 의사들이 불치라고 선언한 자신의 병을 매일 웃음 요법으로 치료한 방법을 보여준다. 그는 몇 시간 동안 옛날 코미디 영화 필름과 비디오 테이프를 보면서 한참 웃고 나면 통증을 덜 느꼈다고 기술한다. 커즌즈는 그가 경험한 웃음의 결과에 대한 원리를 이해하고자 의학계 주류에 도전장을 냈다. 과학자들은 이 도전을 받아들였고 최소한 초기 단계의 대답을 찾았다.

과학자들은 긍정적이거나 부정적인 감정은 신경 펩티드, 즉 메신저 분자로 전환되고, 이것이 신체의 모든 세포에 영향을 미쳐 건강하게 하기도 하고 병이 나게 하기도 한다는 것을 밝혀냈다. 그 예로, 웃을 때 긍정적인 감정은 질병을 예방하고 치료하는 화학 물질로 전환된다. 혈액 검사 결과 진통제 역할을 하는 엔돌핀이 생성되고 면역 체계가 강화된다.

노먼 커즌즈는, '웃음은 내장의 조깅이다.' 라고 말한다. 사실, 웃음은 거의 운동과 흡사하다. 웃음은 호흡 수와 호흡의 깊이를 증가시키고 배의 근육을 운동하게 만든다. 웃음은 가슴과 배 그리고 안면 근육이 서로 조화롭고 리듬감 있게 움직이게 하고, 이 운동이 장을 포함해서 호흡기와 소화기를 마사지한다. 이 마사지는 혈액 순환을 촉진시키고 소화에 도움이 되는 여러 효소의 분비를 증가시킨다. 웃고 나면 신체적 긴장과 스트레스가 줄어들고, 평화로운 기분이 들며 긴장이 이완된다.

웃음을 이용하는 방법

앞에서 간략하게 언급했듯이, 기분을 좋게 만들기 위해서 신체적 기술을 사용하면 효과가 있다는 것이 연구 결과 확인되었다. 그 반대 방향의 효과에 대해서 이미 언급한 부분도 있거니와 이 사실은 새삼스러운 발견이 아니다. 마음과 몸은 서로 연결된 '하나'이다. 행복한 기분은 행복한 세포로 전달되고, 이 세포가 건강한 몸을 만들 듯이, 이 과정을 역으로 실행해 몸 쪽에서 기분을 행복하게 하는 방법을 취할 수 있다.

한 가지 예를 들어보자.

흔한 것은 아니지만 아주 효과적인 요가 운동 중 의도적인 집단 웃음이 있다. 심리 치료사 아네트 굿하트Annette Goodheart는 이 억지 웃음을 몸이 진짜 웃음으로 해석하고, 그 결과 뇌가 치료 효과가 있는 신경 펩티드를 분비시킨다고 말한다. 이와 같은 식으로 웃음을 웃기 시작하면, 자연적으로 거리낌없이 계속 웃을 수 있다. 이 웃음이 마음과 몸에서 피로와 긴장을 몰아내고 행복한 느낌을 가져다 준다. 뇌는 '행복한' 분자를 다량 분비시켜, 이 분자들이 50조 개나 되는 우리 몸의 세포로 들어가서 스트레스를 격파하고 호르몬 체계와 면역 체계를 강화한다.

이러한 요가 운동은 행복하다고 느끼지 않을 때도 미소를 지으면 기분이 나아지게 된다는 연구 결과를 뒷받침한다. 인위적으로 웃거나, 또는 눈썹과 입술을 밀어서 미소를 짓는 것 같은 표정을 만들기만 해도 기분을 좋게 하는 신경 펩티드가 분비된다. 이러한 과정을 여러 번 반복하면 면역성을 강화하고 질병을 치료하는 데 도움을 준다.

몸의 움직임과 자세는 감정에 영향을 미친다. 마찬가지로 감정과 기분은 몸의 움직임과 기능에 영향을 끼친다. 상쾌한 기분과 건강과 좋은 컨디션을 유지하기를 원한다면 의도적으로 그렇게 할 수 있다. 미소로써 자신에게 처해진 어려운 상황을 유리하게 전환하는 것이 가능하다. 다른 사람을 웃게 만들면 그 사람의 건강에 도움이 되는 동시에 자신이 오래 사는 데도 도움이 된다.

행복할 때 우리는 미소를 짓는다. 또 미소를 지으면 행복을 느낀다. 그러므로 웃고 싶지 않더라도 미소를 지어보면 곧 기분이 나아질 것이다. 그리고 웃는 것이 찡그리는 것보다 더 쉽다. 찡그리는 데는 44가지 근육을 움직여야 하지만 웃는 데는 13가지 근육이 사용된다.

치아 사이에 연필을 물면 웃게 되고 곧 웃음을 터뜨리게 된다. 반면에 입술로 연필을 물면 인상이 굳어지고, 그 결과 부정적인 신경펩티드가 체내에 흐르게 되어 면역 체계가 약화된다.

유머와 웃음은 중요한 인간 활동이다. 인도 전통에서는 유머를 두 가지 유형으로 나눈다. 하나는 다른 사람을 보고 웃는 것이고, 다른 하나는 자신을 보고 웃는 것으로 후자가 더 좋은 웃음으로 간주된다.

다른 사람을 보고 웃는 것은 천박하고 눈에 거슬리는 것으로 여겨진다. 다른 사람의 약점이나 신체적 장애, 또는 단점에서 웃음을 찾는 것은 조롱을 당하는 사람이나 조롱을 하는 사람 모두에게 천하고 해로운 것이다. 고차원적인 유머 감각을 가진 사람들은 자신이나 상황을 웃음거리로 만든다.

진정한 유머는 다른 사람에게 해를 끼치지 않는다. 유머를 빌미로 남을 공격하거나 웃음을 자아내기 위해서 남을 조롱해서는 안 된다. 사람을 두고 웃지 말고 사람들과 함께 웃어야 한다. 웃음은 내적 평화를 주고 형제애와 동포애를 길러준다.

행복하다는 것은 즉 건강하다는 것이다. 삶의 작은 기쁨인 웃음이 진정한 행복과 전적으로 동일한 것은 아니다. 물질적 이익과 감각적 쾌락이 당연히 삶의 중요한 부분이기는 하지만, 그것은 일시적인 것이며 그로 인해 진정한 행복을 얻지는 못한다.

진정한 기쁨을 경험하는 것에 대해 디팩 초프라는 그의 저서에서 아이의 출생, 아름다운 황혼, 또는 고지에 있는 새벽의 호수를 생각해보라고 한다. 자신의 느낌을 저 멀리 호수의 가장 먼 쪽으로 밀고 가면 '순수한 기쁨'이라고 불리는 생소한 상태에 도달하게 된다. 이 순수한 기쁨이 삶의 본질이다. 산스크리트어로 이것은 '아난다 ananda'로 불리우며 '희열bliss'로 번역된다.

동양의 가르침이 점차 널리 퍼지면서, 사람들은 희열이라는 어휘를 여러 가지 긍정적인 감정을 표현하는 데 사용해왔다. 그러나 『베다』 경전에 나타나 있는 희열은 순수한 형태의 양자quantum 차원으로 존재하며, 올바른 상태에서만 표면으로 떠오른다. 우리는 희열의 상태를 만들기 위해 필요한 뇌와 몸의 수천 가지의 활동을 보거나 만질 수 없다. 그럼에도 불구하고 희열은 실재하는 경험이다.

옛 현자들은 모든 기쁨은 이 순수한 기쁨인 아난다, 즉 희열에서 온다고 말한다. 희열은 아주 밝은 빛으로 눈으로는 볼 수 없지만 작은 기쁨에 반영되어 나타난다. 이러한 순수한 기쁨의 상태에서 살 수 있다면 우리는 완벽한 건강의 본질을 간직하게 될 것이다.

웃음, 전염된다

웃음은 아주 자연스러운 현상이다. 사람은 아주 어릴 때부터 웃기 시작한다. 엄마가 아기의 배에 입을 맞추면 아기는 깔깔거리며 신나게 웃는다.

과학자들은 어린이들은 하루에 4백 번 정도 웃는데 비해 성인들은 10—15번 정도 웃는다고 한다.

웃음은 전염된다. 한 집단의 사람들이 웃기 시작하면 곧 연쇄 반응을 일으켜 긴장을 없애고 친근함을 형성한다. 시장에 서서 단지 웃기만 하는 수도승에 대한 이야기가 있다. 사람들은 처음에는, '저 수도승, 뭐가 잘못된 거 아냐?'라고 말하면서 이상하게 생각했다. 그러나 점차 다른 사람들도 웃음에 동참하기 시작했다. 그 수도승이 말했다. '사람이 일단 웃을 줄 알게 되면 더 이상 배울 필요가 없습니다.'

웃음의 가치

유머는 속임수나 농담이 아니다. 유머는 세상에 존재하는 은총 같은 것으로 모든 사람에게서 빛난다.
- 게리슨 카일러Garrison Keiller

몸에 비누가 필요하듯이 영혼에는 웃음이 필요하다.
- 유태인 격언

웃으면서 보낸 시간은 신과 함께 보낸 시간이다.
- 일본 격언

자신을 보고 웃을 수 없거든 다른 사람을 보고도 웃지 말라.
- 줄리 스네이드Julie Sneyd

웃음은 국적에 관계 없이 모든 사람을 묶어준다.
- 나단 오수벨Nathan Ausubel

웃음은 높은 산맥도 넘게 해주고 어두운 계곡을 밝혀주어 삶을 풍요롭게 해준다. 웃음은 천국이 보내준 위로와 치료라는 선물이다.
- 앨런 코헨Alan Cohen

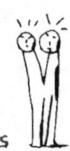
Your Life is in Your Hands

제4부 건강한 노년과 장수의 비밀

19 건강한 노년과 장수의 비밀

젊은 70세가 40세보다 훨씬 더 즐겁고 희망찬 경우도 있다.
―올리버 웬델 홈즈Oliver Wendell Holmes

당신은 15년, 20년 또는 25년 더 살기를 원하는가? 당신은 100살까지 살기를 원하는가?

젊은이들은 보통 '그렇다.'라고 확실하게 대답하는 데 망설이지 않는다. 그러나 65세나 70세, 그 이상의 사람들은 '글쎄요, 상황에 따라 다르죠.'라고 대답한다. 비교적 건강하게 활동적이고 독립적으로 살아갈 수 있다면, 대답은 거의 확실하게 '그렇다.'일 것이다. 그러나 쇠약해져서 고통받고 남에게 의지하면서 오래 살기를 원하는 사람은 없다. 알렉시스 케럴Alexis Carrel은 그의 저서에서, '젊음을 유지할 때에만 장수는 바람직한 것이다. 노쇠한 삶의 기간을 늘리는 것은 재앙이다.'라고 말한다.

좋은 소식은 흔히 나타나는 노화 효과가 결코 불가피한 것이 아니라는 것이다. 과학적 연구 결과 7, 80세 이상의 나이에도 활동적이고 건강하고 즐겁고 생산적인 삶을 살 수 있는 여러 가지 방법이 발견되었다.

영국에서 인식력 노화의 최고 권위자인 패트릭 래빗Patrick Rabbit 교수는 이렇게 말한다. '노화는 먼 거리를 달리는 경마와 같다. 처음에는 모든 말들이 큰 차이 없이 달리지만, 결승점이 가까워지면 선두를 달리는 말과 뒤에 처진 말들 사이에는 큰 차이가 있다.'

20세 젊은이 두 사람의 심장, 간장, 피부, 시력 등을 비교해보면 거의 차이가 없을 것이다. 그러나 중년이 지나면서 노화 정도는 달라지고, 70세 노인이 되었을 때의 노화 정도는 차이가 클 것이다. 한 사람은 관절염을 앓고, 다른 사람은 심장 질환이 있을지도 모르고, 또 다른 사람은 시력과 청각에 문제가 있고 다른 사람은 그렇지 않을지도 모른다.

생물학적 나이는 노화 정도를 측정하는 한 가지 방법일 뿐이다. 노화 현상을 전혀 보이지 않거나 거의 보이지 않는 70세도 많다. 넬슨 만델라Nelson Mandela는 30년이나 감옥에 있다가 나와서 77세에 남아프리카 공화국의 대통령이 되었다. 이러한 사람은 소수이기는 하지만 그렇다고 아주 적은 것도 아니다. 그리고 그와 같이 될 수 있는 방법을 배울 수 있다. 널리 알려진 한 실험에서 80대의 노인 집단이 20대의 젊은이 집단보다 더 우수한 컴퓨터 학습 능력을 보였다.

내가 군의관으로서 조기 퇴직한 지 28년이 지났다. 당시에 나는 계속해서 일할 것이라고 굳게 결심했다. 나는 끝까지 '장화를 신고 다닐 것이다.' 이 말은 군대 용어로 죽을 때까지 일할 것이라는 뜻이다.

나는 현재 70대 후반이다. 나는 심장 전문의로서 병원에서 일하며 하루에 14시간에서 16시간 일할 때도 많다. 이 밖에도 학술 활동, 회의, 의사들을 위한 교육 프로그램에 참여하고 있으며, 심장 질환의 예방법을 가르치는 일반인 교육 프로그램에도 많은 시간을 할애하고 있다. 나는 내 일을 좋아하고 즐기며, 이것이 나의 젊음을 유지해준다고 확신한다.

노인의 오늘

인도에서 60세 이상의 인구는 5천만 명 이상으로 증가했으며, 너무나 급속히 증가하고 있어서, 금세기 말에는 그 수가 7천 5백만 명으로 증가할 것이다. 오늘날 인도 노인들의 상황은 그 어느 때보다도 참담하다. 전통적으로 노인을 존경해왔던 인도인들은 점차 노인들에게 무관심해지고 있다.

오랫동안 인도의 노인들은 가족과 사회의 귀중한 자산으로 생각되어왔다. 노인의 지혜는 존중되었고, 사람들은 노인들의 조언과 축복을 구했다. 그러나 지금은 가치관과 우선 순위가 바뀌었다. 대가족 제도가 무너졌고 세대 차이는 커졌으며, 급속한 도시화로 주거 공간이 부족해졌고 많은 경제 문제가 발생했다. 노인을 존경하는 태도는 사라지기 시작했다. 사회 구조의 변화와 함께 노인 사회는 소외되었다. 많은 노인들이 버림받고 외롭고 보살핌을 받지 못한다고 느낀다. 경제적으로 부유한 노인들도 마음에는 언제나 응급 사태에 대한 두려움을 안고 있다.

인도 사회에서 노인들은 퇴직 후에 '쓰레기 더미'로 던져진다. 한때 능동적으로 열심히 일하던 사람들이 수동적으로 받기만 하는 사람들이 된다. 동료와 친척들, 그리고 심지어는 아들과 딸들도 노인과 대화할 시간이 없다.

이러한 분위기 속에서 노인들이 취할 수 있는 대안은 한 가지밖에 없다. 자신의 삶을 스스로 책임지고 삶의 질을 높이기 위해 진지한 노력을 기울이는 것이다. 노인들은 자신의 건강을 잘 돌보고 충분한 운동을 하고, 가족과 사회에 보탬이 되는 활동에 가능한 한 많이 참여하도록 한다. 그리고 가능한 범위내에서 심리적으로 경제적으로 독립된 삶을 사는 것이다.

노인들은 따분하다고 느낄 시간이 없어야 한다. 그들은 집안일을 돕고 정원을 가꾸고, 손자들과 놀고 사회에 유익한 일도 할 수 있다. 새로운 사고 방식에 대해 열린 마음을 가지고 다른 가족 구성원에게 적응하고, 자녀와 손자들을 아껴야 한다. 이러한 태도와 행동으로 얻은 마음의 평화는 심장 질환과 다른 질병을 예방하는 데 도움이 된다. 이렇게 해서 수명을 연장하고 연장된 삶의 질을 높일 수 있다.

정부의 지원도 계속되어야 하고, 자원 단체들도 보호소, 자립 단체, 양로원 등을 지원해야 하지만 그들의 독립심과 자립심을 심어주는 데 목표를 두어야 한다. 사람은 계속해서 일하고, 자신이 쓸모 있다고 느낄 때, 정신적으로 신체적으로 건강을 유지할 수 있다. 퇴직이란 연금을 받으면서 과거를 회상하며 사는 삶을 의미해서는 안 된다. 퇴직이란 '모든 것을 끝내는 때'를 가리키는 것이 아니다. 오히려 어떤 일이든 일을 계속하고, 벌 수 있는 만큼 벌고, 자신과 자신이 하고 있는 일에 대해 자부심을 느끼는 때이다.

이러한 접근 방식은 각종 기관과 병원의 수요를 대폭 줄여주고 의료비 절감을 가져온다. 이를 달성하는 방법은 건강과 활력을 유지하고 질병을 예방하는 방법을 모든 연령층의 사람들에게 교육시키는 것이다. 이것은 개인과 국가 모두에게도 최선책이다.

세월 붙잡기

관상 동맥 질환과 심장 발작 등 만성 질병은 65세 이상의 사람에게서 나타나는 가장 큰 사망 원인이다. 이 연령대의 사람들은 이른바 '동맥 질환의 위험 요소 변경'이라는 것, 즉 심장 질환의 위험을 줄이기 위해서 생활을 변화시킨다고 해도 상태를 바꾸기에는 이미 시기를 놓쳤다고 의사들은 믿었다. 그러나 최근의 자료들은 이러한 비관적인 견해에 반대되는 증거를 보여주고 있다. 알맞은 생활 습관으로 바꾸면 노인들도 생물학적 나이보다 더 젊어 보이고, 젊게 느끼며, 오랫동안 활동적인 삶을 살 수 있다고 한다.

무엇을 바꿔야 하는가? 기본적으로 심장 질환의 위험을 증가시키는 것으로 알려진 요소들을 줄이거나 제거해야 한다. 예를 들어 노인들은 대개 육체적인 활동을 하지 않는다. 또 담배를 피우거나 씹고 기름진 음식을 먹는 사람도 많다. 이러한 것들은 모두 심장 질환의 위험 요소이지만, 조절할 수 있는 습관이며 생활 패턴이다. 이와 같은 요소들을 바꾸면 노인층뿐 아니라 모든 연령의 사람들에게서 질병 발병률과 사망률이 낮아진다. 생활 습관 개선을 진지하게 받아들이고 실천한 사람들 중에서 점점 더 많은 사람들이 보다 나은 건강을 유지하며 노년을 맞고 있다.

내가 병원에서 일하면서 관찰해온 것에 따르면, 비슷한 위험 요소와 비슷한 건강 문제를 갖고 있는 두 명의 환자가 회복되는 과정에서는 완전히 다른 양상을 보인다는 것이다. 처음에는 두 환자의 심장 검사 결과, 심장 기능과 '지구력'이 비슷했지만 최종 회복과 업무와 정상적 삶으로의 복귀에서는 매우 큰 차이가 있었다.

50대의 기업 간부인 두니 찬드에게 갑자기 심장 발작이 일어났다. 그의 심장 검사 결과와 장기적 예측은 아주 좋은 것으로 나타났다. 미미한 발작이 있었을 뿐이고 경과가 좋다고 의사들이 안심을 시켜도, 그는 '심장 발작이 일어났다.'는 정신적 충격을 극복하지 못했다. 재활 기간 동안의 심리 치료와 물리 치료는 아무 도움이 되지 않았다. 어찌 된 일인지 그는 자신이 더 이상 활동적이고 생산적인 삶을 살 수 없다고 생각했고, 그러한 방향으로의 모든 노력을 포기했다. 그는 우울증에 시달리기 시작했고, 자신이 아주 빠르게 늙어 간다고 느꼈다. 사실, 그는 나이보다 훨씬 더 늙어 보이기 시작했고, 결국 조기 퇴직을 신청했다.

또 다른 환자로 샤이암 선더가 있었다. 그는 두니 찬드와 나이와 직업이 비슷했다. 샤이암의 심장 발작도 두니의 경우와 비슷했다. 샤이암의 건강을 장기적으로 예측해보면 두니의 경우처럼 좋지 않았지만, 그는 두 달 후에 직장으로 복귀했고 나에게 이렇게 말했다.

'그 어느 때보다 일이 재미있어요. 놀랍게도 지금은 더 적게 일하지만 성과는 더 큽니다. 마감 일에 쫓기지 않고 업무를 보다 잘 계획합니다. 그 결과 생산성이 높아졌고 생활이 즐겁습니다. 여유를 갖고 주위를 둘러봅니다. 세상이 이렇게 아름다운 줄 전에는 몰랐습니다.' 아내에 대해서도 샤이암은 이렇게 말했다. '전에는 아내의 눈에서 시작해 입으로 퍼지는 아름다운 미소를 쳐다볼 시간이 없었습니다.'

몇 년 전 53세의 카필 바티아는 심각한 심장 발작으로 우리 병원에 입원했다. 당시에는 병원 사정이 지금과 매우 달랐다. 동맥 질환 중환자실도 없었고, 모니터 시스템도 없었다. 그는 병원의 개인 병실에서 치료를 받았다.

카필에게는 약간의 당뇨 증세와 흡연 등 복합적인 요소가 몇 가지 있었지만 상당히 건강하게 회복되었다. 집으로 돌아간 직후에 그는 우울증에 걸렸다. 그는 '나에게 무슨 일이 일어난다면 아내와 결혼도 하지 않은 딸은 어떻게 될 것인가?'를 생각했다. 그는 자신의 사업도 끝났다고 생각했다.

며칠이 지난 후 그는 정신을 차리고 담배를 끊고 규칙적인 운동과 저지방의 당분 없는 채식을 시작했다. 그는 직장내에서나 밖에서나 소리내어 웃고 미소짓기 시작했다. 절대 뒤를 돌아보지 않았다. 그는 일에서도 성공해서 그 지역에서 가장 높은 직위에까지 올랐다. 그는 회장으로서 많은 회사와 정부 기관에 자문 역할을 했다.

그의 딸은 결혼해서 미국으로 이민을 갔다. 그 후 얼마 되지 않아 그의 아내는 뇌종양으로 먼저 세상을 떠났다. 현재 그는 혼자 살고 있지만 사회 봉사 활동으로 바쁘게 지낸다. 심장 발작 이후, 그의 노년은 인생에서 가장 생산적인 기간이 되었다. 그가 93세의 나이로 세상을 떠나기 이틀 전까지 나는 매일 아침 그가 우리 집을 지나 오랫동안 산책하는 것을 보았다.

이런 대표적인 경우들은 모두 내가 이 책에서 강조하고자 하는 점, 우리 인생은 우리 손에 달려 있다는 것을 보여준다. 인간은 자신이 원하는 방식으로 인생을 살 수 있다. 우리는 선택할 수 있다. 보다 건강하고 보다 행복한 삶을 위해서 생활을 변화시키는 데 결코 늦은 때란 없는 법이다.

연구에 따르면 퇴직하고 일을 하지 않는 사람은 공식 퇴직 후에도 계속 일을 한 같은 나이의 사람보다 일찍 사망한다고 한다. 사망 원인은 주로 고혈압이나 심장 발작이다. 할 만한 더 나은 일이 없기 때문에 많은 사람들이 심장 발작으로 사망하는 것 같다. CAT(컴퓨터 단층 촬영)를 해보면 정도는 다양하지만 기억력 상실이나 경련을 일으킬 수 있는 대뇌 수축이 발견된다.

이러한 증세는 두뇌를 끊임없이 생산적인 일에 사용하지 않는 노인들에게 일어날 수 있다. 가족과 사회에 현명한 자문을 할 수 있는 사람들이 버림받고, 쓸모없는 늙은이가 되고, 가족에게는 짐이 된다. 로버트 버틀러Robert Burtler는 그의 저서에서 이렇게 말한다. '노화의 비극은 모든 사람이 늙어서 죽어야 한다는 것이 아니라, 노화의 과정이 너무나 고통스럽고 치욕스러우며, 무지와 무배려 속에서 노인들이 소외된다는 것이다.'

노인들이 계속 활동한다면 우리 사회에서 노인들에게 증가하고 있는 퇴행성 질환의 추세는 상당히 누그러질 수 있다. 단지 바쁘기 위해 활동을 하라는 의미가 아니다. 퇴직은 많은 사람들에게 일이나 가족을 부양하느라 하지 못했던 일을 시작할 수 있는 기회를 제공한다. 예를 들어 예술 활동을 하거나 정신에 대한 공부와 수련 같은 개인적으로 보람 있는 일을 할 수 있으며, 단순히 돈을 버는 것 말고 사회에 봉사하는 일을 할 수도 있다.

> 여러 연구 결과에 따르면, 자신의 일을 좋아하고 좋아서 일을 할 때 건강과 노화에 긍정적인 영향을 끼친다고 한다. 나에게는 노령이라는 것이 언제나 내 나이보다 열다섯 살 위의 나이를 의미한다.
> —버나드 바루치Bernard Baruch, 85번 째 생일 날

펜실베니아 주립 대학의 노화 전문가인 워너 쉐이트K. Warner Shate는 교육 수준이 높고, 자극이 많고, 도전하는 생활 스타일을 가졌으며, 지적이고, 상대를 도와주는 배우자를 만난 사람의 뇌는 고령기에도 훌륭하게 기능한다고 말한다. 고령기에까지 지혜와 이해력을 유지하는 사람은 대체로 가족 관계도 좋고, 어려운 글을 읽으며, 여행을 좋아하고, 걷기를 좋아하는 것으로 나타난다.

노인을 위한 처방으로 다음과 같은 것들을 제안한다.

*대가족 제도를 부활하라: 비록 시대가 변했지만 나는 대가족 제도의 전통을 부활시킨다면 모든 사람에게 이득이 된다고 믿는다. 과거의 대가족 제도와 모양은 약간 다르겠지만 그 가치는 대단할 것이다. 노인들은 자녀와 손자들에게 존경받으면서 살 수 있고 동시에 그들에게 도움을 줄 수 있다.

노인과 젊은 세대가 상호 이해 속에서 함께 살면 정서적, 정신적 행복에 도움이 된다. 손자들이 자라는 것을 보고 도와주는 것은 말

할 것도 없고, 손자들과 같이 산다는 것에서 노인들이 누릴 기쁨을 생각해보자. 그리고 평생 동안 얻은 지혜를 나누어주고자 하는 헌신적인 노인들의 관심을 받는다는 것이 어린 아이들에게 얼마나 이로울 것인가를 생각해보자.

일본에서는 인구의 40퍼센트 이상이 대가족 제도를 이루고 살고 있으며, 대개는 아주 작은 집에서 최소한 삼대가 함께 산다. 전체적으로 이들 가족들은 행복하게 살고 있다. 나는 가끔 이것이 세계에서 가장 높은 평균 수명을 유지하는 이유가 아닌가 생각한다. 일본 여성의 평균 수명은 현재 83세이고 남자는 76세이다.

일본은 또한 65세 이상의 인구가 가장 많은 나라이다. 일본 인구의 13퍼센트가 65세 이상인 반면, 인도에서는 60세 이상이 5.6퍼센트밖에 되지 않는다. 1991년 현재 일본에는 3,625명이 100세 이상인데 비해, 같은 해 인도에서는 총인구 수가 월등이 많은데도 150명밖에 되지 않는다. 1996년에 일본에서 100세 이상이 되는 사람 수는 7,400명으로 증가했다.

*젊은 사람들과 어울려라: 내가 아는 한 사람은 72세에도 신체적으로 정신적으로 매우 활동적이다. 그는 같은 연령층의 사람들과 어울리기를 싫어한다. 그는 언제나 '노인들은 자기들끼리 어울리라고 하지.' 라고 말한다. 그는 매일 함께 테니스를 치는 자신보다 아래인 친구들에게 '우리 나가서 기분 좀 내자.' 라고 말한다. 심리적으로 젊게 사는 생활 태도는 건강하고 활동적이며 행복한 생활의 비법이다. 올리버 웬델 홈즈가 말했듯이, 70세의 사람이 40세의 사람보다 더 쾌활하고 희망차게 사는 경우도 있는 것이다.

3년 전, 일간지 인디언 익스프레스의 기자가 나를 찾아와서 질문한 적이 있었다.

'노년기를 어떻게 정의하십니까?'

'노년기가 되어보고 나서 알려 드리겠습니다.' 라고 나는 대답했다. 그 기자가 나에게서 대답을 들으려면 얼마나 오래 기다려야 할지 나는 모르겠다.

*올바른 자세를 가져라: 디팩 초프라는 장수로 유명한 불가리아의 산촌에 살고 있는 농부들에 대한 글을 썼다. 100세 이상의 많은 사람들이 눈 덮인 산속에서 수영하고 말을 타면서 활력 있게 살고 있다. 이들이 장수하는 이유는 무엇인가. 그들의 식사나 기후 때문은 아닌 것 같았다. 이유는 그들이 문화적으로 갖고 있는 노령의 의미에 있는 것 같다.

그들은 나이가 들수록 인간은 더 나아진다는 집단적 의식을 갖고 있다. 나이가 든다는 것은 더 현명해진다는 것을 의미하며, 지혜는 높이 존경받는다. 그러므로 나이가 들면서 사람들은 더 큰 책임을 맡게 되고 더 많은 존경을 받게 된다. 사회에서 가장 '위대한' 사람은 젊은이가 아니라 긴 시간을 살아온 인생의 선배들이다. 노령화에 대한 이 같은 긍정적인 집단 의식이 몸에서 장수라는 생물학적 표현으로 나타나는 것이다.

건강하고 창의적인 삶을 오랫동안 누릴 것을 기대하면 그렇게 될 확률이 커진다. 60세에 활동적인 생활에서 은퇴하기로 마음먹으면 그때부터 모든 것이 하강 곡선을 그리며 정신적으로 신체적으로 허약해지고, 양로원에서 슬픈 여생을 보내게 될 것이다. 선택은 자신에게 달려 있다. 스스로의 자세가 가장 중요하다.

*피할 수 없는 사실을 수용하라: 인생은 기쁨과 만족과 더불어

시련과 실망도 가져다 준다. 우리는 시련과 실망을 융통성 있게 또는 단호하게 직면할 준비가 되어 있어야 한다. 불교 경전 『안구타라 니카야Anguttara Nikaya』는 이렇게 가르친다:

언젠가는 나도 늙을 것이고 이를 피할 수 없다.
언젠가는 나도 병들 것이고 이를 피할 수 없다.
언젠가는 나도 죽을 것이고 이를 피할 수 없다.

내가 소중히 여기는 모든 것은 변하고, 부패하고, 분리되게 되어 있고 이를 피할 수 없다.
노화, 질병, 손해 그리고 죽음은 모든 인생에서 일어난 일이다. 아무리 저항하고 사태가 달라지기를 소망해도 이것들을 피할 수는 없다. 그러므로 받아들이는 것이 좋다. 이것을 수용하지 않음으로써 스스로 문제를 자초하게 된다.
노년기에 들어서면 우리 몸의 에너지는 점차 빠져나가고 우리는 시들기 시작한다. 시들지 않는 꽃을 본 적이 있는가? 그러나 꽃은 시들기 전에 바람 속에서 춤추고, 나비들과 논다. 꽃눈에서부터 개화해서 계속 변화하다가 마침내 꽃잎이 떨어진다. 그 과정에서 꽃은 내내 주위에 향기를 뿜어낸다. 우리 인생을 꽃의 일생으로 바라보면 어떨까?
노화와 죽음에 대한 두려움 자체가 노화와 죽음을 앞당긴다. 두려움보다 사람을 더 빨리 늙게 만드는 것은 없다. 출생과 사망이 생명의 연속성 속에서 일어나는 정상적인 일이라는 것을 깨달으면, 질병과 노화, 죽음에 대한 두려움이 더 이상 자신을 괴롭히지 않을 것이다. 죽음으로 끝나는 것이 아니다. 그것은 혼수상태일 뿐이다. 먼 옛날부터 많은 현자들이 육신의 죽음은 생명의 끝이 아니라고 했다. 모든 육신은 죽지만 사실 아무도 죽지 않고 삶은 계속된다. 삶은 영원한 것이다.

『바가바드 기타』는 진정한 자아에 대해 이렇게 가르친다:

> 그는 결코 태어나지 않고 결코 죽지 않는다. 태어나지 않았으므로 죽을 수도 없다. 육신은 죽어도, 태어나지 않고, 영원하며 진정한 자아는 죽지 않는다.

옛 지혜는 이렇게 가르친다. 의식이 영원히 계속되면서 개인의 영혼은 궁극적인 만족을 위해 새로운 육신을 입고 다시 돌아온다. 앞에서 환생의 개념과 환생이 얼마나 많은 현상들을 설명하는 데 도움이 되는지 잠깐 언급했다. 여기에서는 이를 좀더 심도 있게 다루고자 한다.

많은 사람들은 좋은 일을 많이 하면 죽은 후에 '천국' 같은 곳으로 가게 된다고 믿는다. 천국에서는 아무 일도 할 필요가 없는 것 같다. 가장 좋은 음식이 제공되고, 포도주가 흐르며, 사람들은 금으로 포장된 거리를 걷고, 진주가 박힌 문을 통과해서 보석으로 치장된 침실로 들어간다. 매일 할 일이 없으므로 무료함을 달래기 위해서, 포도주를 마시면서 무희들을 감상하거나 날개 달린 요정들을 구경한다.

반대로 세상에서 나쁜 일을 했다면 '지옥'에 간다. 어떤 사람들은 영원히 지옥에 있게 된다고 믿는다. 그러나 어떻게 그렇게 될 수 있겠는가? 신은 자비심이 있는 존재이다. 자비심 있는 신이 사람을 지옥으로 보내 영원히 고통받게 하겠는가? 지옥의 개념은 지역마다 다르다. 인도 북부 지방에 사는 사람들은 그 지역의 뜨거운 날씨를 싫어하기 때문에, 지옥에서는 사람이 뜨거운 끓는 기름 속에 던져진다고 생각한다. 그러나 추운 티벳에 사는 사람들에게 지옥은 사방이 눈과 얼음으로 덮여 있는, 추위에 떠는 곳을 의미한다.

나는 천국이나 지옥이 있다고 믿지 않는다. 천국과 지옥은 마음의 상태이다. 행복하고 기쁘면 그 사람은 천국에 있는 것이다. 예수가 천국의 왕국이 바로 네 안에 있다고 말한 것은 이런 의미이다. 바르고 선한 행동을 함으로써 지상의 천국을 얻을 수 있다.

사람이 죽을 때 사라지는 것은 육신이다. 마음(생각하는), 지성(분별하고 결정하는), 에고('나'와 '내 것'이라는 의식을 갖게 하는)를 포함한 눈에 보이지 않는 실체는 육신으로부터 분리되어 곧 새 집을 찾는다. 이것은 오랫동안 내려오는 지혜이다. 앞에서 인용한 『바가바드 기타』의 다음 부분에서 크리슈나는 아르주나에게 이렇게 말한다:

> 사람이 낡은 옷을 벗고 새옷을 입듯이, 육신에 머무는 영혼도 낡은 육신을 벗고 새 육신을 입는다. 계속 영혼이 태어나고 죽더라도 슬퍼하지 말라. 태어난 사람은 죽고, 죽은 자는 태어나니, 이 피할 수 없는 순환을 슬퍼해서는 안 된다.

눈에 보이지 않는 실체에는 현생뿐만 아니라 모든 전생의 영혼이 담겨 있다. 육신이 죽고 나면 그 육신의 인상과 성품, 기억 그리고 충족되지 않은 욕망 등, 이 보이지 않는 실체는 카르마의 법칙에 따라서 새롭게 탄생한다. 아무도 어디로 가라고 지시하지 않는다. 판결을 내릴 판사나 검사, 변호사도 없다. 카르마는 자신이 쌓은 것이고, 자신의 충족되지 않은 소망이 담겨 있으므로 다음 탄생을 결정하는 사람은 바로 자신이다. 스와미 친마야난다Swami Chinmayananda는 '총알은 총을 쏜 방향으로만 날아갈 수 있다.' 라고 말했다. 일단 총알이 총을 떠나면 총도 탄환도 날아가는 방향을 바꾸지 못한다. 이처럼 보이지 않는 실체는 전생의 카르마에 의해 결정된 방향으로 우리의 생각과 행동을 이끈다. 우리는 다시 한번 주어진 시간을 살기 위해서 다른 알맞은 육신을 찾는다.

잠재 의식에 존재하는 이 인상과 성향, 그리고 가능성을 삼스카라스samskaras라고 한다. 우리는 자연히 우리의 소망을 충족시키고, 이 소망을 넘어서 실체를 경험하고 진리를 깨닫는 데 도움이 되는 탄생을 선택한다.

그렇다면 죽음이 단지 한 육신에서 다른 육신으로 옮겨가는 과정이라면 인간은 왜 죽음을 두려워하는가? 그 이유는 자신이 오로지 육신이라고 생각하고 그 사실에 집착하기 때문이다. 사람은 일시적으로 한 육신 안에 사는 존재임에도 불구하고, '나는 육신이다.' 라고 생각한다. 육신과 영혼의 관계는 새와 둥지와의 관계와 매우 유사하다.

둥지는 새가 그 안에 사는 동안에는 안전하다. 그들은 둥지 안에서 새끼들을 먹이고 기른다. 이 기간 동안에 새는 계속해서 둥지를 돌보지만 새끼들이 다 자라 날아가면 어미 새도 지금까지 살던 둥지는 아랑곳하지 않고 다른 곳으로 날아가버린다. 그리고 때가 되면 새 둥지를 짓거나 찾는다. 둥지를 돌볼 새가 없으면 둥지는 곧 원래의 풀잎과 나뭇가지 상태로 이리저리 날아간다.

마찬가지로 보이지 않는 우리의 실체도 사라져야 하는 물리적 육신을 뒤로하고 떠난다. 그러나 '나'는 사라지지 않는다. 나는 육신이 아니고, 여전히 존재한다. 왜냐하면 나는 영원한 자아를 완전히 깨닫기 위한 여행을 계속할 준비가 되어 있기 때문이다.

죽음은 두려워 할 대상이 아니다. 두려움은 노화와 퇴화 과정을 빨리 진전시키므로 우리는 매 순간 노화와 죽음에 초연해야 한다. 이 피할 수 없는 삶의 현상을 두려워하기보다 수용함으로써, 인간은 순조롭거나 힘겨운 어떠한 상황에서도 마음의 평온을 얻는다.

손녀딸 프리야의 졸업식 전날 저녁, 나는 프리야와 함께 보스턴 외곽의 아들 집 근처의 조그만 숲으로 산책을 나갔다. 왜 그런 화제가 나왔는지는 기억하지 못하지만 프리야에게 이렇게 말했다. '나는 굉장히 행복하게 살았다. 내가 세상을 떠날 때는 마음속에 기쁨과 평화와, 나의 훌륭한 아이들과 손자들을 이 세상에 남기고 간다는 만족감을 가지고 떠날 것이다. 내가 세상을 떠날 때 얼마간은 침묵이 흐르겠지만 모두 나의 죽음을 이해하고 축하해야 한다.'

프리야는 잠깐 침묵하더니 사랑스럽게도 이렇게 말했다. '할아버지께서 두 아들을 훌륭하게 키웠다는 것을 저는 알아요. 할아버지는 두 아들을 자랑스러워하시고 당연히 그러셔야죠. 제가 할아버지의 죽음을 축하하지는 않겠지만 절대 울지는 않겠다고 약속할게요.'

데이비스의 캘리포니아 대학, 듀크 대학 그리고 기타 기관에서의 연구에서 생물학적으로 인간에게 고정된 수명이 있다는 주장에 대해 회의적인 결과가 도출되었다. 우리가 부모에게서 물려받는 수명에 한계가 있다는 생각은 지나치게 단순하다. 예를 들어 어떤 사람이 수명을 길게 잡으면 그 사람의 생물학적 변화는 매우 늦게 진행되어 더 오랫동안 건강한 삶을 누릴 기회가 주어진다. 예방 의학과 건강한 생활 습관에 대한 지식의 발전으로, 한계 수명을 80세로 생각하면 실제로 90세나 그 이상까지 건강한 삶을 살 수 있는 확률은 증가한다.

앞으로 수년 안에 많은 사람들이 더 건강하고 보람 있고 만족스러운 노년기를 맞게 될 것이다. 지금까지 우리가 논의한 생활 습관의 변화와 보다 충만한 삶으로 이끌어줄 변화에 점점 더 많은 노인들이 관심을 보이고 있다. 의료계 종사자들과 기타 사회 지도자들은 건강 교육과 예방 치료 전략을 많은 사람들에게 제공해서 노인 인구의 삶의 질을 신속히 개선해야 할 것이다.

그러나 무엇보다도 '가장 중요한 것'은 우리 자신의 손에 달려 있다. 삶과 노화에 대한 태도, 식사, 흡연, 운동과 명상 등 일상 생활에서의 행동이 우리의 몸과 마음을 구성하며, 또한 이 행동들에 대한 결정권은 전적으로 우리 자신에게 있다.

우리가 헌신하는 마음, 절제하는 자세, 신에 대한 사랑을 가지고 있다면 노화는 결코 우리 삶을 방해하지 못한다. 『리그 베다Rig Veda』의 현자는 이렇게 노래한다.

> 신이 강물이 흐르도록 만들었다. 강물은 피로를 모르며 절대 멈추지 않는다. 강물은 하늘을 나는 새처럼 빠르게 흐른다. 삶이라는 강물이 정도의 강으로 흐르게 하라. 나를 구속하는 죄의 속박

을 풀어 버려라. 내가 노래하는 동안에 내 노래의 실이 끊어지지 않게 하고, 내 일이 완성되기 전에 끝나지 않도록 하라.

-『리그 베다』, 11:28

현대의 경구는 이렇게 말한다.

> 신이 나를 수단의 하나로 선택했으므로
> 나 축복받았네.
> 나는 신의 손에 있고 신이 원하는 대로
> 나를 쓸 수 있으니 축복받았네.
> 신이 나를 창조했으므로 기쁘고
> 나를 사용하므로 기쁘고
> 나의 임무가 완성된 후에
> 나를 부러뜨려 내버리니
> 나 기쁘다.
> 내가 아직 살아 있음은
> 나의 임무가 완성되지 않았다는 뜻.

이러한 태도를 갖는다면, 인간은 젊음을 오래 유지하면서 장수하다가 세상을 떠날 수 있을 것이다.

에필로그

『바가바탐Bhagavatam』에 보면 오직 두 종류의 사람만이 스트레스를 느끼지 않는다고 한다. 하나는 아주 바보이고, 다른 하나는 자신의 마음을 초월한, 이 세상에 있지만 이 세상에 있지 않은 각성한 영혼이라고 씌어 있다. 원시인들은 주로 험한 자연에서 스트레스를 받았다. 그러나 무서운 맹수가 사라지고 싸울 필요가 없게 되면, 스트레스를 받는 동안 분비되었던 아드레날린과 같은 화학 물질은 먹을 것을 찾아 뛰어다니는 사이에 씻겨져 사라졌다.

오늘날에도 여전히 스트레스를 주는 일이 존재한다. 현대를 사는 우리는 맹수와 대결할 일은 없다(가끔 호랑이 같은 사람이나 전갈 같은 사람을 만나는 경우는 있지만). 길을 건널 때 달려오는 버스를 피하기 위해서 뛰어야 하는 경우가 있지만, 안녕, 행복, 건강, 그리고 발전에 위협을 가하는 요소는 주로 생활에서 일어나는 사소한 일들이다.

오랫동안 축적된 기억들이 우리를 괴롭힌다. 불쾌했던 일에 대한 기억은 스트레스를 주고, 우리는 적대감으로 가득 찬 세상에 살고 있다고 느낀다. 스트레스를 주었던 일이나 이를 생각함으로 생긴 스트레스로 인해 증가된 아드레날린을 없애지 않으면 건강을 악화시킨다. 면역 체계 기능에 이상을 초래하고, 누적된 역효과로 피로, 무기력, 불안, 적대감 등이 생긴다. 결국 이것은 고혈압, 심장 발작, 암 등의 질병으로 발전한다.

건강 상태, 생산성, 창의성 중 가장 중요한 결정 요소는 정신 자세이다. 체내에 증가된 아드레날린의 악영향으로 시달리든지, 아니면 이 화학물질을 유리하게 사용할 수 있는 방법을 찾아야 한다. 이 여분의 에너지는 그냥 버리면 안 된다. 스트레스로 인해 생성된 에너지가 불안과 초조를 야기하도록 내버려두지 말고, 이를 이용해서 목표 달성에 필요한 열정과 결심 그리고 인내력을 유도할 수 있도록 해야 한다.

성공의 계단을 오를수록 더 많은 책임이 주어지는데, 이것이 반드시 더 많은 스트레스를 의미하지는 않는다. 오히려 더 많은 기회, 더 나은 해결책, 더 나은 업무 수행 기회를 가져다 줄 수도 있다. 그러나 이를 위해서는 평온한 마음을 유지해야 한다. 알콜, 흡연, 진정제에 의지하는 것은 해결책이 아니다. 일시적으로 '기분이 나아질지' 모르지만, 이러한 습관에 중독되면서 처음에 느꼈던 평온한 기분 대신 피로와 무력감, 짜증, 불안, 우울, 그리고 깊은 슬픔을 느끼게 될 것이다. 이러한 요소들은 실패의 가장 큰 요인들로 지적되어 왔고, 암과 심장병 환자의 절반 이상이 이와 같은 원인들로 인해 질병에 걸린 것으로 나타난다.

현대 사회에서 스트레스를 야기하는 요인은 많고 다양하다. 전세계에서 사람들은 비상 착륙, 여객기 피랍, 고층 건물의 화재, 폭탄 테러 등 심한 스트레스 요인과 함께 살고 있다. 일상 생활에서는 교통 정체, 잘못 둔 서류 찾기, 병원 대기실에서 기다리기, 번잡한 공항에서 줄서서 기다리기 등 작은 스트레스 요인들을 참고 살아야 한다.

장성한 아들이 늦게 돌아오거나 며느리가 칵테일 파티를 좋아하는 것에 스트레스를 받아서는 안 된다. 아들이 의사가 되기를 바라지만 아들은 프리랜서 언론인이 되고자 한다. 진심이 아니라는 것을 알면서도 이혼 요청을 심각하게 받아들인다. 마음속으로는 언제나 자신에게 충실해왔고 앞으로도 그럴 것이라는 것을 알고 있으면서도 남편이 비서와 가까워지고 있다고 걱정한다. 경쟁자가 정치권의 인맥을 이용하고 있다고 생각해 상대방을 시기한다.

인내심을 갖고 모든 일에 너무 서두르지 않으며 성급하게 결론을 내리지 않으면, 문제들은 해결된다. 사안을 놓고 논의하되, 자신의 주장만을 내세우기 위해 논쟁해서는 안 된다. 다른 사람인 것처럼 행세하지 말고 자기 자신이 되어야 한다.

음악과 춤은 인간 역사의 초창기부터 삶의 본능적인 부분이었다. 음악은 모든 사람들에게서 사랑받았다. 그리스 로마 신화에서는 음악의 기원이 신들에게로 거슬러 올라간다. 오르페우스Orpheus는 전설적인 그리스 시인이자 음악가로, 그의 음악은 너무나 아름다워 모든 인간과 동물, 그리고 바위와 나무들까지 그를 따랐다.

이와 비슷하게, 크리슈나 왕의 플루트에서 나오는 멜로디의 위력은 거의 마술적이어서, 고피(gopis, 소를 모는 소녀들—옮긴이)와 우유 짜는 처녀들뿐만 아니라 젖소들과 모든 동물들을 사로잡았다고 한다. 모두가 음악이 들리는 곳으로 몰려들었다. 음악이 지닌 마술은 가장 단단한 바위까지도 부드럽게 만들었다고 한다.

인도의 옛 현자들은 음악은 모든 창조의 근원이고, 지고의 영혼이며 최고의 의식인 브라만에서 나온다고 말했다. 음악은 희열의 표현이다. 음악은 우리를 스트레스와 속박에서 풀어주고 신에게 도달하는 길을 가르쳐준다. 고대 경전에 따르면 생명이 창조되기 전에 우주 공간 전체는 에너지, 성스러운 소리인 '옴Om(a-u-m)'으로 가득 차 있었다고 한다. 네 개의 베다경 중 하나인『사마 베다Sama Veda』는 음악, 노래, 춤을 다룬다. 후에『간드하르바 베다』가 나왔는데, 이것은 특별히 삶의 스트레스를 달래주고 치료해주는 음악에 대한 경전이다.

음악은 인간을 구성하는 모든 것, 즉 영혼, 감정, 마음 그리고 체내의 모든 세포에 깊은 영향을 미친다. 음악은 사람의 기분을 고조시키고 면역 체계를 강화한다. 음악으로 우리는 스트레스뿐만 아니라 자신을 치료하고 더 나아가 세상을 치료할 수 있다.

수영과 산책 등 규칙적인 운동도 스트레스를 없애고, 신체의 기능을 강화하고, 정신을 명료하게 해준다.

내장의 운동인 웃음의 치료 효과는 매우 크다. 사람들은 상대방에게 서로 편안함을 느끼고 개방되고 자유롭다고 느낄 때, 자연스럽게 웃는다. 웃음은 사회적 유대감을 강화시킨다. 마음 깊이 우리가 서로 연결되어 있다고 느낄 때, 이웃과 함께 슬픔과 기쁨을 나누는 동안, 일상 생활에서 스트레스를 보다 효과적으로 관리할 수 있다.

말도 매우 중요하다. 때에 맞는 상냥하고 올바른 어휘를 사용해야 한다. 『바가바드 기타』는 이렇게 말한다.

> 흥분을 일으키지 않는, 선하고 유쾌하고 아름답고 진실된 말을 하라. 이러한 말과 경전에 대한 공부는 말의 절제와 조화에 도움이 된다. (17:15)

분노, 시기, 증오, 불만족, 이기심, 죄의식, 자만심, 자아, 욕망, 탐욕, 원한, 절망, 자책, 용서할 줄 모르는 것, 이 모든 것이 마음의 불순물이다. 인간만이 이러한 감정을 품는다. 이러한 마음의 불순물의 근원은 두려움이며, 때가 되면 그로 인해 우리는 벌을 받는다.

> 재산을 중요하게 여기는 사람은
>   자신의 수입을 결코 포기하지 못한다.
> 높은 지위를 중요하게 여기는 사람은
>   자신의 명성을 결코 포기하지 못한다.
> 권력을 좋아하는 사람은
>   권력를 다른 사람에게 결코 넘겨주지 못한다.
> 이것들을 단단히 붙들고 있는 사람은
>   두려움으로 몸을 떤다.
> 이것들을 놓아주어야 한다면
>   이들은 슬픔으로 수척해진다.
> 이들은 결코 반성하는 법이 없고
>   언제나 탐욕스런 눈으로 사물을 본다.
> 이들은 하늘의 벌을 받는 자이다.

가치관의 타락이 이 세상의 스트레스와 부패, 분노, 혼란을 초래한다. 타락한 가치관은 문화의 퇴행으로 이어졌다. 사람들은 아주 이기적이 되었다. 돈과 권력이 인생의 최대 목적이며, 그것을 달성하기 위한 수단은 문제시 되지 않는다.

> 사라지지 않는 욕망보다 더 큰 죄는 없고
> 만족하지 못하는 것보다 더 큰 재앙은 없으며
> 탐욕스러움보다 더 큰 불행은 없다.

우리는 모든 종교와 문화에 공통으로 내재하는 기본적인 인간의 덕목을 존중해야 한다. 그렇게 했을 때 마음의 평화와 세상의 평화를 이룰 수 있다. 덕을 갖춘 사람의 향기는 온 세상으로 퍼져나간다.

> 꽃의 향기는 바람을 거슬러 날아가지 못한다. 백단향과 만병초, 자스민의 향기도 바람을 거스르지 못한다. 그러나 덕의 향기는 바람을 거슬러 세상 어디든지 날아간다.
> — 『다마파다Dhammapada』, 54

옛 경전들은 지혜로 가득하다. 이 지혜에 나타나는 가치 체계들은 현대 산업 사회의 경영 연구에 직접 혹은 간접적으로 적용될 수 있다. 지난 수천 년 동안 사상가와 철학자들이 우리에게 남겨준 거대한 지혜의 보물을 이용해야 한다. 만약 기업 경영에서 전체론적인 접근 방식을 취함으로써 수양, 헌신 그리고 업무의 세부 사항에 대한 배려 등이 결과보다 더 중요하게 여겨진다면, 스트레스나 좌절 없이 더 많은 것을 성취할 수 있을 것이다. 이미 기업계의 많은 경영 전문가들은 이러한 옛 지혜와 가치를 스트레스를 극복하는 '매직 만트라'로 생각하고 있다.

이제 독자들과 함께 여기까지 왔으므로, 나는 이 책이 종교나 도덕에 관한 책이 아니라는 것에 독자들도 동의하리라고 생각한다. 인도의 경전들은 현대 생활에 잘 적용될 수 있는 지혜로 가득하다. 이 책에서는 아주 작은 부분만을 다루었을 뿐이다.

『바가바드 기타』에서 설명된 카르마 요가Karma Yoga에 대해 언급하면서 스와미 비베카난다는 이렇게 말한다. '행동(카르마)을 할 때 그 행동이 지옥에 대한 두려움이나 천국의 향락에 대한 유혹에 영향을 받아서는 안 된다. 사람은 일 자체를 위해서 일하고, 의무 자체를 위해서 의무를 수행하고, 사랑 그 자체를 위해서 사랑해야 한다. 그러면 이생과 다음 생에서도 평화를 누리리라.'

하루에도 수천 가지의 생각이 지나간다. 대부분은 마음을 어지럽힐 뿐 쓸데없는 생각들이다. 명상 속에서는 마음이 평온해진다. 오직 현재에 대한 의식에 집중한다. 과거에 대한 후회나 미래에 대한 두려움을 버리고 오직 현재만을 즐기는 법을 배운다. 생각의 패턴도 바뀐다. 활력과 사랑이 몸 전체에 가득해진다.

세상에 대한 경험은 대체로 인간의 한계에 대한 경험이다. 우주 비행사들은 우주 멀리에서 지구를 바라보면 새로운 인식, 과거와 다른 이상하고 신비로운 의식을 경험하게 된다고 말한다. 이것은 세상에 대한 시각은 우리가 배운 외부 세계와 내면 세계를 인식하는 방법에 의해 결정된다는 것을 보여준다. 인식을 바꾸면 세상도 달라진다.

  명상하는 동안에는 천천히 리듬을 따라 호흡하면서 들숨과 날숨에 정신을 집중한다. 우리가 호흡하는 것은 단순히 공기가 아니라 생명의 힘인 프라나이다. 이것은 신성한 힘이고, 우주적 프라나이며, 우주의 호흡이다. 이처럼 조용하게 의식을 집중하고 호흡할 때 진동하는 우주와 조화를 이룬다. 성인이나 대가가 명상할 때는 자신을 위해서가 아니라 우주 전체를 위해서 그렇게 한다. 규칙적인 명상을 통해서 우리는 진정한 자아Self와, 최고의 의식Supreme Consciousness과 하나가 되며, 그것이 우리의 삶을 안내하고, 우리 삶에 영향을 끼친다.

  최근에는 기업계에서 스트레스 관리 및 창의성과 생산성 제고, 그리고 대인 관계 개선을 위해서 명상에 많은 관심을 기울이고 있다. 이처럼 관심이 증가하는 이유는 여러 가지 다양한 연구 결과, 규칙적인 명상은 혈압을 낮추고, 심장 박동을 느리게 하여 외부 압력에 흔들리지 않게 해준다는 것을 보여주었기 때문이다. 불안과 우울증도 감소된다. 뇌파 사진을 보면 좌뇌와 우뇌 사이에 일관성이 나타나고, 보다 직관적이고 창조적이 된다. 삶의 목적이 뚜렷해지고 삶의 의미는 더욱 커진다.

  지속적이고 규칙적인 명상으로 우리는 내면의 진정한 자아, 부처를 경험할 수 있다. 디팩 초프라가 그의 저서 『성공을 부르는 마음의 7가지 법칙Seven Spirituality Laws of Success』에서 말했듯이, 진정한 자아는 순수한 가능성의 장이며, 무한한 상호 관계의 장이고, 무한한 조직력이며, 궁극적인 창조의 장이다. 이것이 우리의 진정한 본성이다. 일단 여기에 도달하면 모든 것이 필연적으로 서로 연결되어 있다는 것을 알게 된다. 일체 의식Unity Consciousness을 경험하게 되고, 그 속에서 '모든 존재에서 자아Self를 보고, 자아 속에서 모든 존재를 본다.' 생명의 맥박에서 즐거움을 발견하고, 창조력을 향한 무한한 잠재력을 보게 된다.

다르마의 원리는 언제나 세상에 존재해왔다. 이것은 결코 사라진 적이 없다. 어떤 사람들은 다르마가 자신들의 일부이기 때문에 알게 모르게 철저하게 다르마의 길을 따른다. 나머지 사람들에게 다르마의 길이 있다는 것을 상기시켜야 한다. 다르마의 길은 우리 앞에 있다. 잠시 이 길에서 벗어날 수도 있지만 오른쪽이나 왼쪽으로 몇 발자국만 옮기면 다시 다르마의 길로 돌아올 수 있다. 주안 마스카로Juan Mascaro는 그의 번역서 서문에 이렇게 썼다.

> 다르마의 길이 바른 길이며, 우리 스스로 노력해서 만들어야 하는 삶의 길이라는 것을 알아야 한다. 이 길은 최고의 진리Truth로 가는 길이다. 이것은 빛의 길이요, 사랑의 길이요, 해방과 자유의 길이요, 창조자 자신의 길이요, 신의 길이다. 비록 이 길에서 여행의 목적지까지 도달하지 못한다고 하더라도 이 순례의 기쁨은 우리 것이다.

일단 다르마의 길로 접어들면, 그리고 특히 좋은 여행의 동반자가 있다면 질병과 노화, 죽음에 대한 두려움은 그 사람을 괴롭히지 못할 것이다. 사람이 자신의 진정한 본성을 잊고 짐승보다 못하게 행동할 때 문제가 발생한다. 짐승은 고상한 감정이나 생각을 할 능력이 없고, 다르마가 무엇인지 알 수 없다고 사람들은 생각한다. 그러나 짐승이 말을 할 수 있다면 뭐라고 말할까?

가로지르며 행진하는 군대를 본 새끼 사자가 동굴에 있는 어미 사자에게 수백 명의 병사들이 무장을 한 채 지나가고 있다고 말했다. 어미 사자는 이렇게 말했다. '그 병사들은 자신의 동족인 다른 사람을 죽이러 가는 거란다. 그들은 종교나 언어를 이유로 또는 자신들의 영토 확장을 정당화하기 위해 사람을 죽인단다. 어쩌면 이웃 나라의 국경을 흐르는 강물을 독차지하려고 그러는지도 몰라. 그들은 그 강이 자기들 것이라고 주장하고 싶어한단다. 내일 그들은 해와 달도 자신들의 재산이라고 주장할지도 모르지. 사람들은 강을 흐르게 하고 해와 달이 빛나게 하는 것이 신이라는 것을 모르고 있단다. 세상의 모든 인간과 사물은 우주에 속해 있고 우리는 이 세상에 사는 동안에 모든 것을 나누어야 한단다. 신이시여, 인간들을 용서하소서. 그들은 자신들이 무슨 짓을 하고 있는지 모르고 있습니다.'

다르마의 길을 가는 동안 우리는 장애물들을 만나게 되고 이로 인해 스트레스를 받게 된다. 목표를 향한 전진은 정신 자세와 감정에 달려 있고 또한 이를 다스리기가 언제나 쉽지 않으므로, 우리는 내면의 평온을 유지해야 한다. 바로 이때 옛 지혜가 우리에게 큰 도움이 된다.

여객기를 타고 가는 도중에 날씨가 갑자기 사나워졌다. 천둥 번개가 치고 강한 바람이 반대 방향에서 불어와 여객기는 거의 정지한 듯이 느껴질 정도이다. 여객기가 위아래로 마구 흔들리면서 기내의 승객들도 요동을 친다. 폭풍을 몰고 오는 어두운 구름을 보면서 승객들은 깊은 침묵에 빠진다. 이때 현명한 조종사는 방향을 바꾸는 대신 고도를 올린다. 오히려 높은 고도에서는 모든 것이 고요하다. 기체는 정상 속도를 유지하고 흔들림은 사라졌으며, 승객들은 안도의 한숨을 내쉰다.

다르마의 길을 갈 때 방해물이 나타나거든 정신을 보다 고양시켜 여행을 계속해야 한다. 더 높이 날면 장애물은 극복될 것이고, 장애물은 어떤 해도 끼치지 못할 것이다.

나의 존재는 내 생각과 행동의 결과물이다. 내가 모든 것을 할 수는 없겠지만 최소한 몇 가지는 할 수 있다. 자만심, 열정, 분노, 탐욕을 억제하라. 그렇게 하면 곧 다르마의 길을 갈 수 있을 것이다. 구원을 얻지 못할지도 모르지만, 적어도 스트레스 없는 삶을 살 수는 있을 것이다.

보다 높은 차원의 의식에서 인간은 무조건적으로 사랑할 수 있고, 보다 효과적으로 봉사할 수 있다. 분노와 비통, 적대감이 설 자리는 없다. 행동은 결과에 집착하지 않는다. 성공과 성취도 좋지만 그것이 인생의 유일한 목적은 아니라는 것을 깨닫는다. 마침내 우리는 내면의 조화, 기쁨 그리고 평화를 얻는다. 사랑하고 봉사하고 베풀 수 있는 기회를 갖게 되고, 그리하여 이 지상에 존재하는 목적을 달성하게 된다.

다르마를 수행하는 우리의 삶은 언제나 최고의 실체Reality인 신에 대한 헌신과 믿음에서 오는 용기와 인내심이 있을 때 성공한다. 다르마는 우리 앞에 놓여 있다. 우리가 원하기만 하면 우리 것이 된다. 옛날 아일랜드 사람들은 다음과 같이 노래하면서 축복했다고 한다.

네 앞에 길이 나타나고
네 등뒤로 바람이 분다
따사로운 햇빛이 네 얼굴을 비추고
촉촉한 비가 너의 들판을 부드럽게 적신다
신께서 너를 그의 손 안에 두시리라.